イラスト図解

整形外科
基本手技

Atlas of Basic Skills in Orthopedics

【編集】

吉田宗人
和歌山県立医科大学教授

水田博志
熊本大学教授

久保俊一
京都府立医科大学教授

文光堂

執筆者一覧

●編集者

吉田宗人	和歌山県立医科大学整形外科教授
水田博志	熊本大学整形外科教授
久保俊一	京都府立医科大学整形外科教授

●執筆者（執筆順）

橋爪　洋	和歌山県立医科大学整形外科講師	神囿純一	鹿児島大学整形外科
吉田宗人	和歌山県立医科大学整形外科教授	村上孝徳	札幌医科大学リハビリテーション医学講師
川口　哲	JR札幌病院整形外科主任医長	鈴木浩之	小牧市民病院整形外科部長
山下敏彦	札幌医科大学整形外科教授	金城政樹	琉球大学整形外科
井手淳二	熊本大学整形外科准教授	金谷文則	琉球大学整形外科教授
小田　良	京都府立医科大学整形外科講師	山口　浩	琉球大学整形外科
久保俊一	京都府立医科大学整形外科教授	山田　宏	和歌山県立医科大学整形外科講師
藤原浩芳	京都府立医科大学整形外科講師	小浜博太	琉球大学整形外科
堀井基行	京都府立医科大学整形外科准教授	小林直実	横浜市立大学整形外科講師
鬼木泰成	熊本大学整形外科助教	齋藤知行	横浜市立大学整形外科教授
水田博志	熊本大学整形外科教授	堀切健士	琉球大学整形外科助教
生駒和也	京都府立医科大学整形外科講師	大久保宏貴	琉球大学整形外科
今城靖明	山口大学整形外科助教	中村英一	熊本大学整形外科講師
田口敏彦	山口大学整形外科教授	薬師寺俊剛	熊本大学整形外科診療講師
伊藤雅之	新潟市民病院整形外科副部長	寒竹　司	山口大学整形外科助教
遠藤直人	新潟大学整形外科教授	中川幸洋	和歌山県立医科大学整形外科講師
新井祐志	京都府立医科大学整形外科講師	射場浩介	札幌医科大学整形外科講師
寺内　竜	京都府立医科大学整形外科助教	坪川直人	財団法人新潟手の外科研究所所長
大塚隆信	名古屋市立大学整形外科教授	石堂康弘	鹿児島大学大学院医療関節材料開発講座特任准教授
鈴木秀典	山口大学整形外科助教	河合将紀	和歌山県立医科大学整形外科助教
岩﨑　博	和歌山県立医科大学整形外科助教	南出晃人	和歌山県立医科大学整形外科講師
永野　聡	鹿児島大学整形外科診療講師	稲葉　裕	横浜市立大学整形外科准教授
小宮節郎	鹿児島大学整形外科教授	山口祐一郎	横浜市立大学整形外科助教
岡本秀貴	名古屋市立大学整形外科助教	中村直行	横浜市立大学整形外科助教
廣瀬　隼	熊本大学整形外科講師		

（敬称略）

● 序　文

　整形外科の教科書は今まで数多く出版されていますが，参考にしたい教科書の内容，すなわち今自分がどの程度の内容の知識が欲しいのかについては，医師としての経験や卒後年数によって異なるはずです．

　本書の特徴は，整形外科における基本スキルをコンパクトにまとめ，イラストを中心に学びやすく工夫した点にあります．スキルとは第一線で活躍する医師が，その日常の実践と研鑽のなかから作り上げたものです．初期研修医から，整形外科の専門医を取るまでの間に知ってほしい必須項目を厳選して，各分野の一線で活躍している先生に解説をお願いして，整形外科の基本に則り，そのエッセンスを執筆してもらいました．可能な限り図を多く取り入れ，理解しやすい内容になっています．適時，理解を助けるためにQ＆A，ワンポイントアドバイスやPitfallsをいれています．したがって，整形外科専門医を目指す研修医や若手医師が効率よく学ぶために最適な本といえます．

　初期研修医制度も改変され，今後も変化していく可能性があります．また，医師不足から医学部定員が増加し，各大学にも地域医療枠が設置されているところも多いと考えられます．国民の愁訴の上位を整形外科疾患が占め，一線病院では整形外科が扱う患者が外来患者の多くを占めます．したがって，整形外科の基本手技を知ることは，若手医師にとってはたとえ将来何科の医師になっても必要なことです．また専門医の認定制度の見直しも行われてきています．専門医には基本手技の取得はもちろんのこと，各分野に満遍なく精通しておく必要があるでしょう．

　本書ではまず整形外科が取り扱う各分野の診断スキル，外来，病棟処置の実際，次に一番取り扱うことの多い外傷の治療原則，そして整形外科として必須の分野の手術の基本手技と一歩進んだアドバンスのスキル，最後に患者や担当医師に起こりえるリスクマネジメントについてまとめてもらいました．

　本書を手にした多くの若手医師にとって，整形外科の知識と基本手技の理解と整理に役立てば幸いです．

2011年5月

編集者を代表して

吉田　宗人

目次

I 診断スキル　1

診察の進め方
1. 病歴聴取の進め方　橋爪　洋・吉田宗人　2
2. 脊椎の診察の進め方　川口　哲・山下敏彦　5
3. 肩関節・肩甲帯の診察の進め方　井手淳二　13
4. 肘関節・前腕の診察の進め方　小田　良・久保俊一　20
5. 手関節・手部の診察の進め方　藤原浩芳・久保俊一　27
6. 股関節の診察の進め方　久保俊一・堀井基行　33
7. 膝関節の診察の進め方　鬼木泰成・水田博志　39
8. 下腿・足関節・足部の診察の進め方　生駒和也・久保俊一　45
9. 神経学的所見の診察の進め方　今城靖明・田口敏彦　51
10. 救急外傷の診察の進め方　伊藤雅之・遠藤直人　55

検査の進め方
1. 画像診断の進め方　新井祐志・寺内　竜　62
2. 骨軟部腫瘍の画像診断の進め方　大塚隆信　69
3. 脊髄造影検査の進め方　鈴木秀典・田口敏彦　78
4. 神経生理学的検査の進め方　岩﨑　博・吉田宗人　83
5. バイオプシーの進め方　永野　聡・小宮節郎　90

II 外来・病棟処置スキル　95

外来処置
1. 縫合法　岡本秀貴・大塚隆信　96
2. 関節穿刺・注射　廣瀬　隼・水田博志　103
3. 自己血輸血　神囿純一・小宮節郎　108
4. ブロック療法　田口敏彦　110
5. ギプス・シーネ固定　久保俊一・堀井基行　116
6. 装具の種類とその処方　村上孝徳・山下敏彦　122

病棟処置
1. 四肢骨折に対する牽引療法　鈴木浩之・大塚隆信　129

III 外傷治療・手術スキル　　135

外傷の治療原則
1. 骨折の治療原則　　金城政樹・金谷文則　　136
2. 脱臼の治療原則　　山口　浩・金谷文則　　145
3. 捻挫の治療原則　　水田博志　　150
4. 脊椎・脊髄外傷の治療原則　　山田　宏・吉田宗人　　154
5. 手の外傷の治療原則　　小浜博太・金谷文則　　159
6. 骨・関節感染症の治療原則　　小林直実・齋藤知行　　163

骨の基本手術
1. 骨折　　堀切健士・金谷文則　　167
2. 骨移植　　大久保宏貴・金谷文則　　177

関節の基本手術
1. 骨切り術　　中村英一・薬師寺俊剛　　185
2. 人工関節置換術　　中村英一・井手淳二　　192

脊椎の基本手術
1. 除圧術　　寒竹　司・田口敏彦　　200
2. 固定術　　中川幸洋・吉田宗人　　206

腱・神経・血管の基本手術
1. 腱縫合法　　射場浩介・山下敏彦　　214
2. 神経縫合法　　射場浩介・山下敏彦　　222
3. 神経移植法　　坪川直人・遠藤直人　　227
4. 血管吻合法　　坪川直人・遠藤直人　　233

アドバンス手術スキル
1. 膝関節鏡視下手術　　鬼木泰成・水田博志　　239
2. 肩関節鏡視下手術　　井手淳二　　245
3. 人工膝関節再置換術　　齋藤知行　　249
4. 人工股関節再置換術　　石堂康弘・小宮節郎　　254
5. 脊椎後方内視鏡手術　　河合将紀・吉田宗人　　259
6. 腰椎後方椎体間固定術　　南出晃人・吉田宗人　　265

IV リスクマネジメントスキル　273

リスクマネジメントスキル

1. 深部静脈血栓症　　　　　　　稲葉　裕・齋藤知行 ——— 274
2. 術後感染予防　　　　　　　　山口祐一郎・齋藤知行 ——— 280
3. 医療従事者の感染予防　　　　中村直行・齋藤知行 ——— 282
4. 院内感染予防　　　　　　　　中村直行・齋藤知行 ——— 285

索　引 ———————————————————————————— 291

I

診断スキル

| 診察の進め方 | 2 |
| 検査の進め方 | 62 |

診察の進め方

1. 病歴聴取の進め方

1. ▶▶▶ 基本的事項

整形外科問診票

記入日　平成　　年　　月　　日

氏名　　　　　　　　　　　歳　　身長　　　cm　体重(約)　　kg

1. いつ頃からどのような症状でお困りですか．
   ・いつ頃からですか．（　　　　　　　　）
   ・症状（　　　　　　　　）

   ・思い当たる原因はありますか．○をつけて下さい．
   　1)交通事故　　4)その他（　　　　　　　　）
   　2)仕事中の事故　5)特に原因なし
   　3)スポーツ

2. この症状で，現在あるいは，過去に治療を受けていますか．
   　　　いいえ　・　はい

3. 今までにかかった病気はありますか．○をつけて下さい．
   　　　いいえ　・　はい
   　　　　高血圧
   　　　　心臓病
   　　　　糖尿病
   　　　　脳梗塞
   　　　　胃潰瘍
   　　　　肝臓病
   　　　　腎臓病
   　　　　その他（　　　　　）

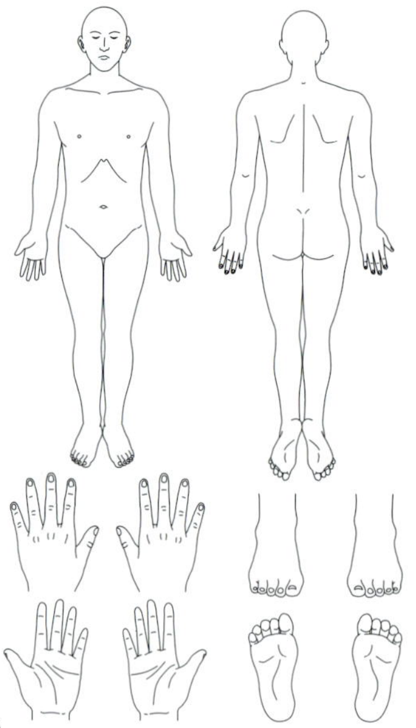

4. 現在，飲んでいるお薬はありますか．
   　　　いいえ　・　はい（　　　　　　　　）

5. 今までに手術を受けたことがありますか．
   　　　いいえ　・　はい（　　　　　　　　）

6. 薬や食べ物で，アレルギーを起こしたことがありますか．
   　　　いいえ　・　はい（　　　　　　　　）

7. 歯の治療などで，麻酔の注射をしたときに，具合が悪くなったことがありますか．
   　　　いいえ　・　はい（　　　　　　　　）

8. ご職業　有（職種　　　　　）　無（主婦・学生・定年後・その他）
   ・重いものを度々持ったりしますか？　いいえ　・　はい

9. 女性の方のみお答えください．
   ・現在，妊娠中ですか．　いいえ　・　はい
   ・現在，授乳中ですか．　いいえ　・　はい

10. 特に希望される検査や治療法はありますか．
    　　いいえ　・　はい（　　　　　　　　）

↓具合の悪い部位に○をつけて下さい．

ご協力ありがとうございました．
□□病院　整形外科

図1：整形外科問診票の例

- 問診は現病歴，既往歴，家族歴，職歴(あるいは生活歴，スポーツ歴)からなる．
- 問診を行う目的は，診断の手がかりとなる情報収集と良好な医師患者関係の構築である．
- 患者と医師の関係が対等であることを認識し，患者に対して礼儀正しく，わかりやすい言葉遣いで接することが重要である．
- 問診を始める前に医師は「整形外科医の○○です」あるいは「研修医の□□です」と自己紹介を行うことが望ましい．また，患者の氏名をフルネームで確認することが必須である．
- はじめは患者に自由に話してもらうように質問し，傾聴の後に単刀直入な質問で情報の不足部分を補う．
- あらかじめ問診票に記入しておいてもらう方法もある(図1)．

2. 現病歴

- 主訴を確認する．複数の愁訴を有する例では整理して，主訴を明らかにする．
- 症状の部位を具体的に確認する．
- 症状がいつから，どのような状況で発生したのか，どれくらいの期間持続しているのか，進行性か否かを聴取する．外傷では受傷機転が重要である．
- 疼痛やしびれを愁訴とする場合，それが安静時に自覚するのか，動作時に増強するのか聴取する．体位や肢位との関連についても確認する．
- 症状の日内変動(起床時，夜間就眠時など)について確認する．
- 日常生活や社会生活(就労を含む)において，どのような影響があるかについて聴取する．
- 症状に対する治療歴(受療行動)の有無と内容について質問する．
- 受診の動機を明らかにする(必ずしも主訴＝動機ではない)．

3. 既往歴

- 過去の外傷や手術歴について聴取する．
- 他科疾患(心血管疾患，高血圧，糖尿病，脳梗塞，悪性腫瘍など)について，過去ならびに現在の治療状況とともに聴取する．
- 現在服用中の薬剤をチェックする．特に手術適応となる可能性のある患者では，術前中止が必要となる薬剤(抗凝固薬など)があるので留意する．
- 輸血の既往，アレルギーの有無について聴取する．
- 小児では分娩状況，発育経過についても聴取する．
- 女性では現在，妊娠中の有無，授乳中の有無についても聴取する．

4. 家族歴

- 整形外科疾患のなかには，先天異常や骨系統疾患など遺伝性が明らかなもののほかに，しばしば家系内発生するものがある．たとえば関節リウマチ，先天性股関節脱臼，臼蓋形成不全，後縦靱帯骨化症などである．

● 上記の疾患に遭遇した場合は忘れずに家族構成，兄弟や両親における疾病の有無などを聴取する．

5. 職歴，生活歴，スポーツ歴

● 職業の種類や仕事の内容(肉体労働かデスクワークか)，社会的地位について聴取する．
● 日常生活動作や習慣について聴取する．
● 過去ならびに現在行っているスポーツの有無と頻度について聴取する．
● 重労働者では腰痛が，OA機器(パソコンなど)を扱う仕事では頸肩腕症候群が，大工など手関節に負荷のかかる仕事ではKienböck病が発生しやすい．
● 肩こりや腰痛は日常生活習慣や心理的ストレスと関連することがある．
● 野球肩，テニス肘，ランナー膝などスポーツと密接に関連する疾患がある．

6. 緊急な対応が必要な患者

● 急性症状が激しい患者は，今一番重要な症状や病状に関係したことを直接的質問法で聞き，治療に備える．具体的には，以下の7項目を聞く．

(1) いつから(when)
(2) どこが(where)
(3) どのように(what)
(4) どの程度(how)
(5) どんな状況で(in what circumstance)
(6) 影響する因子は(influencing factor)
(7) 随伴症状は(associated manifestations)

整形外科 Q&A

Q ……「患者様」と「患者さん」，どちらの呼び方が正しい？

A ……最近は「患者様」という呼称を用い，患者個人名を「○○様」と呼ぶ医療施設が増えている．しかし，実際に診察にあたる医師，看護師の間では「○○さん」のほうが自然であるとの意見も多い．要は患者に対して敬意をもって接することが一番大切であり，施設でマニュアル化されていない限り，呼び方はどちらでもよいと思われる．

（橋爪　洋・吉田宗人）

2. 脊椎の診察の進め方

1. ▶▶▶ 問診

表1：主な脊椎疾患

①先天性筋性斜頸	生後1週頃から生じる頸部の腫瘤と斜頸位で来院する．腫瘤は胸鎖乳突筋内に発生する．胸鎖乳突筋の拘縮により頭頸部は患側に傾き，顔面が健側に回旋する．
②脊柱側弯症	思春期の女子に多い．前屈時の背部肋骨隆起（rib hump）が診断に有用である．多くは特発性だが，原因を調べる必要がある．
③腰椎分離症	小児～思春期の男児に好発する．スポーツによるストレス骨折と考えられている．第5腰椎に多い．X線斜位像で診断するが，初期には異常を認めない．
④腰椎すべり症	分離すべり症と変性すべり症がある．分離すべり症は分離症に続発する．変性すべり症は中年女性に多い．分離すべり症では神経根症状（下肢痛）を呈する．変性すべり症は腰部脊柱管狭窄症の原因となる．
⑤腰椎椎間板ヘルニア	20～40代に多い．腰痛・下肢痛（坐骨神経痛）をきたす代表的疾患．下肢伸展挙上テスト（SLRテスト）や大腿神経伸展テスト（FNSテスト）が陽性になる．
⑥頸椎椎間板ヘルニア	30～50代に多い．頸部から背部や上肢に放散する疼痛（神経根症状）や四肢の痙性麻痺（脊髄症状）をきたす．神経根障害例ではJacksonテストやSpurlingテストが陽性になる．
⑦腰部脊柱管狭窄症	中高年に発症する．馬尾性間欠跛行が特徴である（立位または歩行時に下肢のしびれや疼痛が出現し，前かがみ姿勢や座位で消失する）．狭窄が高度になると膀胱直腸障害をきたす．閉塞性動脈硬化症における血管性間欠跛行との鑑別が重要である．
⑧頸椎症性脊髄症（頸髄症）	中高年に発症する．徐々に進行する四肢の痙性麻痺を呈する．初期症状として四肢のしびれ感，巧緻運動障害（箸が使いづらい），痙性歩行（階段下降が困難）がある．
⑨靱帯骨化症	後縦靱帯骨化症と黄色靱帯骨化症がある．骨化病変が脊髄を圧迫すると痙性麻痺症状が出現する．外傷を契機に発症，または症状が悪化することがある．
⑩化膿性脊椎炎	激しい腰痛・背部痛と発熱で発症する．糖尿病や悪性腫瘍に合併することが多い（日和見感染）．転移性脊椎腫瘍や脊椎カリエス（結核菌感染）との鑑別が重要となる．
⑪転移性脊椎腫瘍	進行性の腰背部痛で，夜間・安静時にも痛みがある．かなりの苦痛となる．腫瘍が脊柱管内に進展すると脊髄症状（痙性麻痺）や神経根性疼痛が出現する．
⑫骨粗鬆症性椎体骨折	閉経後の女性に多い．日常生活動作でも骨折する．臥位から起き上がる際の著明な疼痛が特徴的である．胸腰移行椎に多い．胸椎発生例でも腰部や臀部に疼痛を訴えることがある．

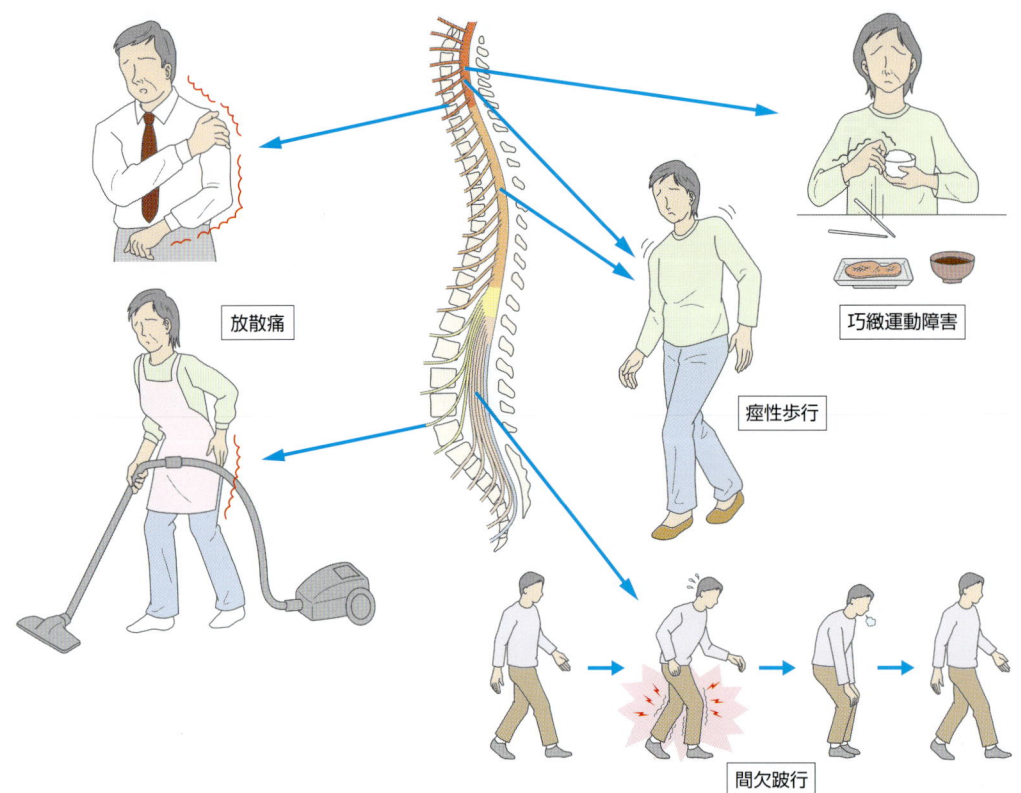

図1：神経障害と症状
脊髄の障害では手指の巧緻運動障害や痙性歩行を呈する．神経根障害では放散痛，馬尾障害では間欠跛行が特徴的である．しびれや筋力低下はいずれの障害でも生じうる．
（日本脊椎脊髄病学会ホームページより）

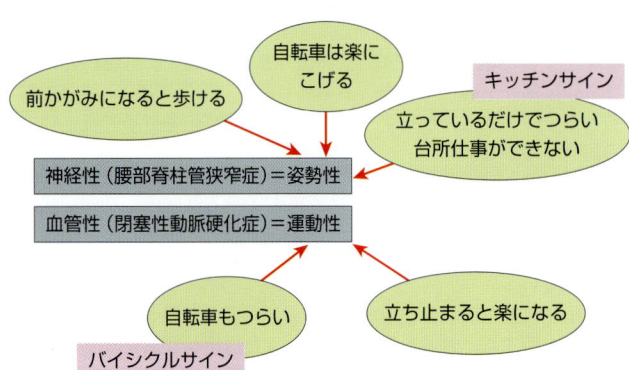

図2：神経性間欠跛行と血管性間欠跛行の鑑別
神経性間欠跛行は姿勢に依存し，血管性間欠跛行は運動に依存して発生する．歩行時に下肢症状が増強し，座位で軽快するのは両者に共通するため鑑別点にはならない．

- 年齢，性別，発症様式，症状に基づいて鑑別診断を進める（表1）．
- 局所症状と神経症状を評価する．局所症状では疼痛の性状が重要である．
- 神経症状では脊髄，神経根，馬尾のいずれの障害かを問診から推定する（図1）．
- 間欠跛行がある場合は，神経性か血管性を鑑別する（図2）．
- 大腿部痛に対しては，股関節疾患も念頭にいれて診察を進める．

2. 理学所見

❶ 視診

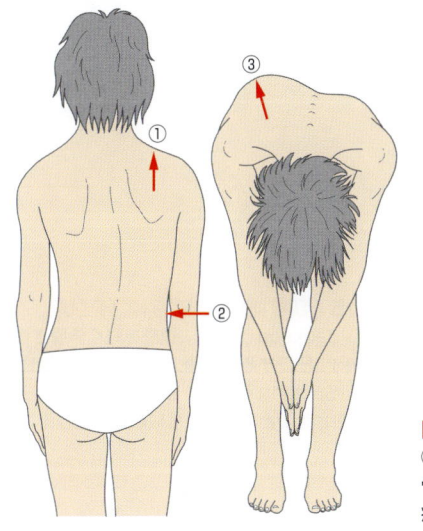
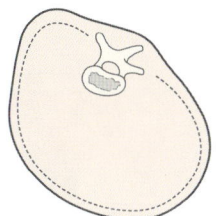

図3：脊柱側弯症の視診所見
①肩の高さの非対称．②ウエストラインの非対称．③肋骨隆起（rib hump）．rib hump は椎体の回旋を伴う側弯症（特発性側弯症）に認められる．

- 入室から着席までの動作と表情から，歩行障害の状態や苦痛の程度を把握する．
- 脊椎の視診では，変形（斜頚，側弯など），皮膚病変（カフェオレ斑，帯状疱疹），筋萎縮の評価が診断に有用である（図3）．
- 続いて，脊柱の前後屈，側屈，回旋運動を観察する．運動制限がある場合は，疼痛性（椎間板ヘルニアなど）か不撓性（強直性脊椎炎など）かを評価する．

❷ 触診

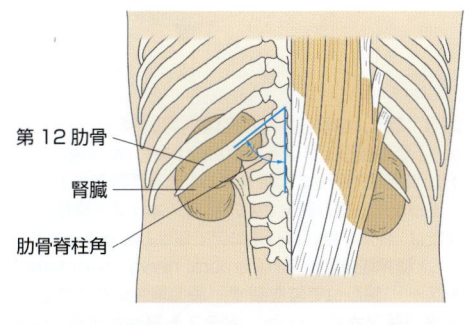
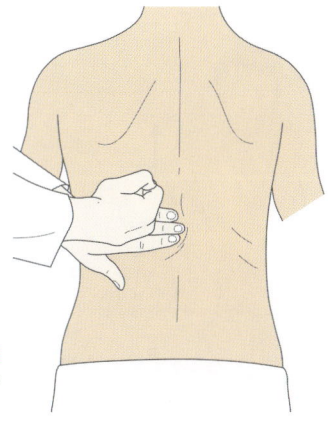

第12肋骨
腎臓
肋骨脊柱角

図4：肋骨脊柱角（costovertebral angle：CVA）の触診
肋骨脊柱角は第12肋骨と腰椎棘突起で形成される．腎盂腎炎や尿管結石の際に叩打痛を認める．

- 棘突起の配列を触診し，脊柱の変形（側弯，階段状変形など）を確認する．
- 棘突起，傍脊柱筋，肋骨脊柱角，坐骨神経の圧痛/叩打痛を調べる（図4）．
- 間欠跛行を訴える患者では足背動脈，後脛骨動脈，膝窩動脈を触診する．

❸ 徒手検査

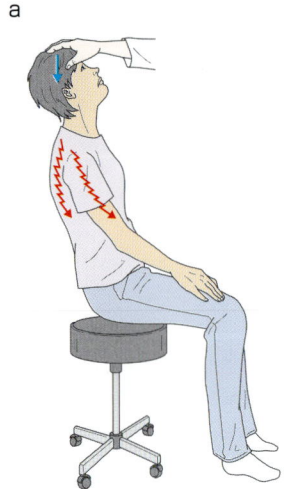
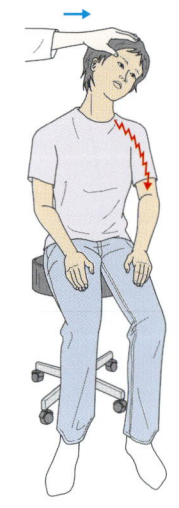

図5：頚椎神経根刺激症候誘発試験
a. Jacksonテスト：頚椎を軽く伸展させ，軸方向に圧迫すると患側上肢に放散痛が生じる．
b. Spurlingテスト：頚椎を軽度伸展，患側に屈曲させると患側上肢に放散痛が生じる．

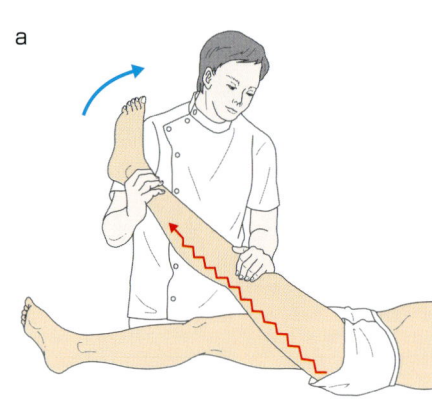
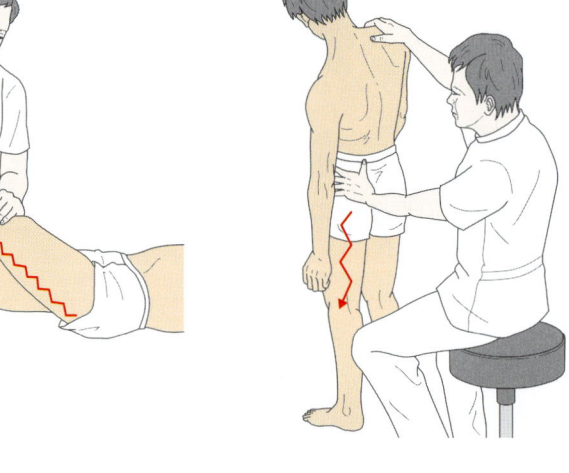
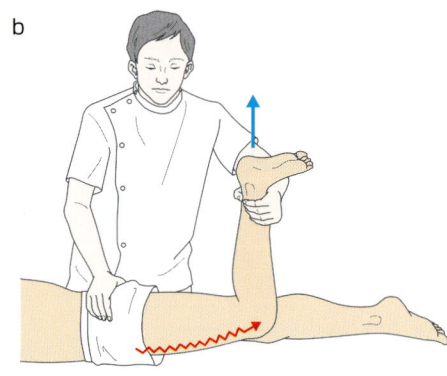

図6：腰仙椎神経根刺激症候誘発試験
a. 下肢伸展挙上テスト(straight leg raising test：SLRテスト)：仰臥位で患者の膝を伸ばしたまま下肢を挙上する．坐骨神経に沿った下肢痛が誘発された場合，本テスト陽性とする．L4-L5またはL5-S1椎間板ヘルニアで陽性となることが多い．
b. 大腿神経伸展テスト(femoral nerve stretching test：FNSテスト)：腹臥位で膝を曲げ，股関節を伸展させる．大腿前面の疼痛が誘発された場合，本テスト陽性とする．L2-L3またはL3-L4椎間板ヘルニアで陽性となることが多い．
c. Kemp徴候：体幹を患側に側屈させたまま後屈させ，下肢痛が誘発された場合，陽性とする．椎間孔狭窄を疑う．

- 問診で推定した神経障害部位(脊髄，神経根，馬尾)の確認と高位診断を行う．
- 神経根刺激症候(図5, 6)と麻痺症候を評価する(「診察の進め方 9．」参照)．

3. 画像診断

表2：主な脊椎疾患の画像検査と確定診断方法

疾患	画像検査	画像所見	確定診断
①先天性筋性斜頸	不要	特になし	臨床所見（問診と理学所見）
②脊柱側弯症	全脊柱X線正面像	脊柱の側弯	画像所見
③腰椎分離症	X線斜位像	上下関節突起間の分離	画像所見
④腰椎すべり症	X線側面像（前後屈）	罹患椎の前方へのすべり	画像所見
⑤腰椎椎間板ヘルニア	MRI，ミエログラフィ，椎間板造影	後方への椎間板突出	臨床所見と画像所見の一致
⑥頚椎椎間板ヘルニア	MRI，ミエログラフィ	後方への椎間板突出	臨床所見と画像所見の一致
⑦腰部脊柱管狭窄症	MRI，ミエログラフィ	馬尾，神経根の圧迫	臨床所見と画像所見の一致
⑧頚椎症性脊髄症（頚髄症）	MRI，ミエログラフィ	頚髄，神経根の圧迫	臨床所見と画像所見の一致
⑨靱帯骨化症	X線像，CT	靱帯の骨化	画像所見
⑩化膿性脊椎炎	X線像，MRI	終板の不整，椎体・椎間板融解	菌の同定（組織培養，血液培養）
⑪転移性脊椎腫瘍	X線像，MRI，骨シンチグラフィ，PET	椎体破壊・融解*	癌マーカー，病理診断
⑫骨粗鬆症性椎体骨折	X線像，MRI，DEXA	椎体圧潰変形，骨密度低下	臨床所見と画像所見の一致

*前立腺癌では硬化像

● 各種の画像検査を用いて鑑別診断から確定診断へと至る（表2）．

❶ 単純X線像

● 椎体の奇形（先天性側弯症，二分脊椎），変形（骨折），不安定性（すべり症，亜脱臼），破壊（腫瘍，感染）や脊柱アライメントの異常（側弯，後弯），関節突起間部の分離などを観察する（図7, 8）．

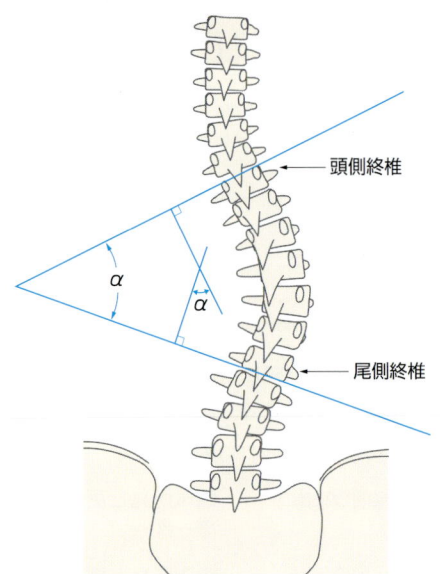

図7：Cobb法による側弯度の計測
最も傾いている椎体（終椎）を頭側と尾側に求める．頭側終椎の上縁と尾側終椎の下縁に引いた線のなす角（α）を側弯角（Cobb角）とする．

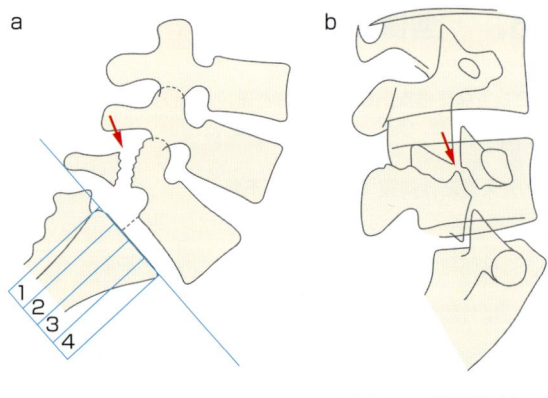

図8：腰椎分離すべり症と分離症のX線像
a．側面像で椎体の前方へのすべりを評価する．すべり下位椎体の前後径を4等分し，すべり椎体後縁の位置（点線）ですべり度を決める（Meyerding法）．この図ではgrade 2である．分離すべり症の場合は，側面像で分離部（矢印）を同定できる．
b．すべりのない腰椎分離症では，斜位像を用いる．分離部は首輪様に見える（矢印）．

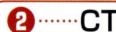CT

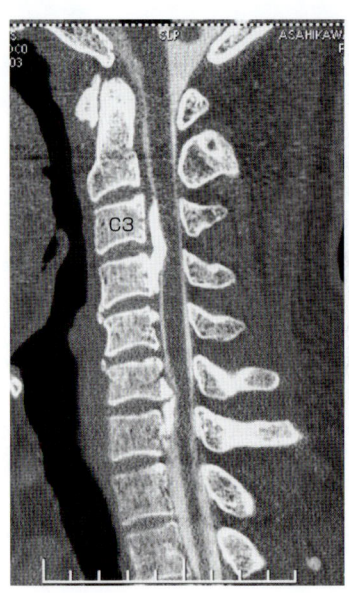

図9：頚椎後縦靱帯骨化症のミエログラフィ後CT像
C3-C4椎体とC6-C7椎体の後方に骨化した靱帯を認める．

●骨折や骨化病変（靱帯骨化症）の同定に有用である（図9）．

❸ MRI

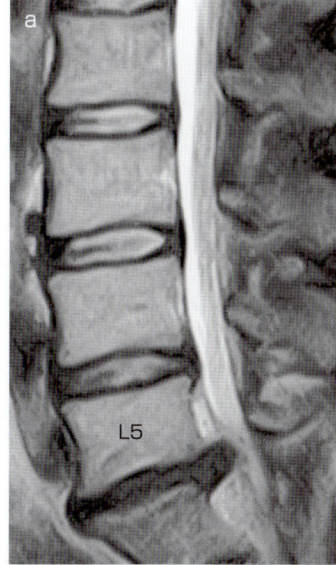
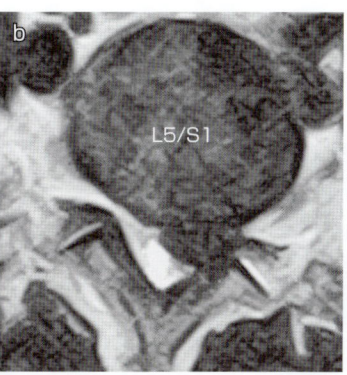

図10:腰椎椎間板ヘルニアのMRI
T2強調矢状面像(a)と横断面像(b)においてL5/S1椎間板が後方に突出している.

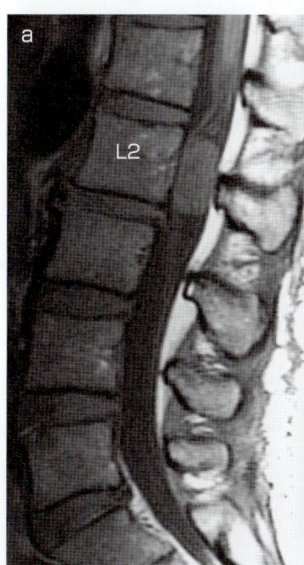
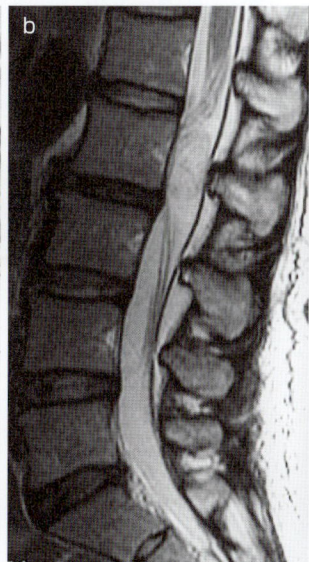
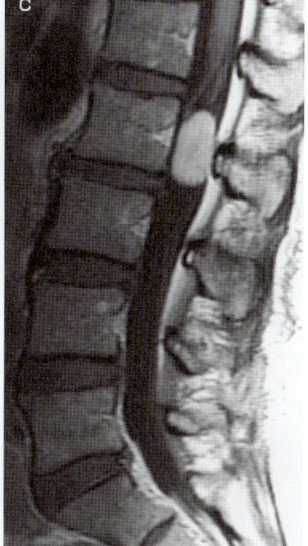

図11:馬尾腫瘍のMRI
T1強調画像(a),T2強調画像(b),ガドリニウム造影T1強調画像(c)において,L2椎体高位の脊柱管内に腫瘍が描出されている.

● 軟部組織の描出に優れるため,椎間板疾患や神経疾患の画像診断に用いられる(表2,図10,11).
● MRIにおける椎間板の変性や突出は健常者にも頻繁に認められる所見である.したがって,MRIで椎間板の突出を認めても椎間板ヘルニアの確定診断とはならない.身体所見と画像所見が一致した場合に初めて確定診断へと至る.

整形外科 Q&A

Q ……転移性脊椎腫瘍のＸ線診断のポイントは？

A ……Ｘ線正面像での椎弓根の破壊・消失に注目する（図12）．

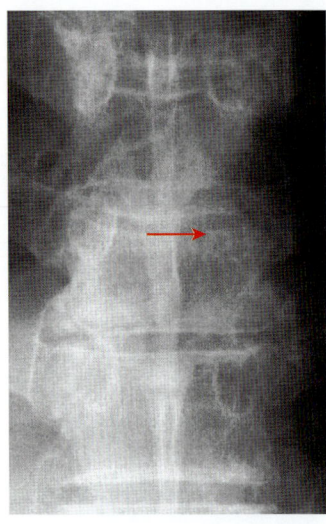
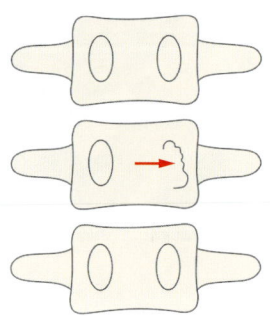

図12：転移性脊椎腫瘍における椎弓根サイン（pedicle sign）
Ｘ線像で，矢印で示した部位の椎弓根が消失している．転移性脊椎腫瘍は椎弓根部から発生することが多いため，同部位から骨破壊が始まる．

（川口　哲・山下敏彦）

3. 肩関節・肩甲帯の診察の進め方

1. ▶▶▶ 問診

表1：主な肩関節疾患

①肩関節周囲炎	50〜60歳に多い．肩関節に明らかな原因なく疼痛と運動制限を認める疾患である．
②肩腱板損傷	中高齢者では加齢による変性断裂が多い．若年者では投球障害などの機械的ストレスが原因となる．疼痛と挙上困難が生じる．
③石灰性腱炎	40〜60歳に多い．急性発症で激痛を生じることが多い．単純X線で診断できる．
④肩峰下インピンジメント症候群	どの年齢層にも起こりうる．肩の使いすぎにより腱板に炎症による浮腫を生じ，肩関節を挙上することにより疼痛が誘発される．除外診断が大切である．
⑤上腕二頭筋長頭腱炎	中高齢者に多い．上腕二頭筋長頭腱が結節間溝で摩耗され生じる．
⑥外傷性肩関節前方脱臼	若年者と中高齢者に多い．肩関節が外転・外旋・伸展を強制され生じる．
⑦反復性肩関節前方脱臼	若年者に多い．Bankart病変などの関節内病変が原因である．
⑧上方関節唇損傷	若年者に多い．投球障害などの機械的ストレスや外傷が原因である．
⑨上腕骨近位端骨折	骨粗鬆症のある高齢者に多い外傷である．
⑩変形性肩関節症	高齢者に多い．単純X線で診断できる．
⑪関節リウマチ肩	中高齢者に多い．関節リウマチの好発部位である．
⑫化膿性肩関節炎	局所熱感，腫脹などの炎症所見を認める．肩関節内注射の既往に注意する．

- 年齢，発症様式から鑑別疾患(表1)の見当をつけて診断を進める．
- 頸椎疾患，胸郭出口症候群，腋窩神経障害，肩甲上神経障害などの可能性を念頭に置く必要がある．

2. ▶▶▶ 理学所見

- 対側(健側)と比較して行う．
- 視診：腫脹・発赤などの炎症所見や僧帽筋，三角筋，棘下筋などの筋萎縮を観察する．
- 触診：まず骨関節部から始める．胸鎖関節，鎖骨，肩鎖関節，肩峰，上腕骨大結節，結節間溝，上腕骨小結節，烏口突起の順に圧痛をみる．結節間溝は肩関節を内外旋させるとわかりやすい．次に，斜角筋，鎖骨上窩，僧帽筋，肩甲挙筋，棘下筋，三角筋，上腕二頭筋の圧痛をみる．同時に筋萎縮・局所熱感を確認する．また，肘関節を自動屈曲させ上腕二頭筋筋腹の遠位への移動の

有無を確認する．その筋腹が腫瘤様に遠位へ移動すれば（Popeye muscle deformity）上腕二頭筋長頭筋腱断裂と診断される．

❶……肩関節可動域測定

- 屈曲・伸展，外転・内転，外旋・内旋自動および他動可動域を計測する．また，そのときの疼痛の有無を確認する．

❷……肩周囲徒手筋力テスト

- 肩すくめをさせ僧帽筋筋力を評価後，肩関節屈曲・伸展，外転・内転，外旋・内旋筋力を評価する．肘関節の屈曲・伸展筋力を評価する．
- 肘関節屈曲筋力低下は第5頸神経障害で陽性であり，腱板断裂で生じることはない．このように頸椎疾患の鑑別に有用である．

❸……腱板評価

A. 肩甲胸郭運動
- 背後から挙上時の肩甲胸郭運動の左右差をみる．翼状肩甲の有無を確認する．

B. Drop arm sign
- 他動的に90°外転位とし，その位置での上肢保持ができない場合陽性．または，他動的に最大挙上し，ゆっくりと降ろすように指示する．挙上90°で上肢保持ができない場合陽性とする．

C. インピンジメントテスト

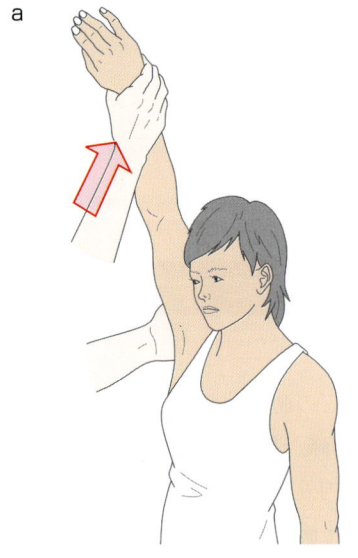
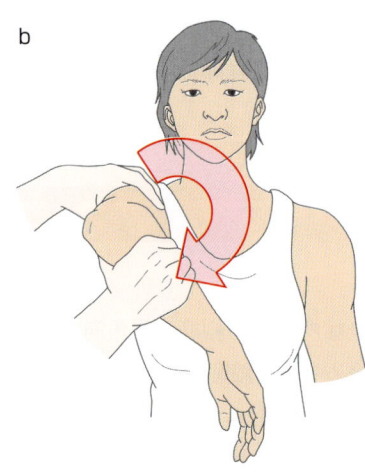

図1：インピンジメントテスト
a．Neerテスト：他動的に最大挙上させ疼痛があれば陽性とする．
b．Howkinsテスト：他動的に90°屈曲して内旋させ疼痛があれば陽性とする．

- Neerテスト：肩甲骨を押さえて，肩関節内旋位（前腕回内位）で他動的に最大挙上させ疼痛が誘発される場合を陽性とする（図1a）．
- Howkinsテスト：肩関節90°屈曲位で肘関節を90°屈曲する．他動的に内旋させ疼痛が誘発される場合を陽性とする（図1b）．

D. 棘上筋テスト
- 肩関節90°外転，水平屈曲30°で肩関節内旋位（前腕回内位）として抵抗をかけ筋力低下があれば陽性とする．

E. 棘下筋テスト
- 上腕下垂位で肘関節を90°屈曲し，肩関節を外旋させ筋力低下があれば陽性とする．

F. 肩甲下筋テスト

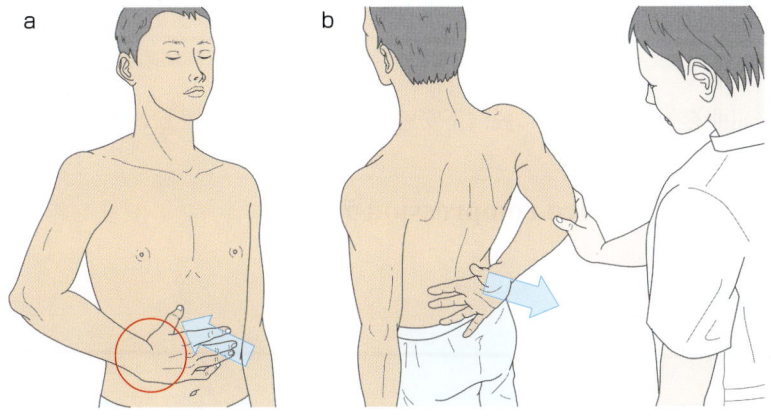

図2：肩甲下筋テスト
a. Belly press テスト
b. Lift off テスト

- Belly pressテスト（図2a）：上腕下垂位で肘関節を90°屈曲し，肘部を前に出して腹部を押さえるように指示する．このとき，正常では手関節を中間位とすることができるが，屈曲位のとき陽性とする．肩関節内旋制限がある場合に偽陽性となるので注意が必要である．
- Lift offテスト（図2b）：手を背中につけ肘関節を90°屈曲し手を背部から離れるように回すことができなければ陽性とする．

G. 上腕二頭筋長頭腱疼痛誘発テスト
- Speedテスト：被験者の手掌を上にして肘90°屈曲させ抵抗をかけたとき，結節間溝部に疼痛があれば陽性とする．
- Yergasonテスト：上腕下垂位，肘関節90°屈曲位で前腕を回内位から回外させる．抵抗をかけたとき，上腕二頭筋に疼痛があれば陽性とする．

H. 肩鎖関節疼痛誘発テスト
- Cross body adductionテスト：肘関節伸展位で肩関節水平屈曲を強制したときに肩鎖関節部の疼痛が誘発されれば陽性とする．肩鎖関節症がある場合に陽性となる．

❹……肩関節不安定性評価

A. 前方・後方引き出しテスト
- 肩関節30〜90°外転位かつ外旋0〜90°で前方と後方の動揺性を評価する．
- 骨頭の動きが全くない場合を0，関節窩を超えないものを1＋，関節窩に乗り上げるものを2＋，関節窩を超え脱臼するものを3＋とする．

B. 下方動揺性テスト
- 上腕を下方牽引し，肩峰骨頭間距離で計測する．
- 全くないものを0，1cmまでを1＋，1〜2cmを2＋，2cmをこえるものを3＋とする．

C. 前方脱臼不安感テスト
- 肩関節90°外転位かつ外旋90°として水平伸展を強制したときに脱臼不安感を訴える場合を陽性とする．

D. 後方脱臼不安感テスト
- 肩関節90°屈曲位で水平屈曲を強制したときに脱臼不安感を訴える場合を陽性とする．

E. SLAP損傷疼痛誘発テスト（active compressionテスト）

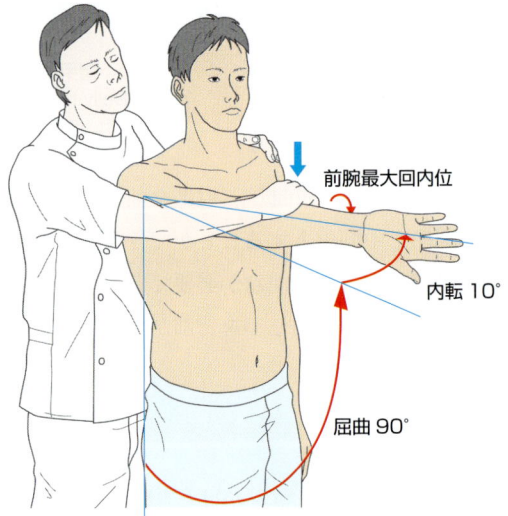

図3：SLAP損傷疼痛誘発テスト

- 肩関節90°屈曲，内転10°で肩関節を内旋位（前腕回内位）とした場合と外旋位（前腕回外位）とした場合の抵抗下の疼痛を比較する．
- 肩関節90°屈曲，内転10°で肩関節を内旋位（前腕回内位）としたほうが疼痛が強い場合を陽性とする（図3）．

❺ 腕神経叢評価

A. Tinel徴候
- 斜角筋三角から鎖骨上窩に至る腕神経叢のTinel徴候を注意深く確認する．
- 斜角筋三角上方部から鎖骨上窩斜角筋付着部における腕神経叢の圧迫による圧痛と放散痛を調べる（Morleyテスト）．手指まで放散（3＋），上腕まで放散（2＋），局所圧痛（1＋）と評価し，この部位での病変とその強さを把握する．
- 肘部管，手根管におけるTinel徴候も確認する．

B. 90°外転外旋位症状誘発テスト
- 座位で肩関節90°外転外旋，肘関節90°屈曲位保持にすると症状の再現や増悪があるものを陽性とする．

C. 3分間挙上負荷試験
- 座位で肩関節90°外転外旋，肘関節90°屈曲位保持で，手指の屈伸動作を3分間継続させる．この運動負荷に耐えられないものを陽性とする．

D. 上肢下方牽引症状誘発テスト
- 上肢を下方牽引して腕神経叢に牽引負荷をかけると症状が再現ないし増悪するものを陽性とする．

E. 上肢保持症状改善テスト
- 肩甲帯を挙上保持し腕神経叢を緩めると即座に症状の改善ないし消失が認められるものを陽性とする．Tinel徴候の変化も観察する．
- 本テストにより腕神経叢過敏状態の可逆性を把握できる．

F. 脈管圧迫テスト
- 腕神経叢圧迫型thoracic outlet syndrome（TOS）では，脈管圧迫テストは有用な診断手段となる．
- Adsonテスト：座位で橈骨動脈を触知しながら頸椎を患側に回旋させ深呼吸させたときの拍動の消失・減弱をみる．
- Wrightテスト：座位で橈骨動脈を触知しながら肩関節を過外転させたときの拍動の消失・減弱をみる．
- Edenテスト：座位で橈骨動脈を触知しながら胸を張らせ両上肢を後下方に引いたときの拍動の消失・減弱をみる．

G. 神経学的評価
- 頸椎の運動痛・放散痛を確認する．
- 上肢下肢の感覚，筋力，深部腱反射などの評価を行う．
- 感覚障害は腋窩神経感覚領域，筋皮神経感覚領域などに留意する．

3. 画像診断

❶ X線検査

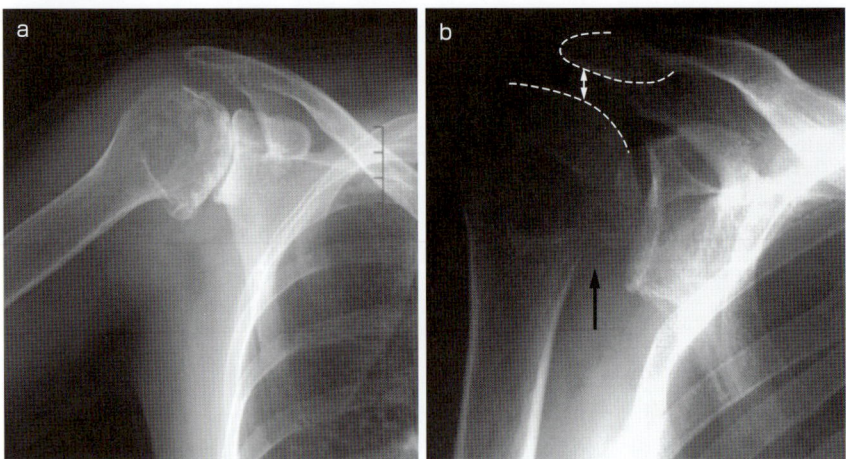

図4：肩関節単純X線像
a. 前後像外転位：関節裂隙狭小化，上腕骨頭と関節窩の硬化像，上腕骨頭下方の骨棘を認め，変形性肩関節症の所見である．
b. 前後像下垂位：肩峰骨頭間距離の狭小化(＜7mm)上腕骨頭の上方移動を認め，腱板断裂(陳旧性，大断裂以上)の所見である．

- 肩関節前後像(下垂位と外転位)，軸斜像(上下像)，肩甲骨軸斜像(Y view)の4方向を撮影する．
- 骨折・石灰性腱炎や変形性肩関節症(図4a)などの骨組織評価に必須である．また，陳旧性腱板広範囲断裂に伴う変化などの有用な情報が得られる(図4b)．

❷ MRI検査(図5)

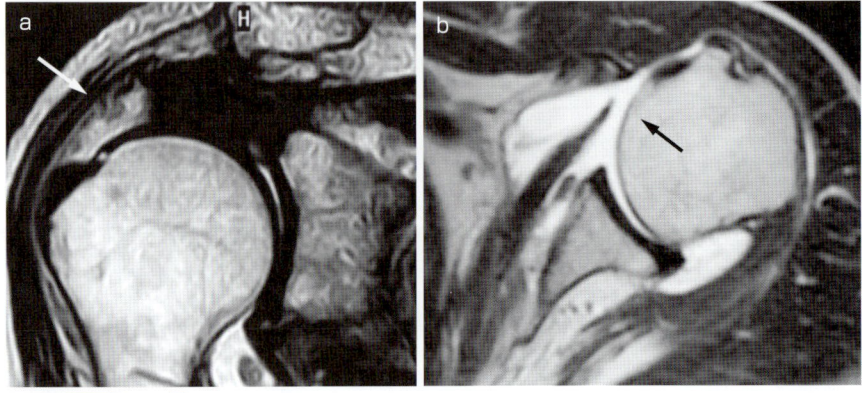

図5：肩関節MRI像
a. 前額断(T2強調)：棘上筋腱断裂．
b. 水平断(T2強調)：肩甲下筋断裂．

- 肩関節冠状断・矢状断・水平断のT1，T2強調画像，脂肪抑制画像を撮影する．
- 腱板損傷・関節唇関節包複合体損傷などの軟部組織の損傷形態診断に必須の検査である．

❸ CT検査

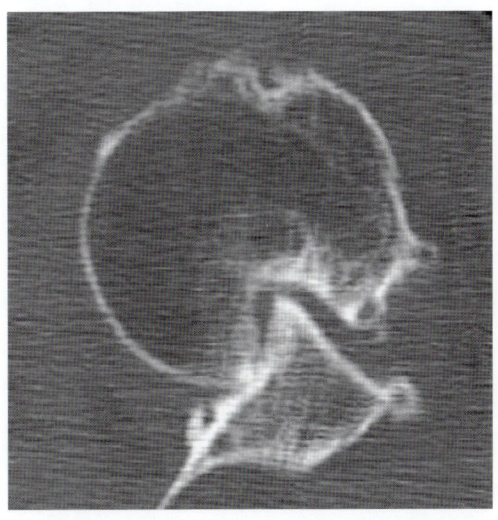

図6：陳旧性肩関節前方脱臼のCT画像
上腕骨頭の後外側部圧迫骨折と関節窩前方への脱臼を認める．

- 骨性Bankart損傷・Hill-Sachs損傷（図6），変形性肩関節症などの骨組織形態診断に有用な検査である．

❹ 超音波検査

- 腱板損傷の診断に有用であり，動的評価ができること，外来検査として繰り返し施行できるなどの利点がある．

整形外科Q&A

Q ...... 局所麻酔薬注射テストの意義は？

A ...... 局所麻酔薬を肩峰下滑液包に5m*l*注入し疼痛変化をみる．疼痛が消失すれば責任病変は肩峰下滑液包側にあることが判明する．すなわち，腱板滑液包面部分断裂や肩峰下インピンジメント症候群が疑われる．一方，これが無効で関節内に局所麻酔薬を5m*l*注入し疼痛が消失すれば，責任病変は関節内にあることが判明する．腱板関節面部分断裂や関節唇損傷が疑われる．

（井手淳二）

診察の進め方

4. 肘関節・前腕の診察の進め方

1. ▶▶▶ 問診

表1：主な肘関節・前腕疾患

①変性疾患	変形性肘関節症：肉体労働者や野球・柔道などのスポーツ選手，また外傷後にみられる．骨棘形成や関節内遊離体のため，疼痛と可動域制限が生じる．	
②炎症性疾患	関節リウマチ：関節リウマチにおける肘関節の罹患率は高い（約半数）．疼痛とともに不安定性や可動域制限を生じ，体を支えたり，物を持ち上げることが困難になる．また顔に手が届かなくなるなど日常生活に著しい障害をきたすことがある．	
③神経障害	肘部管症候群，遅発性尺骨神経麻痺，前骨間神経麻痺，円回内筋症候群，橈骨神経麻痺，後骨間神経麻痺：肘部管や回内筋，Frohse アーケード（回外筋）など，肘周辺に特徴的な部位での絞扼障害や外傷により生じる(図1)．	
④スポーツ障害	野球肘（離断性骨軟骨炎，内側側副靱帯損傷）・テニス肘（上腕骨外側上顆炎）：投球動作やテニスラケットの使用などの繰り返しにより生じる肘関節障害で，早期発見，早期治療と予防が重要である．	
⑤外傷	上腕骨遠位端骨折（上腕骨顆上骨折，上腕骨（内側・外側）上顆骨折，上腕骨（内側・外側）顆部骨折，上腕骨遠位骨端線損傷，肘頭骨折・尺骨鉤状突起骨折，橈骨頭骨折（Essex-Lopresti 骨折など），橈・尺骨骨幹部骨折，Monteggia 骨折・Galeazzi 骨折，肘関節脱臼：小児から高齢者までさまざまな骨折型がある．肘・前腕の特徴を十分に理解して治療しないと，可動域制限やアライメント不良，不安定性などさまざまな障害を生じる．	
⑥小児疾患	肘内障：6歳以下の小児に好発し，手を突然引っ張られたときなどに発生する．橈骨頭を前方から押さえながら前腕を回外すると整復される．	

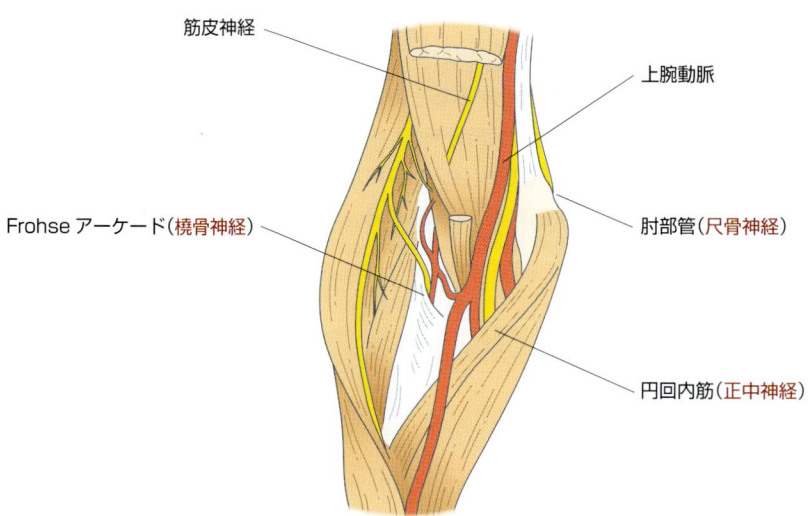

図1：肘・前腕に特徴的な神経絞扼部位

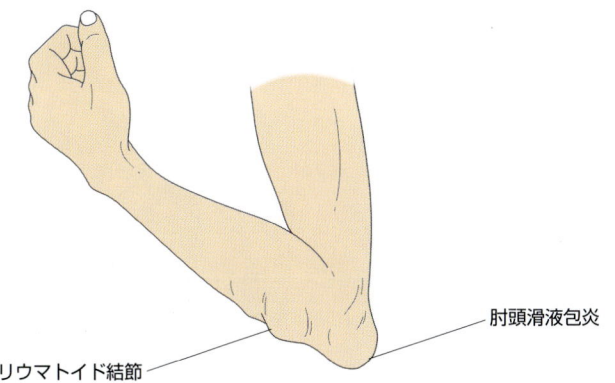

図2：肘・前腕に特徴的な病変

- まず問診を行い，年齢，発症様式などから鑑別疾患（表1）をあげ，診断の糸口にする．
- 続いて理学所見と画像所見から確定診断につなげるが，特に神経障害や骨折では神経の走行や支配，筋の起始停止など解剖を熟知していないと正確な診断に結びつかないことに注意する．
- リウマトイド結節，肘頭滑液包炎など，肘周辺に多い病変を知っておく必要がある（図2）．また感染や腫瘍などの疾患も常に頭に入れておくべきである．

2. 理学所見

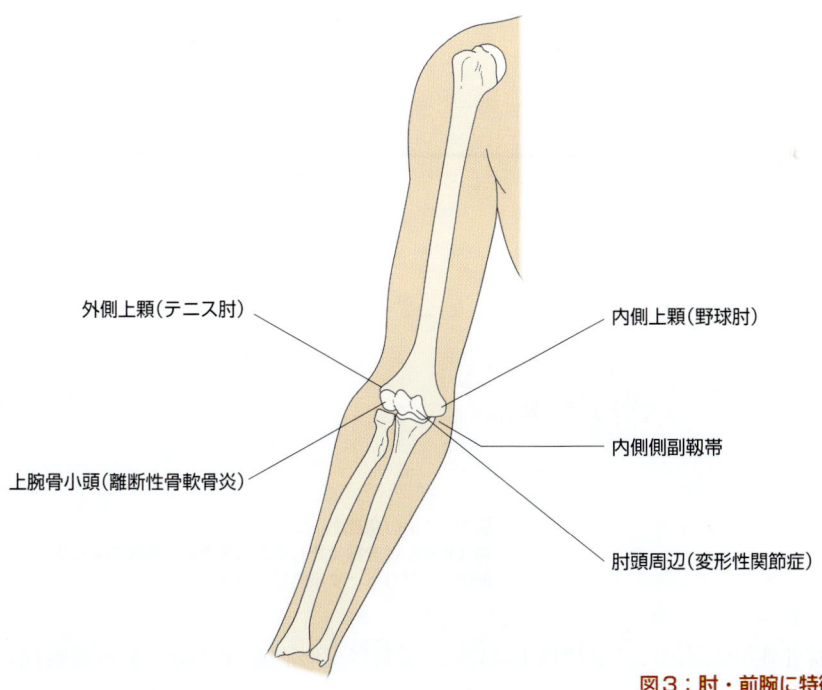

図3：肘・前腕に特徴的な圧痛部位

- 視診・触診：まず左右を比較することが重要である．両肘を伸展させ，変形や炎症所見，筋萎縮の有無を調べる．
- 圧痛部位（図3）：外側上顆（テニス肘），内側上顆（野球肘），内側上顆のやや遠位（内側側副靱帯），肘頭周辺（変形性関節症），上腕骨小頭（離断性骨軟骨炎）

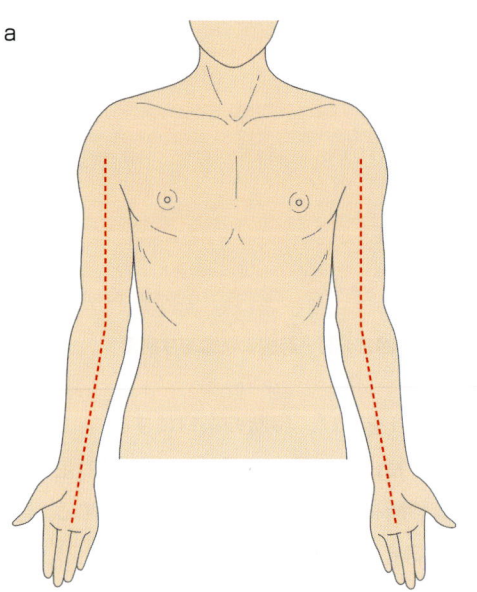
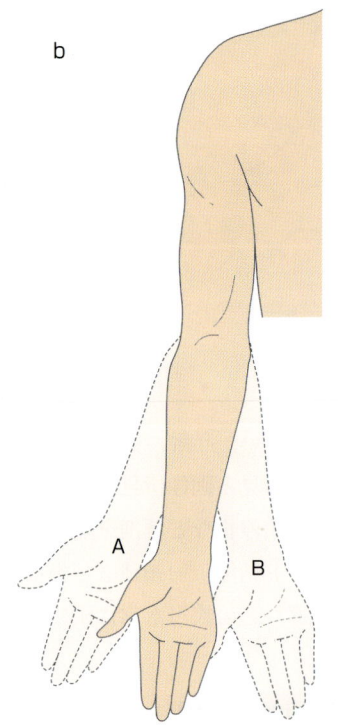

図4:外反肘と内反肘
a:正常では約10°外反している.
b:外反肘(A)と内反肘(B)

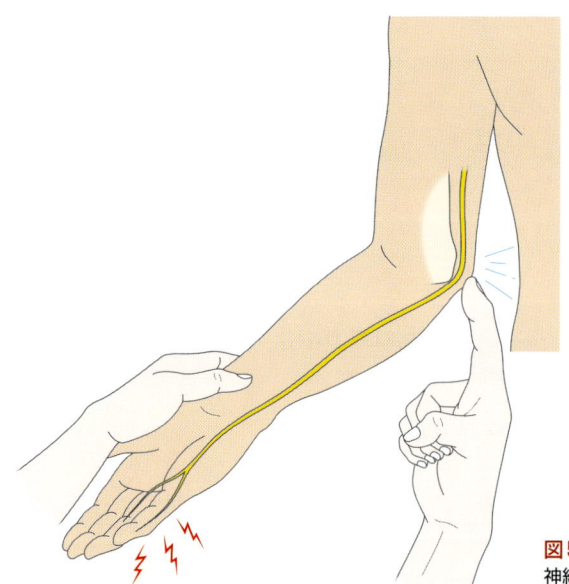

図5:Tinel様徴候
神経絞扼部位を指尖で軽く叩打すると,神経の末梢支配領域にびりっとする感じを訴える.

- 変形:外反肘(上腕骨外顆偽関節),内反肘(上腕骨顆上骨折後変形治癒)(図4),肘頭腫脹(滑液包炎,関節リウマチ)
- Tinel様徴候(図5):肘後内側(肘部管症候群),肘前面(円回内筋症候群)
- 不安定性:内反・外反ストレステスト(内側・外側側副靱帯損傷,骨折,脱臼,偽関節,関節リウマチ)
- 可動域:肘関節屈曲・伸展,前腕回内外(図6)

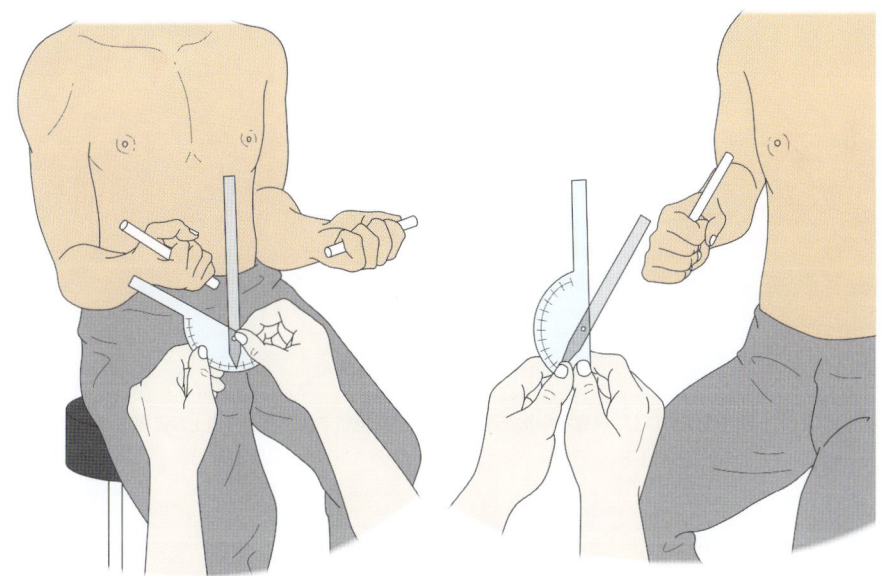

図6：前腕回内外可動域の計測
回内外角度は，患者に鉛筆などを握ってもらい，垂線との角度を測る．

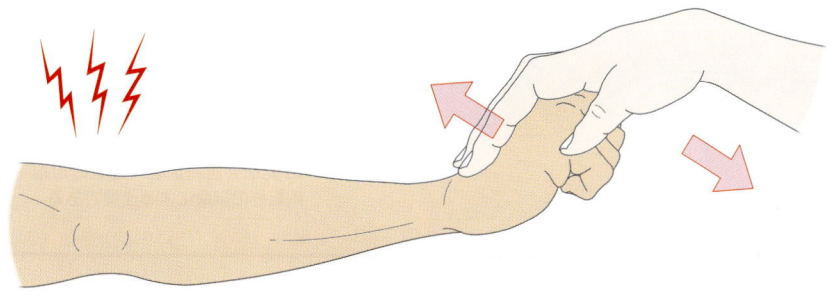

図7：Thomsenテスト
握りこぶしのまま手関節を背屈した状態で，検者が掌屈する方向に抵抗を加えると，外側上顆に痛みが誘発される．

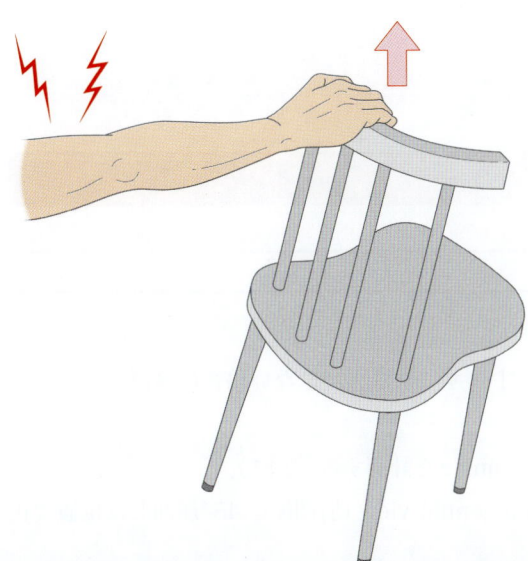

図8：チェアーテスト
前腕を回内し，肘を伸ばしたままで椅子を持ち上げると，外側上顆に痛みが誘発される．

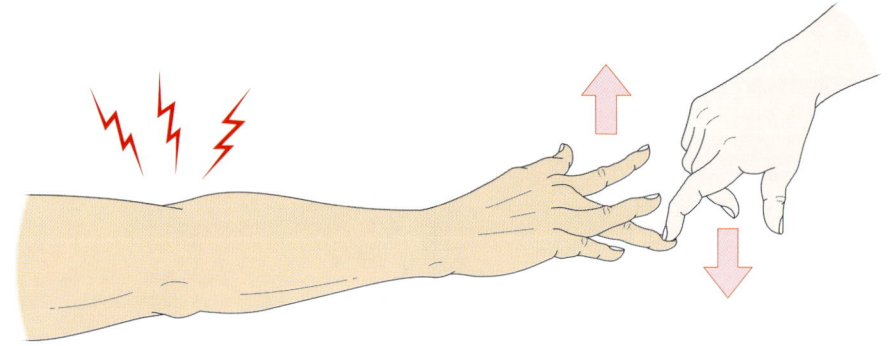

図9：中指伸展テスト
肘を完全に伸ばした状態で，さらに中指を伸ばし，検者が中指を屈曲する方向に抵抗を加えると外側上顆に痛みが誘発される．

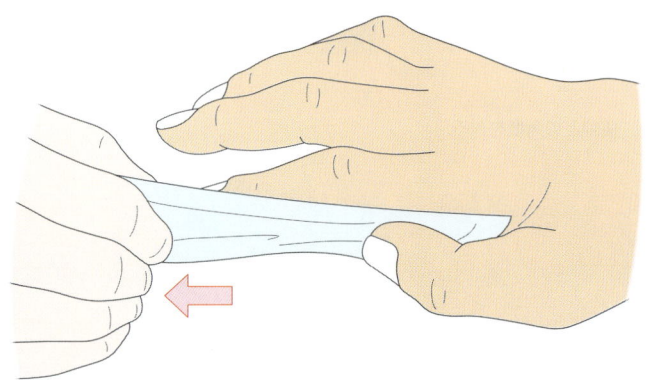

図10：Froment徴候
患者が母指と示指で挟んだ紙を，検者が引っ張ると，障害側ではIP関節を屈曲する．これは母指内転筋の麻痺による代償である．

● テニス肘
 (1) Thomsenテスト(図7)：手関節を背屈した状態で，検者が掌屈する方向に抵抗を加える．
 (2) チェアーテスト(図8)：前腕を回内し，肘を伸ばしたままで椅子を持ち上げる．
 (3) 中指伸展テスト(図9)：肘を完全に伸ばした状態で，さらに中指を伸ばし，検者が中指を屈曲する方向に抵抗を加える．
● 尺骨神経：Froment徴候(図10)

3. ▶▶▶ 画像診断

❶……単純X線

● 初診時は両側2方向撮影を基本とする．
● 肘の外傷などでは斜位が有用な場合がある．CTがすぐに撮影できない場合は検討してみるべきである．
● 内外反変形の評価では肘関節正面像でcarrying angleを計測する(図11)．
● 野球肘では肘関節2方向撮影では不十分で，tangential view (肘関節を45°屈曲した位置で正面像を撮影)を行う(図12)．

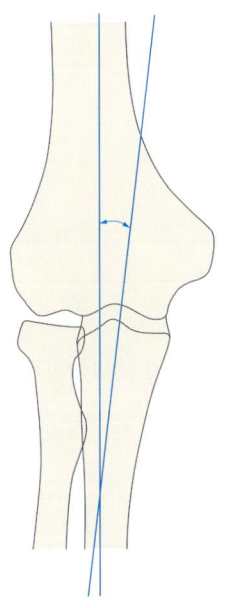
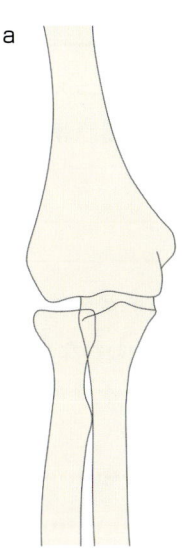
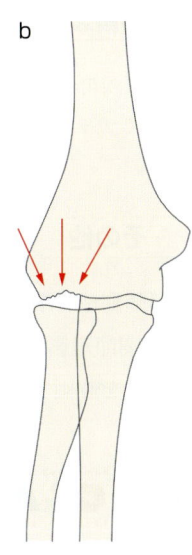

図11：carrying angle
単純X線肘関節正面像で，上腕骨長軸と尺骨長軸のなす角度をいう．正常は10°前後と覚えておくとよい．

図12：tangential view
a．通常の肘関節正面：上腕骨小頭は正常に見える．
b．tangential view：肘関節を45°屈曲した位置で正面像を撮影する．上腕骨小頭の不整像がよく描写されている．

- 肘部管症候群を疑う場合は，肘関節2方向撮影に加えて尺骨神経溝撮影を行うと，骨棘などの骨性要素を評価できる．
- 外傷では肘関節の痛みや変形が主訴であっても，前腕の骨折を合併していないかなどを疑う必要があり，前腕のX線検査も検討する．
- 肘関節に屈曲拘縮がある場合は，正確な正面像が得られない．このような場合は，人工肘関節全置換術（total elbow arthroplasty：TEA）の作図などを行う際に上腕骨と橈尺骨の正面像を分けて撮影するとよい．

❷……CT

- 変形性関節症や関節リウマチなど，複雑な変形を評価する際に用いられる．
- 橈尺骨両骨骨折の変形癒合などを三次元的に評価する際にも有用である．

❸……MRI

- 骨軟部腫瘍や離断性骨軟骨炎の評価などで用いる．
- 最近では解像度の向上により，神経や滑膜の評価も可能である．

❹……超音波検査

- 肘部管症候群などの神経障害や野球肘やテニス肘の評価に用いることがある．
- パワードプラ法を用いた関節リウマチの滑膜評価がトピックスになっている．

❺……その他

- 骨軟部腫瘍や骨壊死などでは，骨シンチグラフィーを検討する．
- 近年，関節造影はMRIの普及により行われなくなってきているが，離断性骨軟骨炎などでは進行の程度を評価するのに有用な場合がある．

整形外科 Q&A

Q……肘関節・前腕の治療のポイントは？

A……肘や前腕は十分な安定性と可動域を獲得しなければ，顔が洗えない，茶碗が持てないなど著しいADL障害を生じる．ギプス固定の期間や装具療法など，治療に工夫が必要である．また乱暴な徒手整復や手術操作で異所性骨化が生じることを知っておく必要がある．

（小田　良・久保俊一）

診察の進め方

5. 手関節・手部の診察の進め方

1. ▶▶▶ 問診

表1：主な手関節・手部疾患

①屈筋腱損傷	開放性損傷では高頻度に指神経損傷を伴うことが多く，皮下断裂では橈骨遠位端骨折後の長母指屈筋腱断裂や有鉤骨鉤骨折後の小指屈筋腱断裂などがある．
②伸筋腱損傷	伸筋腱終止部が断裂すると槌指変形となり，中央索が断裂するとボタンホール変形となる．
③骨折と脱臼	日常診療でよく見かける骨折として，舟状骨骨折，Bennett骨折，ボクサー骨折，第5CM関節脱臼骨折などがある．
④三角線維軟骨複合体(TFCC)損傷	変性断裂と外傷性断裂があり，尺骨プラスバリアンスの症例に起こりやすく，尺骨突き上げ症候群を合併することがある．
⑤変性疾患	DIP関節に骨棘を生じるHeberden結節がよく知られている．PIP関節の場合はBouchard結節とよばれる．母指CM関節にも関節症性変化がよく起こり，進行すると亜脱臼位となる．
⑥炎症性疾患	ばね指：母指，中指，環指に多くみられ，指屈伸時に弾発現象を生じる．次第に疼痛と弾発現象が悪化し，可動域制限を引き起こすこともある．de Quervain病：Finkelsteinテストが陽性になる．
⑦関節リウマチ	朝のこわばりや腫脹，疼痛で始まり，MP関節とPIP関節が侵されやすい．進行すると尺側偏位，スワンネック変形，ボタンホール変形などの手指変形をきたす．
⑧手根管症候群	ほとんどが特発性で中高年の女性に多い．正中神経領域のしびれと痛みは夜間に増強することがある．Phalenテストが陽性になる．
⑨Guyon管症候群	尺骨神経麻痺を認めるが，肘部管症候群との鑑別点は手背部の知覚が正常なことである．指交差試験やFroment徴候が陽性になる．
⑩ガングリオン	若い女性の手関節背側に好発し，弾性硬の円形腫瘤として触知する．無症状のものが多い．
⑪Kienböck病	大工などの手を酷使する職業に多く発症し，青・壮年期，男性の利き手に好発する．握力が低下し手関節の可動域が低下する．進行すると手関節の変形を認める．MRIは早期診断に有用であり，T1強調像において低信号像が特徴的である．
⑫Dupuytren拘縮	50歳以上の男性に多く，糖尿病，アルコール依存，てんかんなどに合併することがある．環小指に多く，足底にも出現することがある．

● 問診を行い，性別，年齢，発症様式，頻度，疼痛部位などから疾患に見当をつけて必要な検査を行う(表1)．
● 屈筋腱損傷では受傷時の指の肢位を聴取することが大切であり，屈曲位では遠位方向に，伸展位では近位方向に腱断端が移動する．
● 手根管症候群は，関節リウマチ，Colles骨折後，妊娠，糖尿病，透析などに合併することがある．
● 小児のばね指は強剛母指と呼ばれ，母指IP関節の伸展制限あるいは弾発現象を認める．

2. 理学所見

❶ 指診

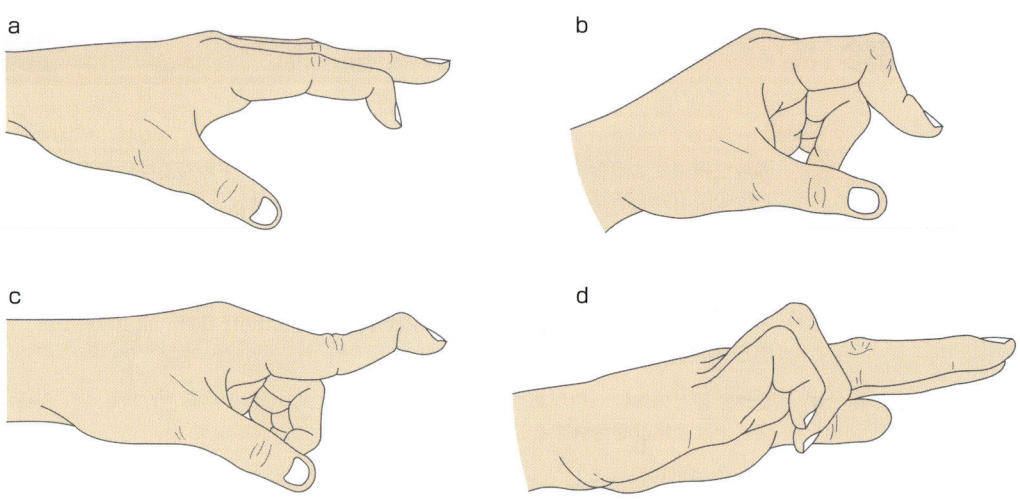

図1
a. 槌指変形：伸筋腱終止部の断裂で生じる．
b. ボタンホール変形：伸筋腱中央索の断裂や関節リウマチでみられる．
c. スワンネック変形：関節リウマチで最も多い指の変形である．
d. かぎ爪変形：尺骨神経麻痺に伴う．

● 手だけでなく上肢全体を露出させて診察を行う．
● 槌指変形，ボタンホール変形，スワンネック変形，かぎ爪変形など特徴的な手指変形がないか両手を観察する（図1）．

A. 圧痛部位

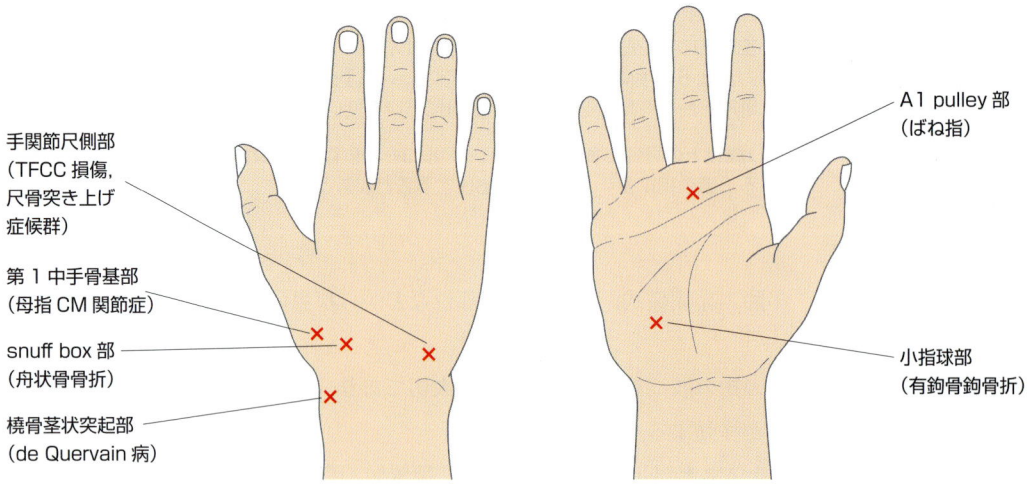

手関節尺側部
（TFCC損傷，尺骨突き上げ症候群）

第1中手骨基部
（母指CM関節症）

snuff box部
（舟状骨骨折）

橈骨茎状突起部
（de Quervain病）

A1 pulley部
（ばね指）

小指球部
（有鉤骨鉤骨折）

図2：代表的な疾患の圧痛部位

●疾患に特徴的な圧痛部位があり診断の手がかりになる（図2）．snuff box（舟状骨骨折），橈骨茎状突起部（de Quervain病），A1 pulley部（ばね指），手関節尺側部（TFCC（triangular fibrocartilage complex）損傷，尺骨突き上げ症候群）

B. 徒手検査

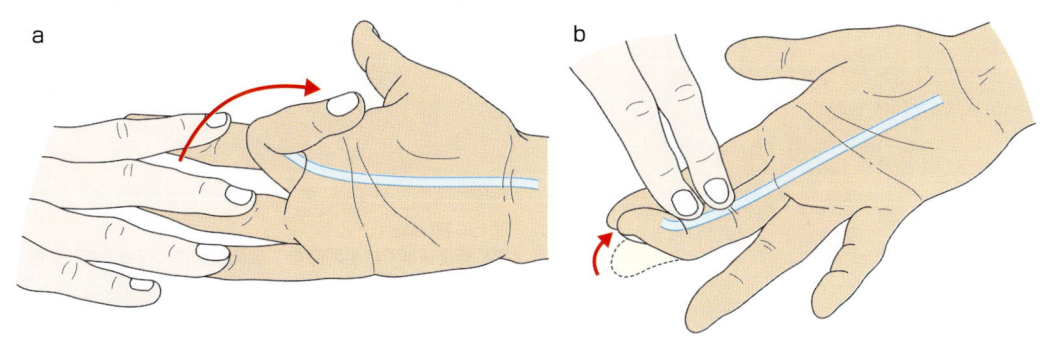

図3：指屈筋の機能検査法
a．浅指屈筋の機能は，他の指を伸展位に固定し，PIP関節を屈曲させることによって調べる．
b．深指屈筋の機能は，PIP関節を伸展位に保持しながらDIP関節を屈曲させることで調べる．

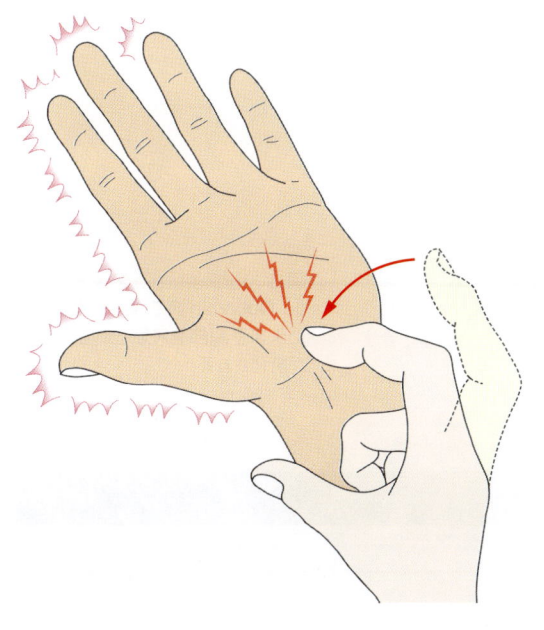

図4：手根管症候群のTinel様徴候
手関節屈側を指腹でたたくと末梢に放散痛がある．

●屈筋腱損傷や神経麻痺では，浅指屈筋腱と深指屈筋腱の機能を別々に診察する必要がある（図3）．
●Tinel様徴候を手根管症候群では手関節掌側中央に，Guyon管症候群では手関節掌側尺側部に認める（図4）．
●手根管症候群ではPhalenテストが陽性になる（図5）．
●尺骨神経麻痺では，かぎ爪変形やFroment徴候を認める．
●de Quervain病ではFinkelsteinテストが陽性になる（図6）．
●TFCC損傷や尺骨突き上げ症候群では，手関節を背屈尺屈させて回内外すると痛みが誘発される（TFCCストレステスト）．

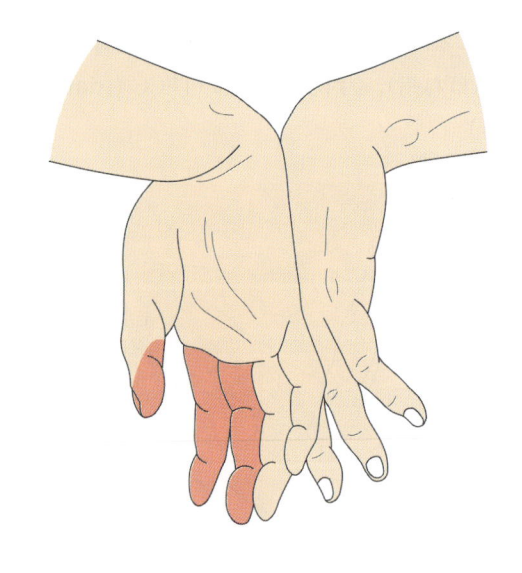

図5：Phalenテスト
手根管症候群では手関節を1分間掌屈位に保つと症状が増悪する．

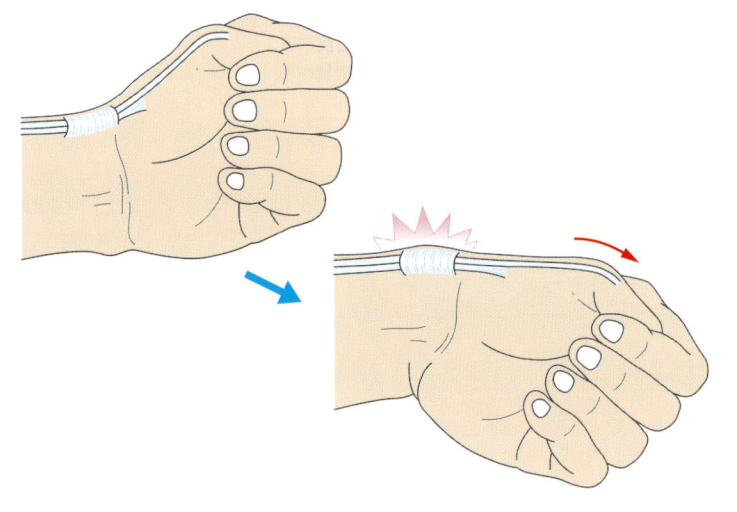

図6：Finkelsteinテスト
de Quervain病では，母指を握ったまま手関節を尺屈させると疼痛が誘発される．

3. ▶▶▶ 画像診断

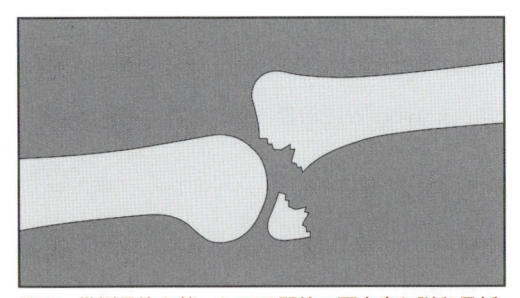

❶ 単純X線

図7：掌側骨片を伴ったPIP関節の不安定な脱臼骨折

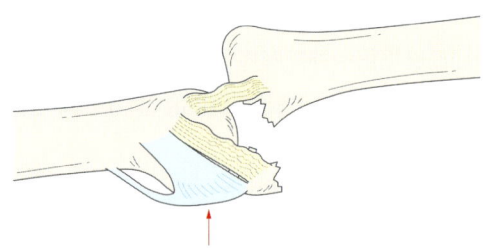

掌側骨片には掌側板（青）や側副靱帯（黄）が付着する．

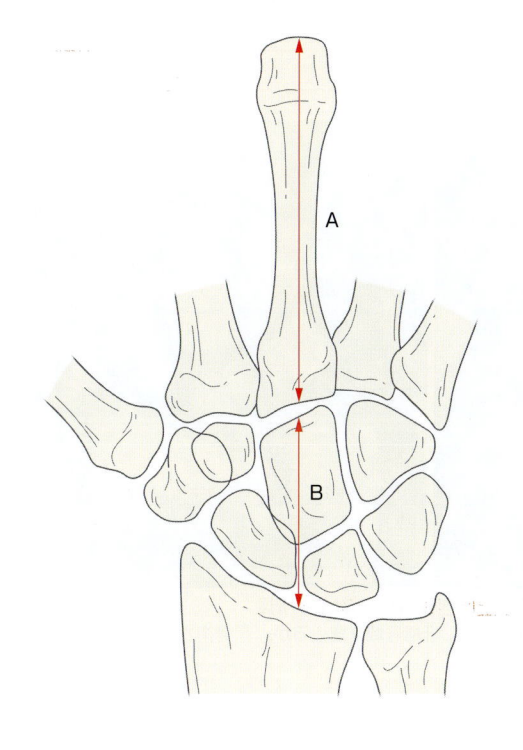

図8：手根中手骨比（carpal height ratio）
第3中手骨長と，その延長軸における有頭骨・橈骨間距離との比(B/A)．正常は0.54±0.03で，Kienböck病では低下する．

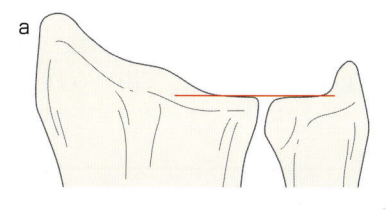

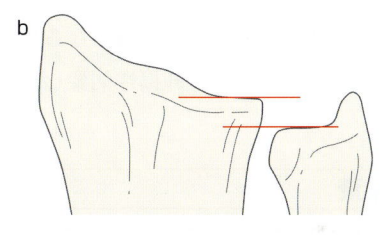

図9：ulnar variance
遠位橈骨と尺骨末端の長さを比較する．尺骨が短いものをminus variant(b)を長いものをplus variant(c)という．aは正常．

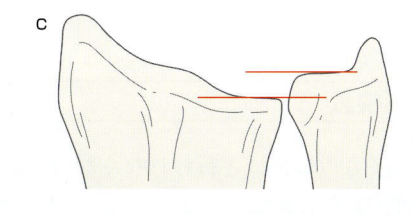

- 初診時は両側2方向撮影を基本とする．
- 真側面像でない場合，指節骨骨折を見逃すことがあり注意する．
- 舟状骨骨折は見逃されやすく，snuff boxに圧痛があるときには舟状骨5方向撮影を行う．
- 単純X線上は小さな骨折に見えても，実際は側副靱帯，軟部組織，腱などが付着しており，関節不安定性を残すことがある(図7)．
- Kienböck病においては，手根中手骨比(carpal height ratio)(図8)の計測によって月状骨の圧潰の程度を判断し，尺骨突き上げ症候群ではulnar variance(図9)の計測が不可欠である．

❷ CT

- 舟状骨骨折，有鉤骨鉤骨折などの手根骨骨折では診断に有用である．

❸······MRI

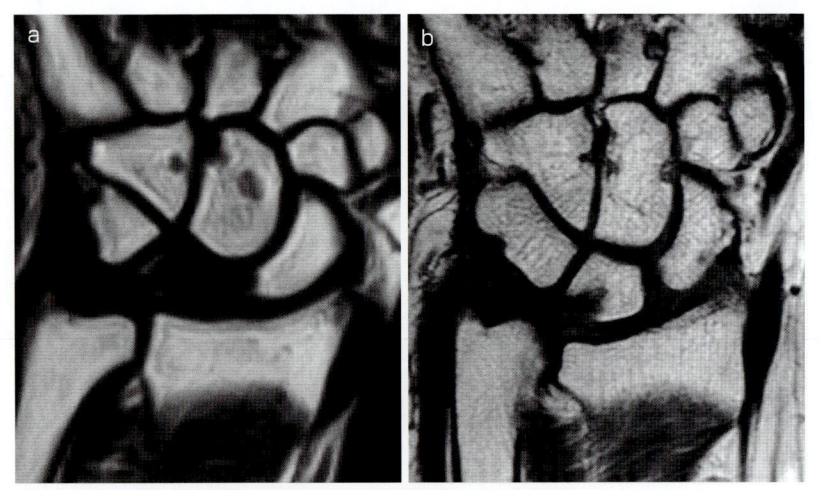

図10：Kienböck病(a)と尺骨突き上げ症候群(b)のMRI所見
Kienböck病ではT1強調画像で月状骨全体に低信号域を認めるが，尺骨突き上げ症候群では尺側部の一部のみに低信号域がみられる．

●Kienböck病では，T1強調画像で月状骨全体に低信号域がみられるのに対し，尺骨突き上げ症候群では，月状骨の尺側部のみが低信号域となる(図10).
●関節リウマチ(滑膜増生の評価)，腫瘍性病変(ガングリオンなど)の診断に対して用いられる．

❹······超音波検査

●腱断裂やガングリオンの診断に有用である．

❺······関節造影検査

●MRIの精度が高くなり以前ほど行われなくなったが，TFCC損傷ではMRIで見つからない損傷も明らかになることがある．

整形外科 Q&A

Q······手の外傷の診察で注意することは？
A······汚染創の場合，異物が皮下にないかを確認するために必ずX線検査を行うようにする．この際，ガラス片はX線に写るが木片は写らないので注意する．

（藤原浩芳・久保俊一）

診察の進め方

6. 股関節の診察の進め方

1. ▶▶▶ 問診

表1：主な股関節疾患

①先天性股関節脱臼（発育性股関節脱臼）	新生児では脱臼が完成していないことが多く，クリック徴候が診断の中心となる．乳児期には開排制限や下肢短縮が明らかとなる．歩行開始後は歩容異常やTrendelenburg徴候がみられる．
②急性化膿性股関節炎	新生児や乳児に多い．患肢不動，おむつ交換時の号泣，不機嫌，さらに発熱などの症状がみられる．
③単純性股関節炎	ほとんどが3～10歳に発症し，男児に多い．軽度の可動域制限（特に屈曲位での内旋制限）がみられるが，多くは2～3週（2ヵ月以内）で軽快する．
④Perthes病	3～12歳の男児に多く，初期にはX線像でも異常を認めないため，単純性股関節炎との鑑別が問題となる．
⑤大腿骨頭すべり症	10～16歳の肥満男児に多く，両側罹患も多い．外傷を契機とする急性型と徐々に発生する慢性型がある．患肢は外旋し，屈曲，外転，内旋が著しく制限され，Drehmann徴候が陽性となる．
⑥強直性脊椎炎	若年成人男性での発症が多く，仙腸関節や脊柱（竹様脊椎）に病変を認める
⑦変形性股関節症	臼蓋形成不全に伴う二次性股関節症が多く，女性に多い．10～20歳代で疼痛を経験し，30～50歳代での初診が多い．
⑧特発性大腿骨頭壊死症	ステロイド治療歴のあるステロイド性は20～30歳代女性に，アルコール多飲歴を有するアルコール性や狭義の特発性は40～50歳代男性に多い．両側罹患も多く，大半が1年以内に発生する．外転や内旋の制限が特徴的である．
⑨関節リウマチ	30～50歳代女性での発症が多い．股関節病変は罹病期間の長い例やコントロール不良例でみられることが多い．他関節，特に手関節や手指の病変，朝のこわばりなどに注意する．
⑩大腿骨頚部骨折・大腿骨転子部骨折	骨粗鬆症を伴う高齢女性に，転倒など比較的軽微な外傷で発症することが多い．特に前者では受傷初期には単純X線像での診断が困難な場合もあり，注意を要する．
⑪転移性腫瘍	60歳代以後に多く，大腿骨近位や骨盤の転移性腫瘍で股関節部痛が認められる．

● 年齢，性別，発症様式などから，鑑別疾患の見当をつけて診断を進めていくことが大切である（表1）．
● 股関節疾患であっても必ずしも股関節部（鼠径部や殿部）に疼痛を訴えるとは限らず，膝痛や歩容異常のみのこともある．
● 腰椎疾患，腸腰筋膿瘍，さらに他科疾患（鼠径ヘルニア，卵巣腫瘍，前立腺炎など）などの可能性も念頭に置く必要がある．
● 変形性股関節症では小児期の既往歴や治療歴，特発性大腿骨頭壊死症ではステロイド治療歴やアルコール多飲歴，小児では妊娠中や分娩時の異常の有無や処女歩行の時期なども確認する．

2. 理学所見

❶ 新生児期・乳児期

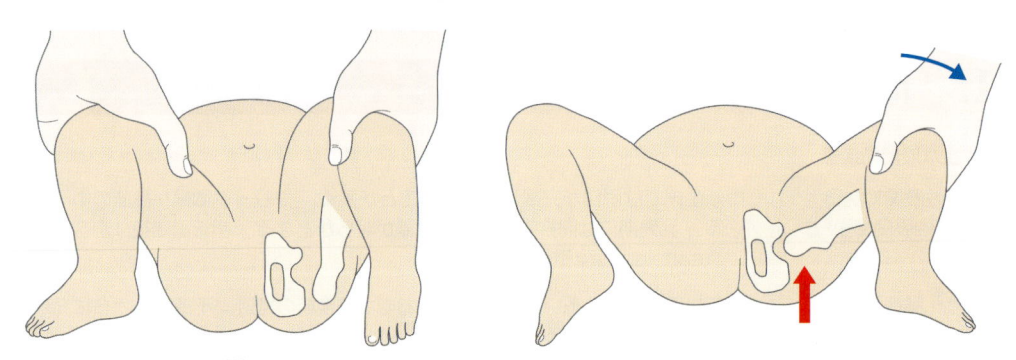

図1：Ortolaniクリック徴候
股関節を開排させながら，検者の指で大転子を前方へ圧迫すると，クリックとともに脱臼が整復される．

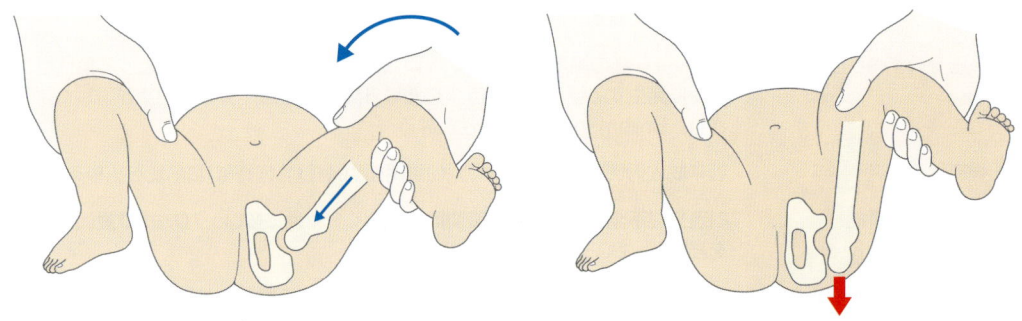

図2：Barlowテスト
股関節と膝関節を90°屈曲位とし，大腿骨軸に圧迫を加えながら内転すると，脱臼不安定性がある場合骨頭がクリックとともに後方へ逸脱する．

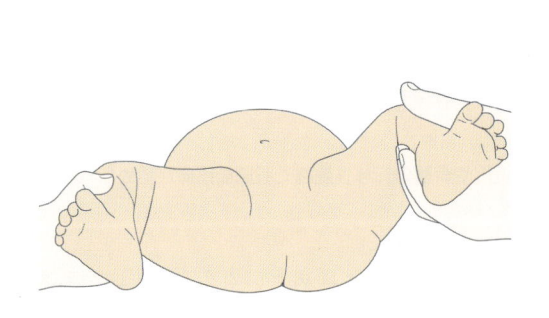

図3：開排制限
股関節と膝関節を90°屈曲位で両下肢を把持し外転する．

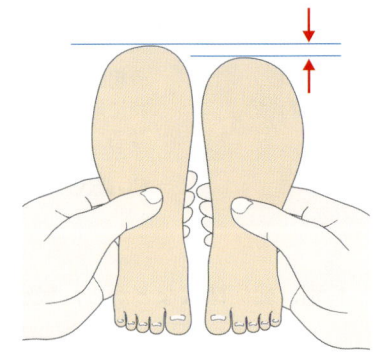

図4：Allis徴候
両膝屈曲位で足底をベッドにつけて膝の高さを比較する．脱臼側では骨頭が後方に位置するため低くなる．

- オムツは脱がせ，不用意に泣かせないように気を配る．
- 先天性股関節脱臼の診断にはOrtolaniクリック徴候（図1）やBarlowテスト（図2）が用いられる．

- 開排(図3)は女児では90°が正常だが，男児では左右差がなければ80°程度でも正常とされる．
- 乳児では股関節の不安定性をみるのに伸縮(telescoping)テスト(膝・股関節90°屈曲位で大腿骨軸に圧迫・牽引を加える)も行われる．
- 臨床的脚長差の診断にAllis徴候(図4)が用いられる．正常では触診で鼡径靱帯，縫工筋および長内転筋で囲まれたScarpa三角に大腿骨頭を触れるが，脱臼股では空虚となる．

❷……成人(歩行開始後の幼児含む)

A. 立位での診察

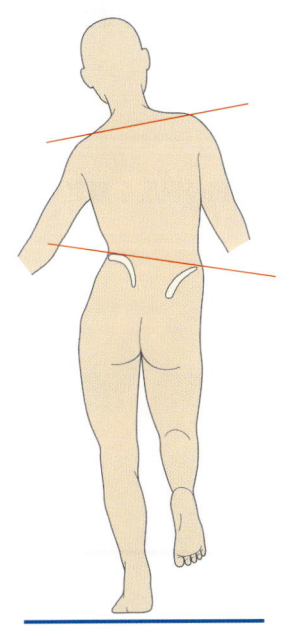

図5：Trendelenburg徴候
股関節外転筋の機能不全のため，患肢片脚立位で健側の骨盤が下がる．

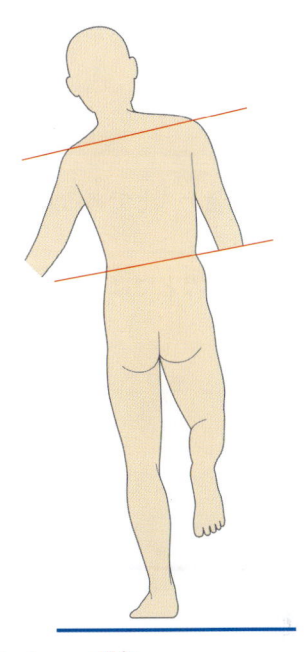

図6：Duchenne現象
患肢片脚立位時に中殿筋力不足を補うため体幹を患側へ移動させる．

- 前方から骨盤傾斜や下肢回旋変形，側方から腰椎前弯，後方から骨盤傾斜や脊柱側弯などを観察する．併せて大腿や殿部の筋萎縮を観察する．
- 片脚立位でTrendelenburg徴候(図5)やDuchenne現象(図6)の有無を確認する．

B. 歩容の観察

- 歩容異常としてTrendelenburg歩行やDuchenne歩行のほか，患肢立脚相が短縮する疼痛回避歩行，下肢長の絶対的な短縮のために患肢荷重時に患側骨盤が下降する硬性墜下性歩行，荷重時に大腿骨頭が殿筋内へ移動することで生じる軟性墜下性歩行(Trendelenburg歩行を指すこともある)などがみられる．
- 両側性脱臼で殿部を突き出し，上体を左右に振る歩行は，あひる歩行とよばれる．

C. 計測
- 下肢長は通常，棘果長（上前腸骨棘から足関節内果 spina malleolar distance：SMD）で計測する．
- 大腿周径は膝蓋骨近位端から10cm（小児では5cm）近位で，下腿周径は最大部で計測する．
- 関節可動域の計測では骨盤の代償運動に注意する．

D. 圧痛部位
- 股関節疾患以外との鑑別にも有用である．
- 股関節疾患では通常鼠径部にみられるが鼠径ヘルニアでも同部に圧痛を認める．
- 仰臥位では上前腸骨棘，大転子，恥骨・恥骨結合など，腹臥位では腰部，仙腸関節，大転子，坐骨などを検査する．

E. 徒手検査
- 股関節の疼痛誘発テストであるPatrickテスト（図7）や屈曲拘縮の程度を測定するThomasテスト（図8）などがある．
- 大腿骨頭すべり症などではDrehmann徴候（図9）がみられる．

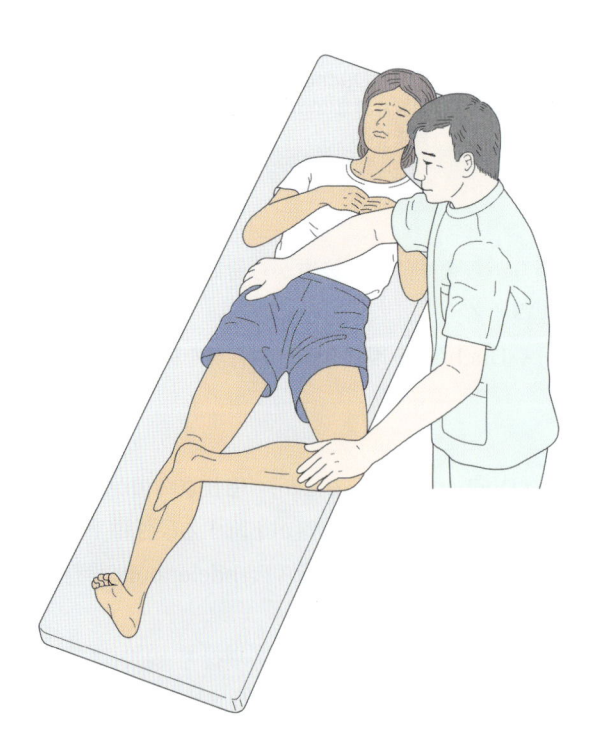

図7：Patrickテスト
股関節を屈曲，外転，外旋させて足部を反対側の膝に乗せる．外旋が制限され，開排を強制すると疼痛を認める．

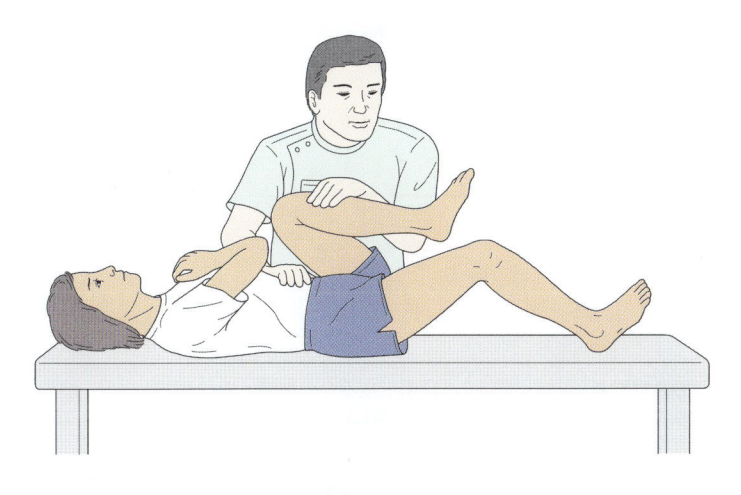

図8：Thomasテスト
反対側股関節を屈曲させ腰椎前弯の影響を除くと，屈曲拘縮があれば患側股関節が屈曲する．

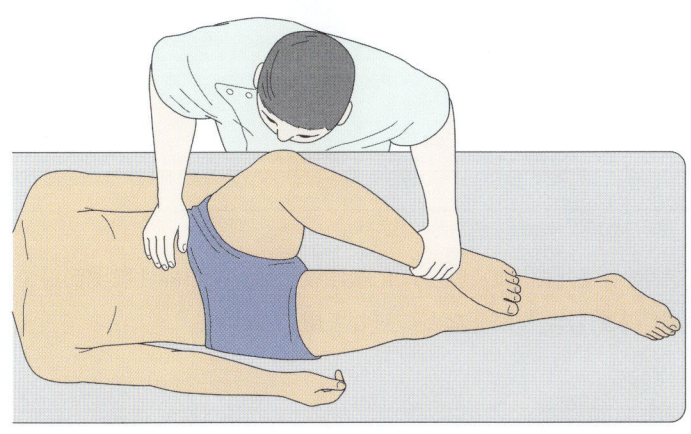

図9：Drehmann徴候
股関節を屈曲すると次第に外転・外旋する．

3. ▶▶▶ 画像診断

❶……単純X線像

- 両側2方向撮影が基本となる．
- 正面像の撮影では骨盤の傾きに注意を要する．
- 側面像は大腿骨頭と大腿骨頸部がよく観察できるLauenstein肢位とする．
- 乳幼児や小児では，骨端核の有無および形態の観察や各種補助線を用いた脱臼の診断（図10）などができる．
- 大腿骨頭壊死症，Perthes病，大腿骨頭すべり症などでは特に側面像も重要である．
- 臼蓋形成不全の程度にはCE角やSharp角（図11）などが用いられ，変形性股関節症の病期は関節裂隙の状態を中心に分類される．

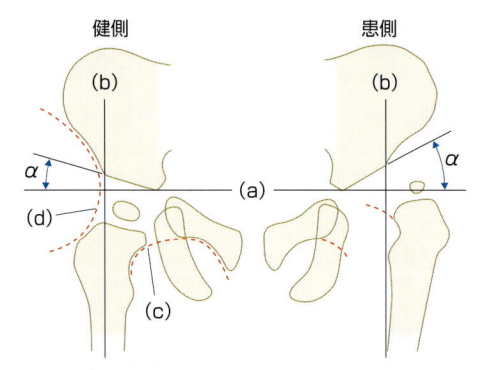

図10：小児における先天性股関節脱臼のX線診断
脱臼側では，両側Y軟骨を結ぶHilgenreiner線(a)の垂線で，臼蓋外側端を通るOmbrédanne線(b)の外側に骨端核が位置している．また，Shenton線(c)やCalvé線(d)も破綻する．臼蓋角(α)が30°以上では臼蓋形成不全が疑われる．また脱臼側では骨端核の出現が遅延する．

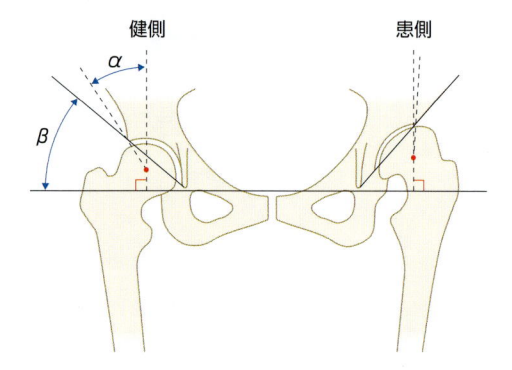

図11：臼蓋形成不全の単純X線計測
正常では，CE角(α)は25°以上，Sharp角(β)は45°以下である．

❷ MRI

● 大腿骨頭壊死症やPerthes病（診断や壊死領域の判定），化膿性股関節炎や単純性股関節炎での関節内液貯留，骨軟部腫瘍，一過性大腿骨頭萎縮症などに対して用いられる．

❸ 超音波検査

● 新生児や乳児の先天性股関節脱臼の診断や小児での関節液貯留の診断に用いられる．

❹ その他の画像診断

● CTは臼蓋形成不全では臼蓋前方後方の被覆度，前捻角や骨棘・骨囊胞の状態，大腿骨頭すべり症ではその方向や程度，骨盤や大腿骨近位部骨折における転位の状態などの診断に用いられる．
● 関節造影は関節軟骨の状態や遊離体の診断などに有用である．骨シンチグラフィーは大腿骨頭壊死症やPerthes病の初期診断などに用いられる．

整形外科 Q&A

Q 大腿骨頭壊死症のMRI診断のポイントは？
A T1強調画像における骨頭内帯状低信号域，いわゆるband像を確認できれば診断できる．

（久保俊一・堀井基行）

診察の進め方

7. 膝関節の診察の進め方

1. ▶▶▶ 問診

表1：主な膝関節疾患

①	Osgood-Schlatter病	10〜15歳の活発にスポーツを行う男子に多く，脛骨粗面に限局した運動時痛と骨性隆起を訴える．
②	離断性骨軟骨炎	10歳代の男子に多い．初めは運動後に漠然とした不快感や軽度の疼痛を訴えるが，徐々に疼痛が増強し，ひっかかり感を訴えるようになる．
③	膝蓋骨脱臼・亜脱臼	10歳代の女子に多い．脱臼は振り向き動作などで起こり，激痛と可動域制限が生じるが，来院時にはほとんど自然整復されている．亜脱臼では膝前部痛や不安定感を訴える．
④	過労性スポーツ障害	膝蓋骨下極周囲の膝痛を認めるジャンパー膝，脛骨内顆屈筋腱付着部の疼痛を認める鵞足炎，大腿骨外側上顆の疼痛を認める腸脛靱帯炎が多くみられる．
⑤	靱帯損傷	各靱帯損傷に特徴的な受傷機序で疼痛，腫脹，可動域制限を生じる．前十字靱帯損傷ではpopを自覚することが多い．陳旧例では不安定感を主訴として来院する．
⑥	半月板損傷	関節裂隙に一致した疼痛を訴え，捻り動作にて疼痛や引っかかり感を認める．小児外側円板状半月板損傷では明らかな受傷機転がなく，膝痛，伸展制限，ばね現象などが生じる．
⑦	関節リウマチ	30歳代から50歳代の女性に初発し，多関節の疼痛，腫脹を対称性に認め，朝のこわばりがみられる．
⑧	変形性膝関節症	50歳代以降に発症し，肥満者や女性に多い．初期は運動開始時に膝の内側の疼痛を訴え，徐々に疼痛の増強，可動域制限，膝変形を認める．
⑨	膝の特発性骨壊死	60歳代以降の女性に多い．疼痛の出現時期が明確であることや夜間痛が特徴的である．
⑩	偽痛風	高齢者に多く，急性の疼痛，腫脹，熱感，発赤を認め，全身の発熱を伴うこともある．2週間以内に症状は消失する．
⑪	化膿性関節炎	症状は偽痛風発作に類似する．関節穿刺や関節内注射の既往の聴取が重要である．

● 年齢，発症様式(特に外傷歴の有無)，疼痛の性状などから，予想される疾患を念頭に置いて診断を進めることが大切である(表1)．
● 外傷歴がある場合は，受傷機序，受傷肢位，疼痛が出現する動作などを詳細に聴取することでおおよその受傷部位を推測できる．

2. 理学所見

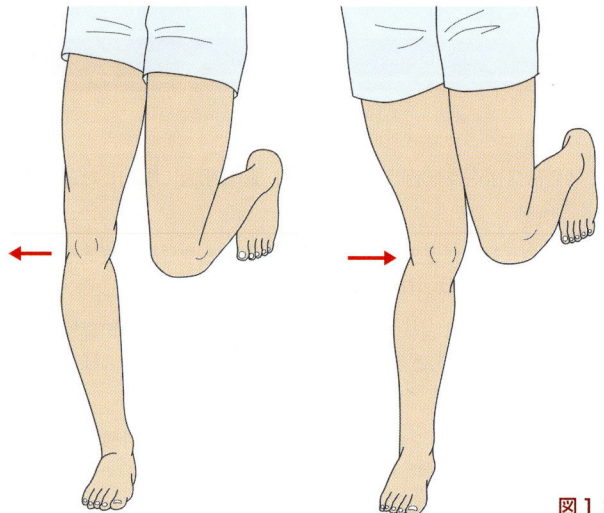

❶ 歩容の観察

lateral thrust　　　medial thrust

図1：横ぶれ(thrust)
骨形態の異常や靱帯の機能不全に応じて外側(lateral)，内側(medial)に横ぶれがみられる．

- 疼痛がある場合は，罹患側の立脚期が短くなる疼痛回避歩行がみられる．
- 靱帯の機能不全や高度の変形を伴うものでは立脚期に横ぶれ(thrust)(図1)が確認される．

❷ 立位での診察

- 正面から膝の内反や外反の有無と程度，斜視膝蓋骨(squinting patella)を確認する．
- 側面から膝関節角度(反張膝，伸展制限)，後方から足関節・足部の変形を確認する．

❸ 計測

- 下肢長は上前腸骨棘から足関節内果まで(spina malleolar distance：SMD)を計測する．
- 膝蓋骨近位端から5cm，10cmの大腿周径を測定し，左右差が1cm以上ある場合は筋萎縮ありと判断する．
- 膝蓋骨に内方(squinting)や外方(out-facing)などの位置異常がみられる場合，Q角を測定する(図2)．
- 膝伸展制限の正確な評価には腹臥位で踵部の高さの違い(heel height distance：HHD)(図3)を計測する．
- 大腿四頭筋のタイトネスの測定には踵臀間距離(heel buttock distance：HBD)(図4)を測定する．

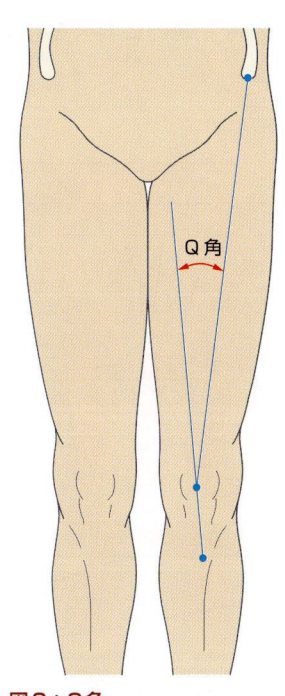

図3：踵部の高さの違い(HHD)
下腿の回旋を左右同じ位置とし，両踵の高さの差を測定する．

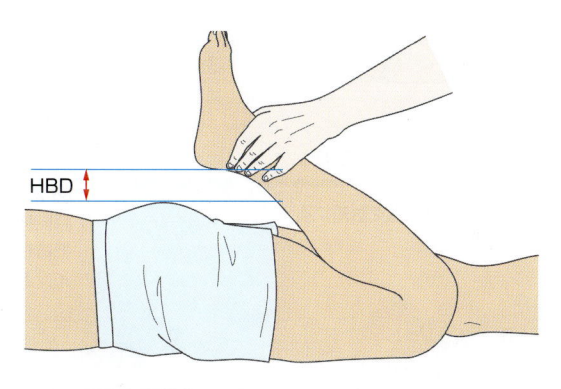

図2：Q角
上前腸骨棘と膝蓋骨の中央を結ぶ線と膝蓋骨の中央と脛骨粗面を結ぶ線でなす鋭角を測定する．膝蓋骨脱臼・亜脱臼で増大する．

図4：踵臀間距離(HBD)
膝伸展機構の緊張が強い場合は尻上がり現象が出現する．

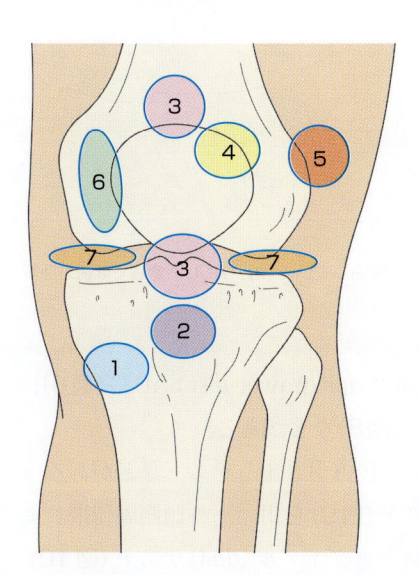

❹……圧痛部位

図5：圧痛部位
1. 鵞足炎，2. Osgood-Schlatter病，3. ジャンパー膝，4. 有痛性分裂膝蓋骨，5. 腸脛靱帯炎，6. タナ障害，7. 変形性膝関節症，半月板損傷

●局所解剖を念頭に置き，関節裂隙や腱・靱帯の付着部などの圧痛の有無を系統的に調べる（図5）．

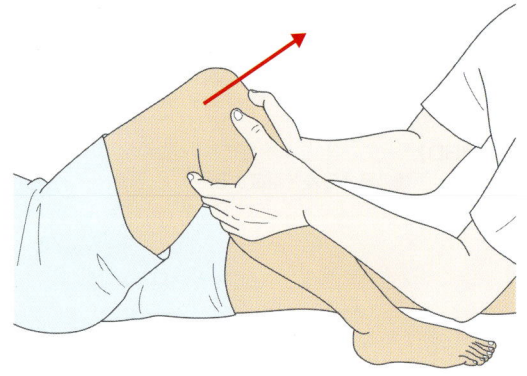

❺……徒手検査

図6：前方引き出しテスト（ADT）
股関節45°屈曲，膝関節90°屈曲位とし，脛骨を前方に引き出しながら，移動距離を触知する．

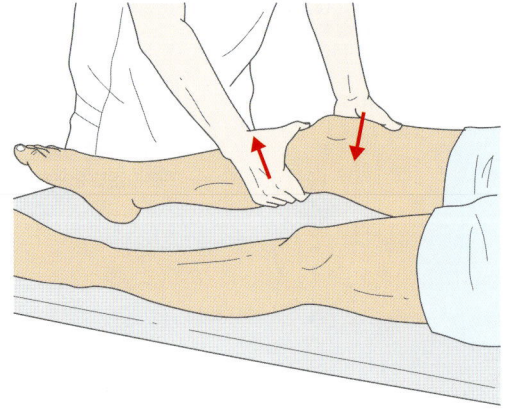

図7：Lachmanテスト
膝関節軽度屈曲位で，大腿部遠位外側と下腿の近位内側を把持し，脛骨に前方引き出しをかけ，移動距離とエンドポイントを触知する．

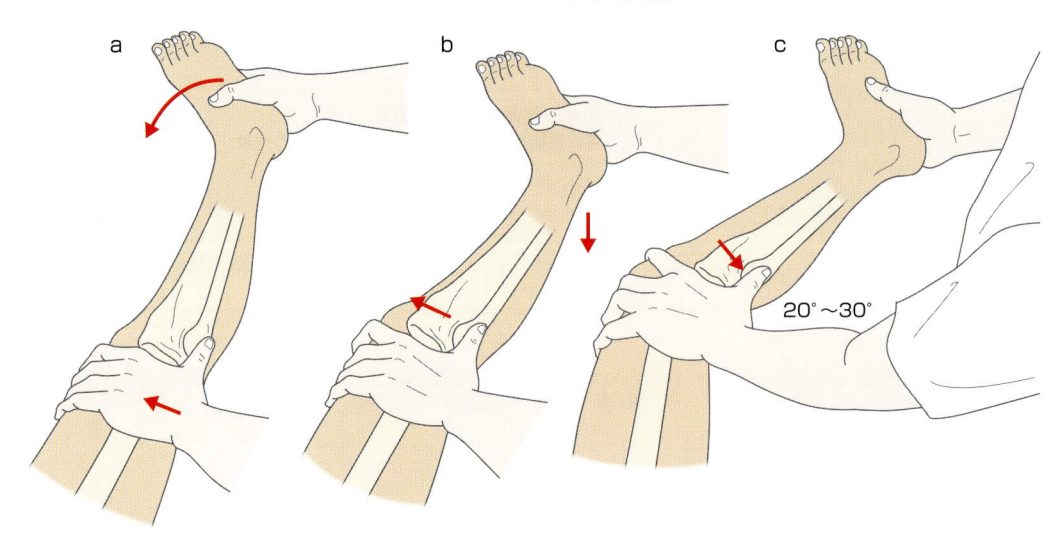

図8：ピボットシフト（pivot shift）テスト
膝伸展位で足部を保持し，脛骨を内旋・外反した状態（a）から軸圧をかけながら屈曲していく（b）．ACL不全膝では前方亜脱臼位から，急激に屈曲20〜30°の位置で整復される（c）．

●前十字靱帯の不安定性テストとして前方引き出しテスト（anterior drawer test：ADT）（図6），Lachmanテスト（図7），ピボットシフト（pivot shift）テスト（図8）などがある．
●後十字靱帯の不安定性テストとして脛骨の後方へ落ち込みや後方引き出しテストなどがある．
●内側側副靱帯の不安定性をみる場合は，外反ストレステスト（図9）を用い，外側側副靱帯および後外側支持機構の不安定をみる場合は，内反ストレステストとダイアル（dial）テスト（図10）などを組み合わせて判定する．

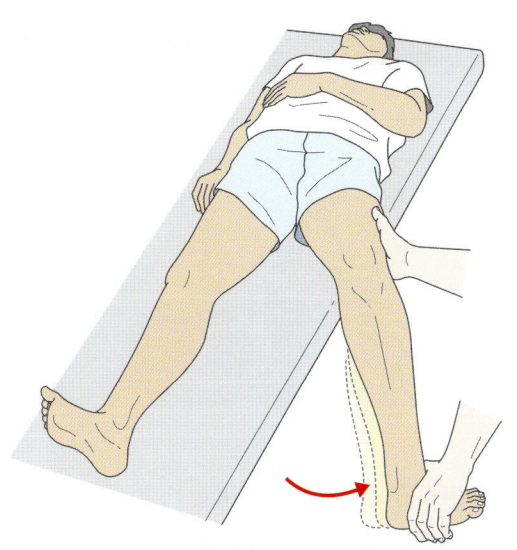

図9：外反ストレステスト
膝を完全伸展位および軽度屈曲位で，下腿に外反のストレスを与える．その際の関節裂隙の開大の程度およびエンドポイントを触知する．

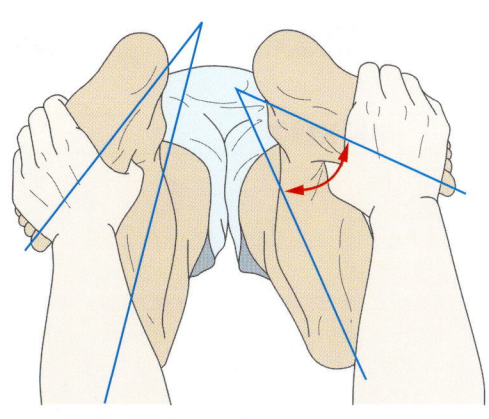

図10：ダイアル(dial)テスト
腹臥位で，膝屈曲30°および90°とし，足部を保持して両下腿に外旋ストレスを加え，足部内縁を基準とした左右の外旋角を比較し，患健差が10°以上で陽性とする．

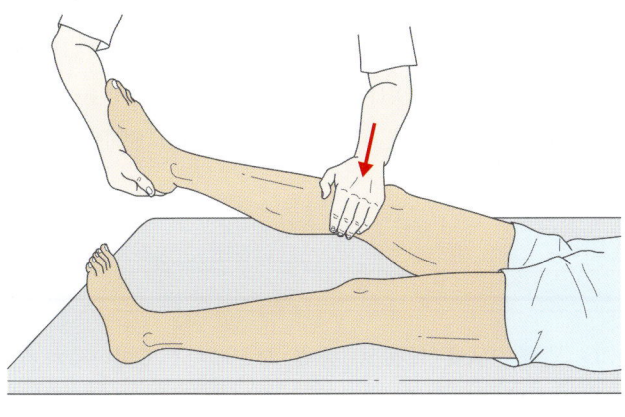

図11：Watson-Jonesテスト
膝を強制伸展させると，内側半月板の損傷では内側に，外側半月板損傷では外側に疼痛が誘発される．

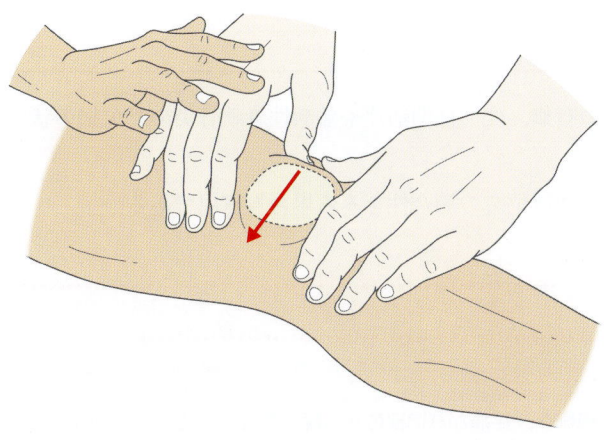

図12：脱臼不安感(apprehension)テスト
完全伸展位で検者が膝蓋骨を用手的に外側に偏位させるような力を加えると，恐怖感を訴える．

- 半月板損傷では，McMurrayテスト，Apleyテスト，Watson-Jonesテスト（図11）などで疼痛の誘発やクリックがみられる．
- 膝蓋骨不安定症では脱臼不安感(apprehension)テストで恐怖感を訴える（図12）．

3. 画像診断

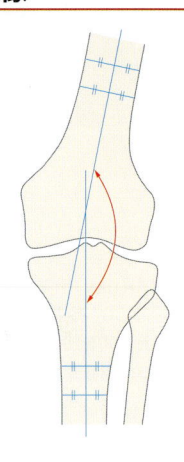

❶ 単純X線像

図13 大腿脛骨角（femorotibial angle：FTA）
大腿骨と脛骨のそれぞれの骨幹部中央で2ヵ所の中点を結んだ線（骨軸）のなす外側の角．

- 3方向（立位正面前後像，側面屈曲30°，軸斜45°）が基本となる．
- アライメントの評価には，立位正面前後像で大腿脛骨角（femorotibial angle：FTA）（図13）を測定する．
- 初期の変形性膝関節症では45°屈曲位荷重時後前面撮影法（Rosenberg）撮影が有用である．
- 離断性骨軟骨炎（osteochondritis dissecans：OCD）の後方病変の評価には60°屈曲位膝立ち撮影（顆間窩）撮影が不可欠である．

❷ MRI検査

- 靱帯損傷，半月板損傷，軟骨欠損，OCD，骨髄内病変（骨髄炎，腫瘍）などに対して用いられる．

❸ CT検査

- 関節内骨折の部位や程度，骨性遊離体の有無，変形性関節症や離断性骨軟骨炎の骨欠損の状態などの診断に用いられる．
- 膝蓋骨脱臼・亜脱臼で，膝蓋大腿関節の伸展位での適合性をみる場合も有用である．

整形外科 Q&A

Q 膝の診察でのポイントは？

A 理学所見は必ず左右を比較し，健側から患側へ，疼痛がない部位から疼痛部位へ，さらに疼痛が生じない手技から疼痛を生じる手技へと進めていく．また学童期以前の小児では，不安を感じさせない平易な言葉で話しかけ，膝関節疾患以外に股関節疾患，足関節・足部疾患，脊椎変形，下肢長差などでも膝痛を訴えることがあるため全身を診察する習慣が重要である．

（鬼木泰成・水田博志）

診察の進め方

8. 下腿・足関節・足部の診察の進め方

1. ▶▶▶ 問診

表1：主な下腿・足関節・足部疾患

①アキレス腱断裂	好発年齢は30〜40歳代である．アキレス腱の長軸方向に急激な負荷が加わり発生する．Thompson把握テストが陽性である．
②シンスプリント	10〜20歳代で発症し，運動時の脛骨内側から後内側に沿った痛みである．疼痛は徐々に増強する．下腿後内側の筋群の脛骨骨膜に対する繰り返す牽引が原因と考えられている．
③足関節外側靱帯損傷	全年代で発生する．10歳以下および40歳以上では腓骨遠位の裂離骨折を生じる．足の内がえし強制によって損傷する．前距腓靱帯，踵腓靱帯，後距腓靱帯の順に損傷する．
④距骨滑車部骨軟骨障害	15歳以上で女性に多い．外傷歴が明らかで足関節捻挫に合併する骨軟骨骨折と外傷歴が明らかでない距骨離断性骨軟骨炎とに分類される．距骨離断性骨軟骨炎は内側後方に多く，両側例がある．
⑤変形性足関節症	50歳以上の女性に多い．内反型が多いが，扁平足に伴う外反型も近年増加している．男性は外傷による二次性が多い．
⑥先天性内反足	生下時に認める．男児に多く，半数は両側性である．後足部は内反・尖足位で，前足部は内転・回内し凹足となる．
⑦踵骨骨端症	5〜10歳の男児に多い．踵骨後方隆起の骨端核の阻血性壊死で，予後良好である．
⑧足底腱膜炎	40歳以上の立ち仕事をする女性に多い．またスポーツに起因するものではジョギング愛好家や長距離ランナーに多い．
⑨足関節果部骨折	最も遭遇する機会の多い外傷の一つである．関節内骨折であるので，正確な整復と強固な固定を行わなければならない．
⑩踵骨骨折	高所からの転落により発生する．関節内骨折は舌状型と陥没型に分類される．整復が不完全であれば距踵関節に関節症性変化が生じる．
⑪扁平足	10歳以上で男女ともに発生する．小児期，青年期，成人期など年齢によって種々の病態が存在する．近年成人期扁平足の原因として後脛骨筋腱機能不全が注目されている．
⑫外反母趾	10歳以上の女性に好発する．ハイヒールの使用などにより近年日本でも急増している．
⑬関節リウマチ	30〜50歳代女性での発症が多い．足・足関節病変は手関節や手指に次いで多い．外反母趾，外反扁平足，槌趾，鷲爪趾変形を生じる．
⑭痛風	30歳以上の男性に好発する．第1中足趾節関節の初発が7割で，次いで中足部，アキレス腱付着部が好発部位である．

- 疾患により好発年齢，性別，発症部位，発症様式が決まっているため，鑑別診断を念頭に置きながら問診をすることが重要である(表1)．
- 疼痛は激しい安静時痛から長距離歩行後や激しいスポーツ後に生じる疼痛までさまざまであり，疼痛の生じる肢位や状況，疼痛の程度を聴取することが大事である．
- 足部疾患は外傷を契機に発症することが多く，外傷歴およびスポーツ歴の聴取を忘れてはいけない．
- 関節リウマチ，糖尿病，高尿酸血症などの全身疾患の一症状として発症することもあるので既往歴の聴取は重要である．
- 足には靴の障害が多いので履き物の生活習慣を聴取することも大事である．

2. 理学所見

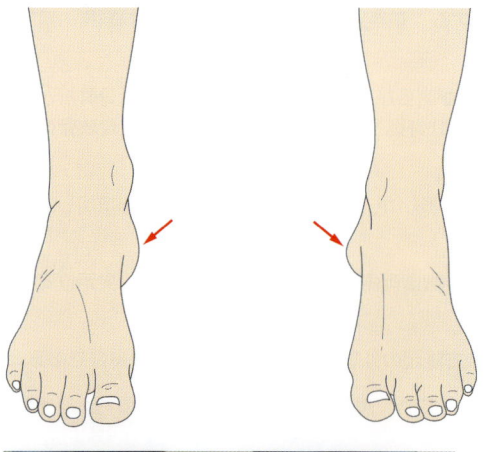

❶ 立位での観察

図1：Peek-A-Boo sign
後足部を正面から見たときに足関節内側に踵部脂肪組織(fad pad)が見えるサイン．踵部内反を示し，凹足の典型的なサインである．

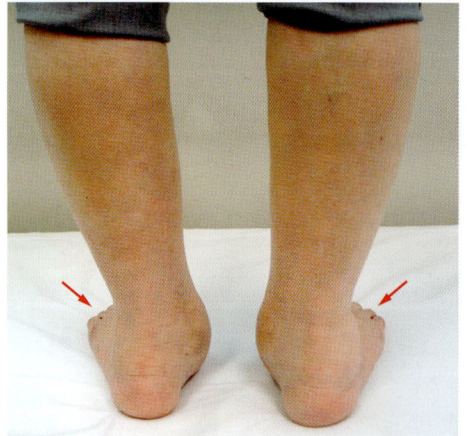

図2：too-many-toes sign
後足部を後方から見たときに足関節外側から足趾が2本以上見えるサイン．前足部の外転を示し，扁平足の典型的なサインである．

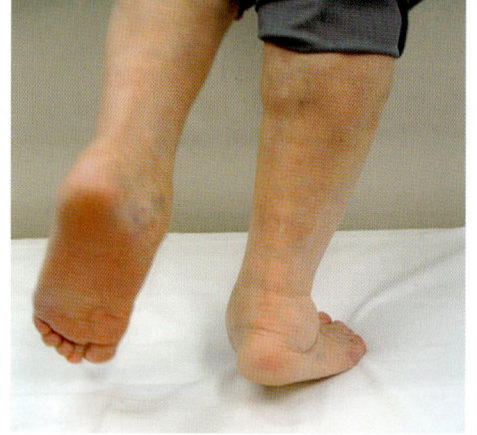

図3：片脚つま先立ちテスト(single heel rise test)
片脚でつま先立ちできないか，あるいは踵部が回外せず回内したままの状態が陽性である．陽性であれば扁平足による障害があると判断する．

- 前方からPeek-A-Boo sign(図1)を，後方からtoo-many-toes sign(図2)を確認する．
- 後方から確認時に片脚つま先立ち(single heel rise test)(図3)を行い，つま先立ちができるかどうかを確認する．
- 下肢アライメントも足部疾患に影響を及ぼすため立位でチェックする．

❷ 歩容の診察

- 患者が診察室に入ってくるところから診察は始まる．歩容を観察して，足の動き，リズム，歩幅，足の向きに注意する．

❸ 視診

表2：胼胝の位置と疾患

趾尖	槌趾，マレット趾，足部コンパートメント症候群，脳性麻痺
PIP関節背側	槌趾
母趾MTP関節内側	外反母趾
母趾MTP関節背側	強剛母趾
母趾MTP関節底側	外反母趾
第2，第3中足骨骨頭部底側	外反母趾，開張足，MTP関節脱臼
小趾MTP関節外側	内反小趾
第5中足骨基部外側	内反凹足
足底部内側	扁平足
アキレス腱付着部	Haglund lesion

- 外傷時には腫脹部位の確認，皮下出血の部位と程度を確認する．
- 足底部の胼胝を見逃さない．過度の荷重部位に胼胝は形成され，疾患と胼胝の位置は対応している(表2)．
- 靴も疾患についての情報を与えてくれるため靴のチェックも行う．

❹ 圧痛部位

- 足部は皮下組織が薄いため多くの疾患で病変部を触知可能である(図4)．

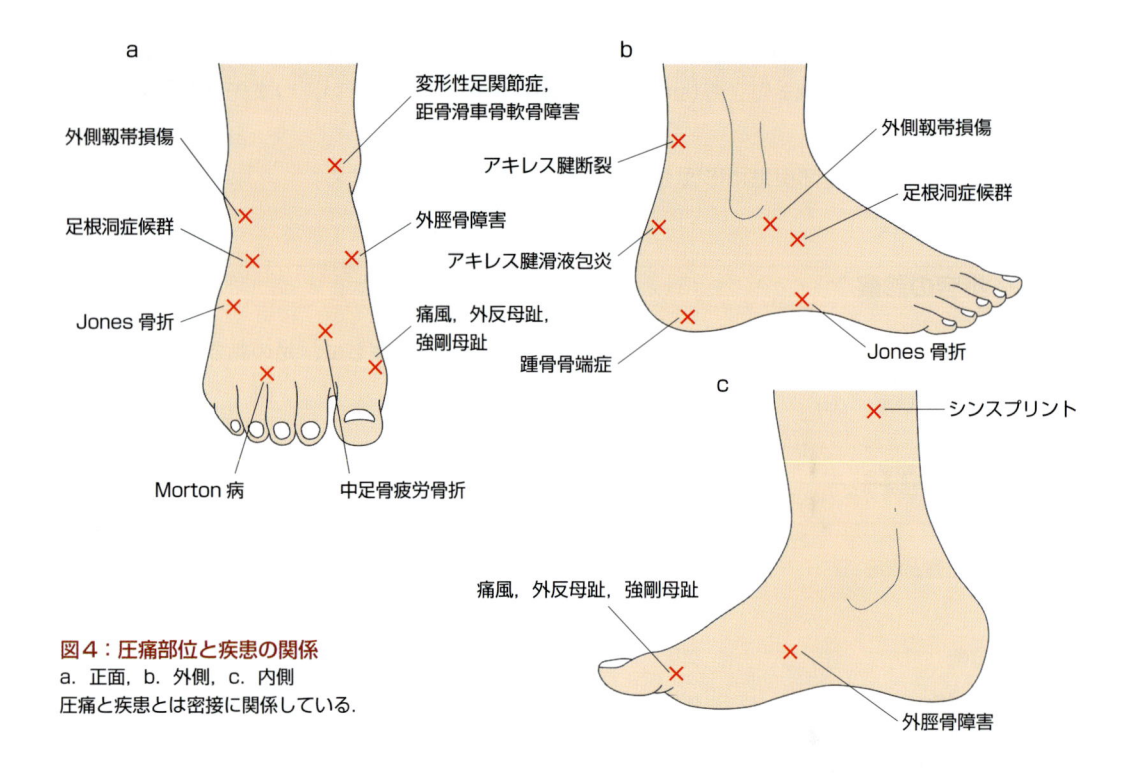

図4：圧痛部位と疾患の関係
a. 正面，b. 外側，c. 内側
圧痛と疾患とは密接に関係している．

❺……計測

- 足関節の可動域は，膝伸展位および膝屈曲位ともに測定する．
- 足趾の可動域も足関節底屈位および足関節背屈位ともに測定する．

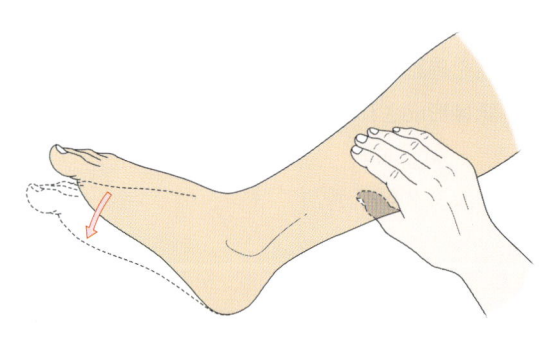

❻……徒手検査

図5：Thompson 把握テスト
患者を腹臥位とし，膝を屈曲させ下腿三頭筋を把握する．
底屈しなければ陽性であり，アキレス腱断裂と診断できる．

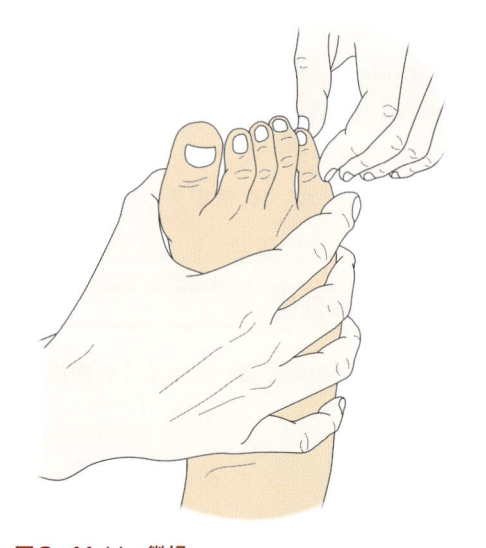

図6：Mulder 徴候
Morton 病患者に対して，前足部（MTP 関節周囲）を両側から把握すると疼痛が誘発される．誘発されれば陽性である．

- アキレス腱断裂ではThompson把握テストが陽性である（図5）．
- 足関節捻挫では前方引き出しストレス検査と内がえしストレス検査行う．必ず健側も同時に調べ，左右差を確認することが大事である．
- Morton病ではMulder徴候を確認する（図6）．

3. 画像診断

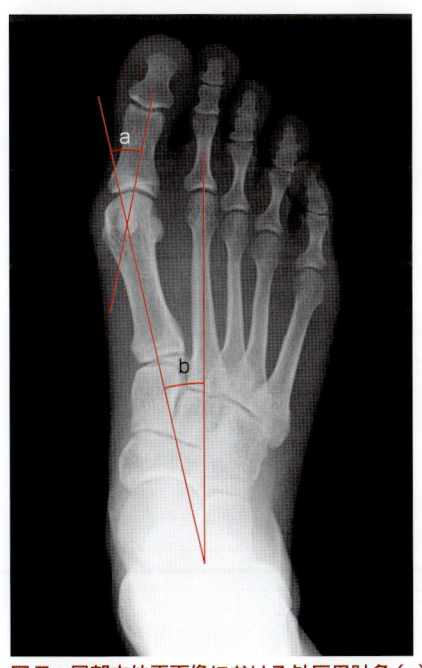

❶ 単純X線像

図7：足部立位正面像における外反母趾角（a）と第1第2中足骨間角（b）

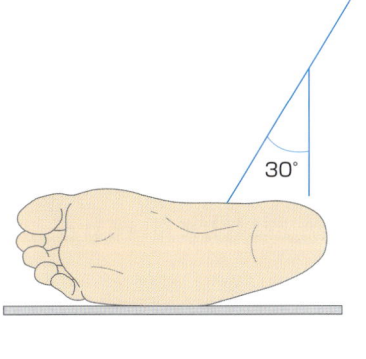

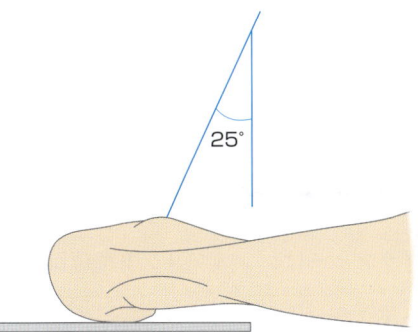

図8：Anthonsen撮影法
足部垂直方向から30°後方，25°頭側から管球を照射する．後距踵関節面が明瞭に確認できる．

- 下腿および足関節は両側2方向撮影が基本となる．
- 足部は両側2方向（正面像および斜位像）撮影が基本であるが，外傷以外はさらに立位両側2方向（正面像と側面像）撮影が必要である．
- 先天性内反足は足部正面像と側面像の撮影を行い，正面像から距踵角を，側面像から距踵角と脛踵角を計測する．
- 変形性足関節症では足関節立位2方向撮影を行い，病期は足関節正面像の関節裂隙の状態を中心に分類される．
- 外反母趾の程度には外反母趾角や第1第2中足骨間角（図7）などが用いられ，扁平足では立位側面像で距骨第1中足骨角とcalcaneal pitchが用いられる．
- 足関節靱帯損傷では内反ストレス撮影および前方引き出しストレス撮影を行う．

- 外果・内果の剝離骨折や距・踵間癒合症には足関節両斜位像（20°内旋および外旋）の撮影を行う．
- 距骨滑車骨軟骨障害では病変部を描出するために足関節底背屈位で正面像を撮影する．
- 踵骨骨折では後距踵関節面の陥没を確認するためにAnthonsen撮影（図8）と軸射像の撮影を行う．

❷……CT

- 足関節果部骨折や踵骨骨折で用いられ，骨折形態の把握に有用である．
- 三次元構築画像を用いれば距・踵間癒合症の形状や扁平足の変形の把握に有用である．

❸……MRI

- 特発性距骨壊死や距骨骨軟骨障害（病変部の病態確認），陳旧性アキレス腱断裂，骨軟部腫瘍，後脛骨筋腱機能不全などに対して用いられる．

❹……超音波検査

- アキレス腱断裂の診断や軟部腫瘍に用いられる．
- 最近では足関節外側靱帯損傷の靱帯断裂の有無を確認することにも用いられる．

❺……そのほかの画像診断

- 骨シンチグラフィーはシンスプリントや母趾種子骨障害，特発性距骨骨壊死に用いられる．

整形外科 Q&A

Q……外反母趾角が何度以上の場合を外反母趾と呼ぶか？
A……外反母趾角が20°以上を外反母趾という．

（生駒和也・久保俊一）

診察の進め方

9. 神経学的所見の診察の進め方

- 頚椎部脊髄症の神経学的所見は髄節徴候と索路徴候の組み合わせである.
- 髄節徴候とは，その障害髄節に一致した筋髄節の筋力低下，腱反射の低下や消失と一致した皮膚髄節の知覚障害である.
- 索路障害とは，その障害髄節より末梢に反射中枢を有する反射の亢進や知覚障害などである.
- ここでは，腱反射，筋力低下，知覚障害について述べる.

1. ▶▶▶ 腱反射

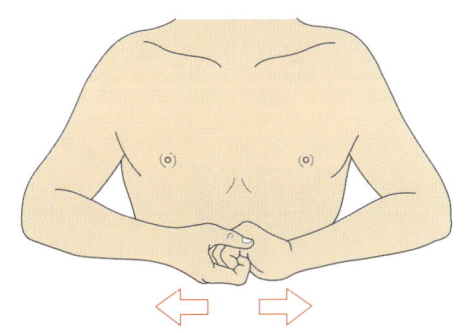

図1：Jendrassik法

- 腱反射とは，腱または骨に加えられた叩打刺激が骨格筋を伸張させ，筋紡錘が刺激され，その刺激がⅠa求心線維，脊髄後根から反射中枢を介し脊髄前角に入り，同一筋のα運動ニューロンに刺激が達し，筋が収縮することである.
- 意義：腱反射の亢進は反射中枢より上位の運動ニューロン障害，皮質脊髄路障害を意味する. 腱反射の低下，消失は反射中枢の障害(髄節障害)か末梢神経障害を意味し，低下か消失かは障害の程度を反映している.
- 評価：作動筋の速さ，可動範囲，持続時間で亢進，正常，低下，消失を判断する. しかし，絶対的評価基準はなく，被検者の左右差を観察することで，一方を亢進もしくは低下と判断する.
- 腱反射の増強法として，上肢の腱反射では打腱器で腱を叩く瞬間に被検者が歯を強く噛み締めることや下肢の腱反射ではJendrassik法(打腱器で腱を叩く瞬間に被検者が自分の両手指を引っ張る)(図1)がある. これらの増強法を行っても反射が全く誘発されない(筋収縮が認められない)場合，消失と判断する.
- 反射の記載法：腱反射は，消失(－)，低下(±)，正常(＋)，亢進(＋＋)，著明亢進(＋＋＋). 病的反射は，陽性(＋)，偽陽性(±)，陰性(－).
- 腱反射は理論的にはすべての骨格筋に誘発されるが，実際には誘発されやすい筋と誘発されにくい筋がある. つまり，誘発されにくい筋の腱反射が消失していても，それは正常となる. 一方，誘発されにくい筋で腱反射が出現すると，それは亢進と判断されることもある.

図2：肩甲上腕反射の検査

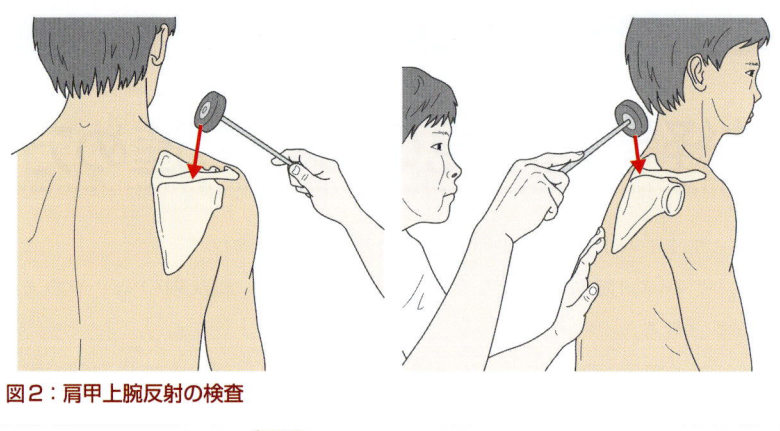

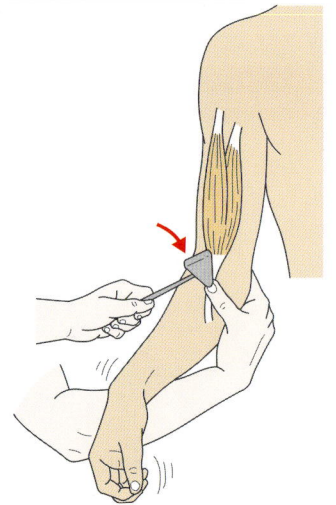

図3：上腕二頭筋反射の検査　　図4：上腕三頭筋反射の検査

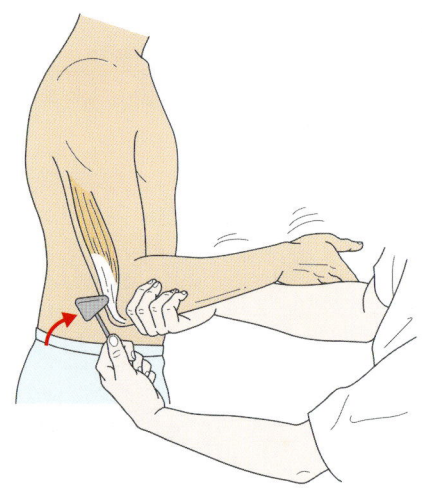

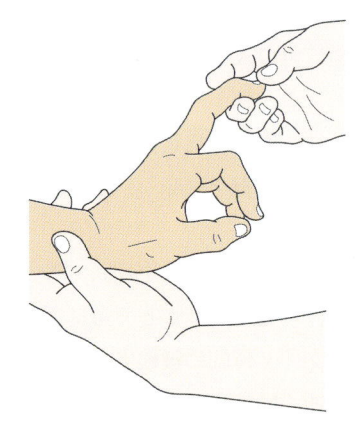

図5：Hoffmann反射の検査

- Babinskiは，健常人であれば誰でも誘発される5つの反射（上腕二頭筋腱反射，回内筋反射，上腕三頭筋腱反射，膝蓋腱反射，アキレス腱反射）を報告した．これらのうち，臨床的には回内筋反射以外が非常に重要である．
- 反射中枢：
  (1) 肩甲上腕反射（scapulohumeral reflex：SHR）C1-4髄節（図2）
  (2) 上腕二頭筋腱反射（biceps tendon reflex：BTR）C5-6髄節（主にC6髄節）（図3）

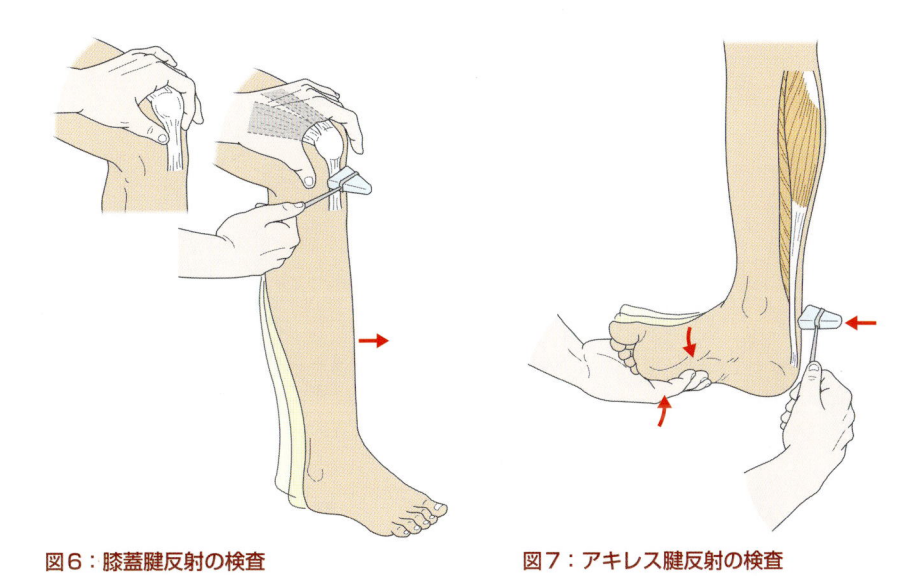

図6：膝蓋腱反射の検査　　　図7：アキレス腱反射の検査

(3) 上腕三頭筋腱反射（triceps tendon reflex：TTR）C6-8髄節（主にC7髄節）（図4）
(4) Hoffmann反射（手指屈曲反射 finger flexion reflex）C6-8髄節（主にC8髄節）（図5）
(5) 膝蓋腱反射（patella tendon reflex：PTR）L2-4髄節（主にL4髄節）（図6）
(6) アキレス腱反射（Achilles tendon reflex：ATR）S1-2髄節（主にS1髄節）（図7）

2. 筋力低下

- 筋力評価は一般的に徒手筋力テスト（manual muscle testing：MMT）で行う．
- 筋髄節について：三角筋はC5，C6髄節（主にC5），上腕二頭筋はC5，C6髄節（主にC6），上腕三頭筋はC6，C7，C8髄節（主にC7），総指伸筋はC7，C8髄節（主にC8），背側骨間筋と小指外転筋はC8，T1髄節（主にT1），腸腰筋はL1，L2，L3髄節，大腿四頭筋はL2，L3，L4髄節（主にL4），中殿筋はL4，L5，S1髄節（主にL5髄節），大腿屈筋群はL4，L5，S1，S2，S3髄節，前脛骨筋はL4，L5髄節（主にL5髄節），長母趾伸筋はL5髄節，腓腹筋はS1，S2髄節（主にS1髄節），長母趾屈筋はS1髄節支配と考えられる．
- 一般的に筋肉は多重髄節支配であるため，単一椎間障害では筋力低下は起こりにくい．

3. 知覚障害

- 皮膚分節図は約30種類存在している．わが国で最も頻用されている皮膚分節図はBrain & Waltonの分節図とされている（図8）．
- 私見を含め記載する．上腕近位橈側はC5，前腕近位橈側から母指，示指はC6，中指はC7，小指から前腕尺側はC8，上腕尺側はT1，乳頭高位はT4，剣上突起高位はT7，臍高位はT10，鼠径部はT12/L1，膝内側はL3，下腿内側から母趾はL4，下腿外側から足背中央はL5，足背外側はS1髄節支配と考えている．

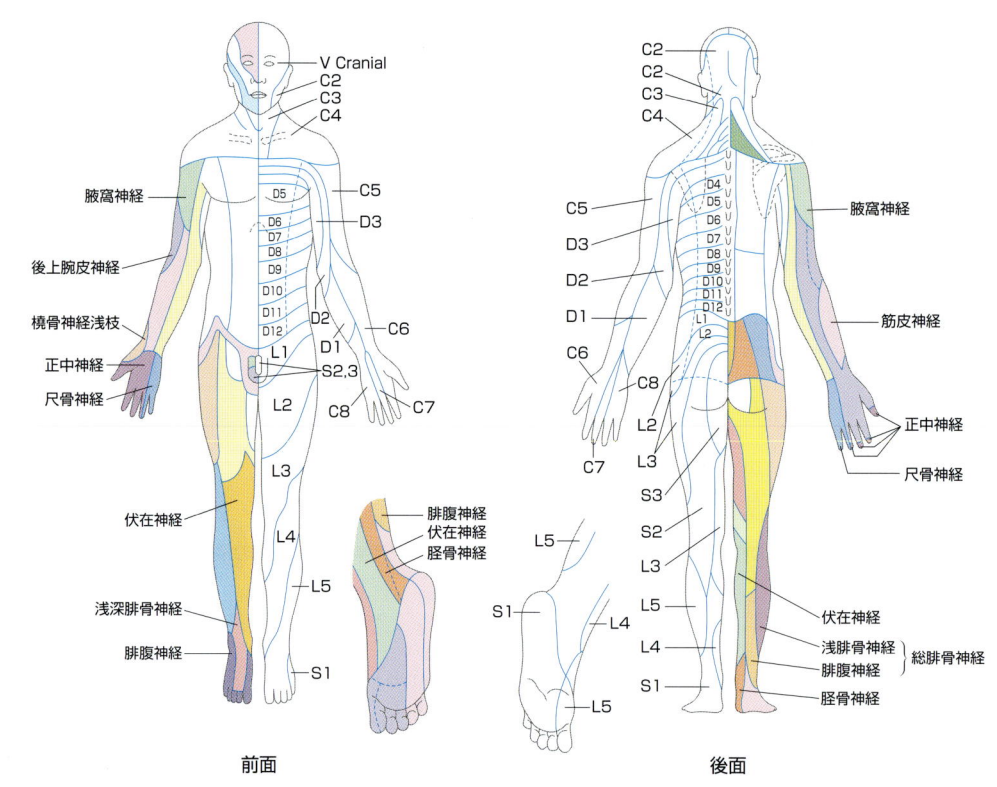

図8：Brain & Waltonの分節図

> **ワンポイントアドバイス** ［診察のポイント］
>
> 診察は，左右で比較しながら，中枢側から検査することが重要である．

整形外科 Q&A

Q……診察は，どの順番で行うか？
A……①腱反射，②筋力，③知覚障害の順に行う．理由は腱反射の感度が最も高く，筋力低下の特異度が最も高いためである．

（今城靖明・田口敏彦）

診察の進め方

10. 救急外傷の診察の進め方

1. ▶▶▶ 患者到着までの準備

❶ 自分は外傷医であると心がまえする

- 自分の力量，病院の規模や施設，緊急手術対応可能か判断する．
- 手順をふんだ診療を心がけ，早期に高次病院へ転送する．

❷ あらかじめ患者を迎える準備をする

- standard precaution　まず自分の身を守る．
- 外傷患者は血液や体液が付着している．自分が感染しないように十分注意する．
- 忘れないように頭から揃える．帽子，ゴーグル，マスク，ガウン，グローブ，ブーツ．
- 救急カート，加温した輸液（リンゲル液・生食），酸素，マスク，モニターにエコーの準備，X線の手配もしておく．

> **Pitfalls** ▶▶▶ まず自分の安全を確保
>
> 意外と忘れがちなのがマスクやゴーグル．患者に触れると，現場から離れられなくなり，たくさんの血液や体液が顔にかかることになる．
> X線やCTを撮影するので，放射線プロテクターも常備しておく．

> **ワンポイントアドバイス**　［骨折は刃物と同じ］
>
> 開放骨折の場合，骨片で手を切ってしまうことがある．手袋は二重三重に装着する．

❸ 自分から患者を出迎える

- 見えている損傷に目を奪われない．
- 第一印象を診る（おおまかにABCD）．
  (1) 名前を呼びかけ，返事があれば，意識・気道は大丈夫そうだなと考える．
  (2) 呼吸をみながら橈骨動脈を触知し，呼吸・循環の状態を大まかに把握する．
  (3) 診察ベッドに移して，10*l*/minで酸素投与を行う．
  (4) 酸素飽和度，非観血的血圧計，心電図モニターを装着する．

(5)自分が深呼吸，ABCの手順で患者を死なせることはないはずと気を取り直す．
(6)診察の邪魔と，むやみに頚椎固定やバックボードを外さない．

2. ▶▶▶ primary survey

表1：外傷初期診療ガイドライン

primary survey 生理学的異常をきたす致死的損傷部位の検索を行うためのアプローチ	A…airway B…breathing C…circulation D…dysfunction of CNS E…exposure & environment 蘇生を進めていく
secondary survey 解剖学的な外傷の発見と応急処置	AMPLE(表6)を聴取 頭からつま先まで FIXES(表7)
tertiary survey 見落としを最小限に	意識障害 隣接臓器損傷に注意

(JATECより)

● "防ぎえる外傷死"(preventable trauma death：PTD)：救急医療の質研究会 Emergency Medical Study group for Quality(EMSQ)の報告によると，PTDの70％は初療室の初期診療時に発生している．
● 診療手順の骨子(表1)：ここでは，PTDを回避するため，主にprimary surveyについて述べる．
● 生理的な側面から患者を治療することを第一とする．
● ABCDとどんどん進むのではなく，異常があれば前に戻って診察し直す．

❶……A…air way：気道

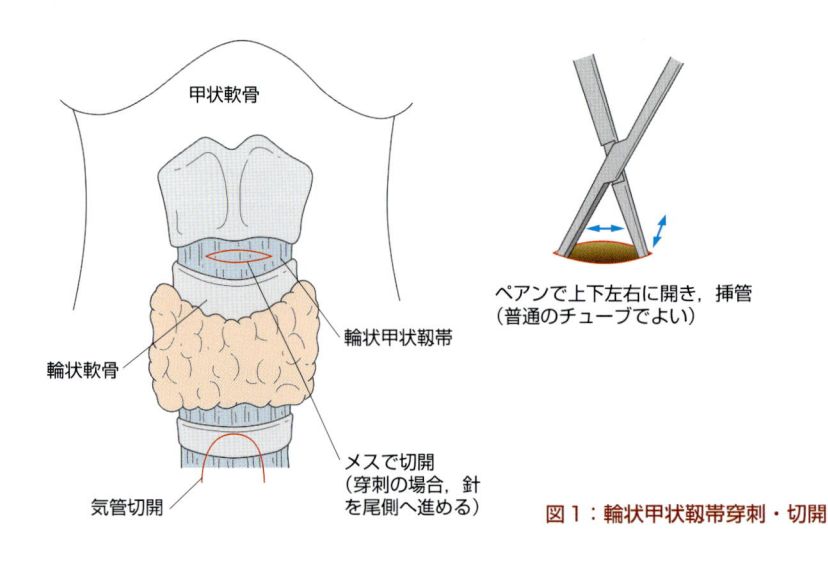

図1：輪状甲状靱帯穿刺・切開

- 会話をしているのであれば問題ない．
- 口腔内の多量の出血や吐物は吸引する．
- 下顎挙上で気道確保をする．
- 意識障害で舌根沈下があればエアウェイを考慮する．
- ショックは原則として，気管挿管の適応となる．
- 頸椎保護は続ける必要があるので，介助者に首を正中位固定してもらい挿管する．
- 挿管困難はすぐに判断し，輪状甲状靱帯穿刺・切開を施行する(図1)．

❷ B…breathing：頸椎保護と呼吸

表2：緊張性気胸を疑う所見

患側の呼吸運動がない	見て
頸静脈の怒張	
呼吸音の減弱(聴診)	聴いて
皮下気腫(握雪感)	感じる

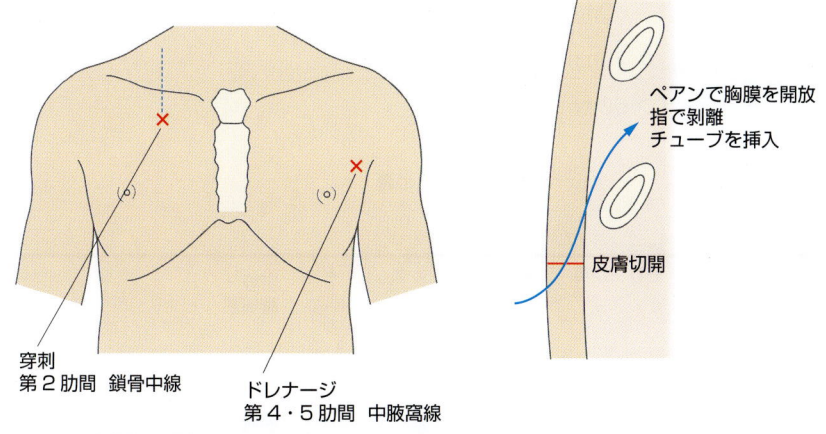

図2：胸腔穿刺，胸腔ドレナージ

- 穿刺　第2肋間　鎖骨中線
- ドレナージ　第4・5肋間　中腋窩線
- ペアンで胸膜を開放　指で剥離　チューブを挿入
- 皮膚切開

- 見て聞いて感じる，呼吸数も把握する．
- 特に緊張性気胸を見逃してはならない(表2)．
- 発見したらすぐに脱気する(図2)．
- 開放性気胸は3辺テーピングを覚える(図3)．
- 開放性気胸は緊張性気胸にならないようにドレーンを挿入後に閉創する．

図3：3辺テーピング

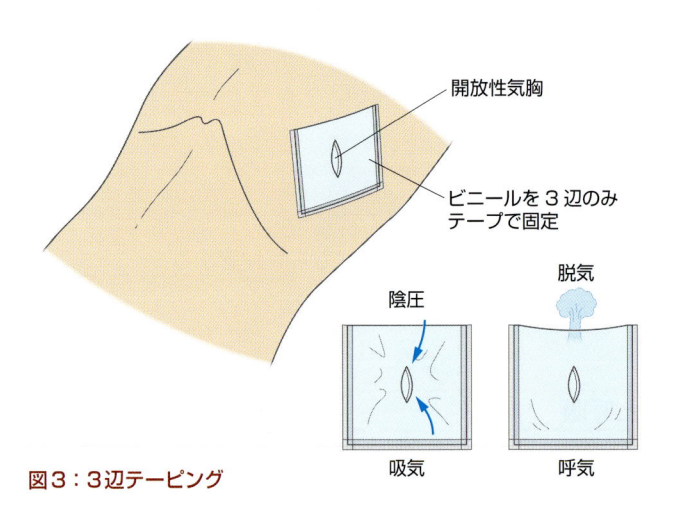

❸ C…circulation：循環

表3：大まかに血圧の把握

	収縮期圧
橈骨動脈の触知	＞80mmHg
大腿動脈の触知	＞70mmHg
頸動脈の触知	＞60mmHg

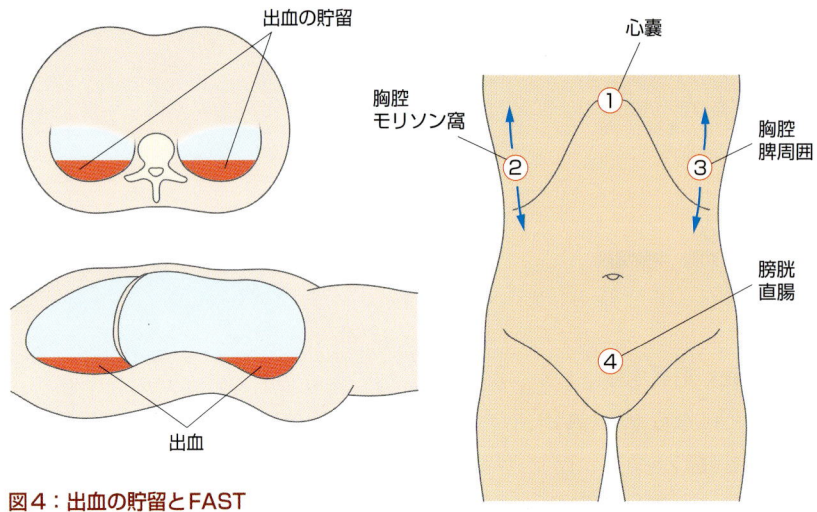

図4：出血の貯留とFAST
①〜④：プローブをあてる場所

- ショックの認識と検索．冷汗，頻脈，非観血的血圧計に頼らない(表3)．
- 輸液ルートの確保(肘静脈に2〜3本確保)を行う．急速輸液の目安は1,000〜2,000ml程度とする．
- 多発肋骨骨折，大量血胸，骨盤骨折の存在をみるため胸部・骨盤X線を撮影する．
- 超音波検査(focused assessment with sonography for trauma：FAST)ですばやく胸部，腹部の検索をする(図4)．

> **Pitfalls** ▶▶▶ 骨盤骨折の合併症
>
> エコーでエコーフリースペースがみられた場合，開腹の前に膀胱内出血か膀胱破裂か鑑別をしたほうがよい．

> **ワンポイントアドバイス**　[誰でも出血コントロールできるかも]
>
> TAEができない場合でも，大動脈閉塞用バルーンカテーテル(intra-aortic balloon occlusion：IABO)という便利なものもあるので，準備して使い方を覚えておく．

- 心タンポナーデを見落とさない．
- 大量血胸，エコーフリースペースの拡大では開胸，開腹に向かう．
- 不安定型骨盤骨折に対する経カテーテル的動脈塞栓術(transarterial embolization：TAE)や創外固定はCの異常に対する処置を行う．
- 外出血は圧迫止血を行う．何度も創を確認するとそれだけ出血も増えてしまうため，人手があれば止血前にデジタルカメラで撮影しておくとよい．

❹ D…dysfunction of CNS

表4：GCS(Glasgow Come Scale)

GCS		
反応		評点
開眼(E) eye opening	自発的に開眼する(spontaneous)	4
	呼びかけにより開眼(to speech)	3
	痛み刺激により開眼する(to pain)	2
	全く開眼しない(nil)	1
最良言語反応(V) best verbel response	見当識あり(orientated)	5
	混乱した会話(confused conversation)	4
	混乱した言葉(inappropriate words)	3
	理解不明の音声(incomprehensible sounds)	2
	全くなし(nil)	1
最良運動反応(M) best motor response	命令に従う(obeys)	6
	疼痛部へ(localises)	5
	逃避する(withdraws)	4
	異常屈曲(abnormal flexion)	3
	伸展する(extends)	2
	全くなし(nil)	1
3つの項目のスコアの合計で評価する		

表5：JCS （Japan Coma Scale）

3-3-9度方式　（JCS）		
Grade I 刺激しないでも覚醒している	1	一見，意識清明のようであるが，今ひとつどこかぼんやりしていて，意識清明とはいえない．
	2	見当識障害（時・場所・人）がある．
	3	名前・生年月日が言えない．
Grade II 刺激で覚醒する	10	普通の呼びかけで容易に開眼する．
	20	大声または体をゆさぶることで開眼する．
	30	痛み刺激を加えつつ，呼びかけを繰り返すと，かろうじて開眼する．
Grade III 刺激しても覚醒しない	100	痛み刺激を払いのけるような動作をする．
	200	痛み刺激で少し手足を動かしたり顔をしかめる．
	300	痛み刺激に反応しない．

意識レベルを3つのグレード・3つの段階に分類され，カルテには100-I，20-RIなどと記載．
(R)restlessness(不穏状態)
(I)icotinence(失禁)
(A)akinetic mutism(無動性無言)，apallic statre(失外套症候群)

- GCSを覚えて評価する（表4）．
- 救急隊はJCSを用いているので，こちらも覚えておく（表5）．
- GCS 8点以下，あるいは2点以上の低下は危険なサイン．挿管を考える．

❺ E…exposure, environment：脱衣，保温

- 脱衣時，急を要する場合は裁断する．
- 了解がとれる状況であれば了解をとったほうがトラブルになりにくい．
- 裁断時に皮膚を傷つけないように注意をする．
- 保温　室温は高く保ち，電気毛布などを使う．
- 輸液・輸血は加温したものを使用する．

3. secondary survey

表6：AMPLEの聴取

allergy	アレルギー歴
medication	服用薬
past history & pregnancy	既往歴・妊娠
last meal	最終の食事
events & environment	受傷機転や受傷現場の状況

- 頭～足先まで解剖学的な側面から評価する．AMPLEの聴取（表6）．

- 状態が安定するまで，ABCDEを何度も評価する．
- FIXESでやり残したことはないか確認(表7)．

表7：FIXES

F	finger & tube	すべての穴に入れたか(直腸診，フォーレーなど)？
I	iv, im	静注・筋注　輸液，抗生物質，破傷風トキソイドは入っているか？
X	X-ray	X線撮影取り残しはないか？
E	ECG	12誘導心電図は確認したか？
S	splint	副子固定はあたっているか？

Pitfalls ▶▶▶ 骨折とあなどることなかれ

意外とあなどってしまうのが，長管骨骨折である．2ヵ所の長管骨開放骨折があれば，圧迫止血は無効，輸血戦略が大切なので，すぐに濃厚赤血球，新鮮凍結血漿を10単位はオーダーしておく．全身状態を協議して早期に固定と閉創を検討する．

整形外科 Q&A

Q 搬送後，すぐにCTを撮影してはいけないのか？

A C(死)のT(トンネル)で蘇生をするなどということがないように，全身状態が安定してからCTを撮影する．その場合でも造影剤のショックなどに対応する必要がある．救急隊が挿管，輸液ルートを確保しており，全身撮影を1〜3分程度で可能なCTが救急室にある外傷センターでは入室時CTも可能(ドイツなど)．

Q 災害時に直面したときの心がまえはどのようなものがあるか？

A まずは自分の身の安全を確保することが先決である．マスクやゴーグルのみならず，ヘルメットやブーツのようにより体を守れる装備が必要である．さらに，情報源としてのラジオや食料・水なども普段から準備しておく必要がある．そのうえで災害時の医療支援はトリアージ→治療→搬送の順に行う．この場合の治療は，主にBLS・ACLSなど蘇生であって本格的な治療は医療資源の乏しい現場で行わず，本来搬送先で行うものである．他のことに忙殺されないよう上記の優先順位を心にとめておくことが大切である．

（伊藤雅之・遠藤直人）

検査の進め方

1. 画像診断の進め方

1. ▶▶▶ 単純X線撮影

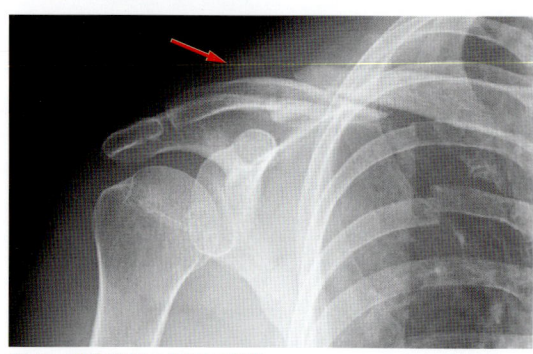

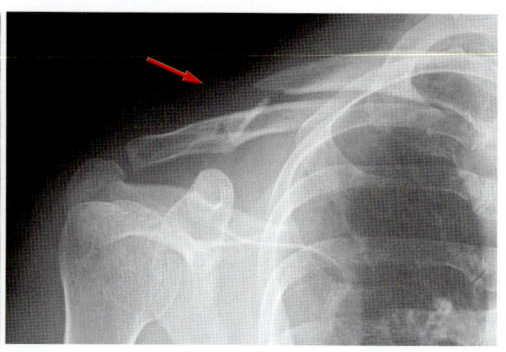

❶ 単純X線撮影

図1：鎖骨骨折の単純X線像
2方向から撮影することにより，骨折の転位が明らかである．

- 正面と側面の2方向で撮影する．必要に応じて特定の方向からの撮影も加える（図1）．
- 四肢の撮影は両側で行い，対比することが重要である．
- 女性の場合には撮影前に妊娠の有無を確認する必要がある．
- 年齢，性別を加味した正常解剖を考え，所見を得る．
- レントゲンの辺縁まで注意深く観察する．病変は1つとは限らない．
- 軟部組織の陰影にも注意を払う．
- 小児では骨端軟骨が描出されないため病変部の見逃しに注意する必要がある．
- 単純X線像だけでは判断が困難なことがある．

❷ 動態撮影

- 同一方向で姿勢を変えた状態で撮影する．
- 四肢関節や脊椎の不安定性を評価することができる．
- 腰椎や頚椎の前後屈位または側屈位を撮影することによって椎間の不安定性を明らかにすることができる（図2）．

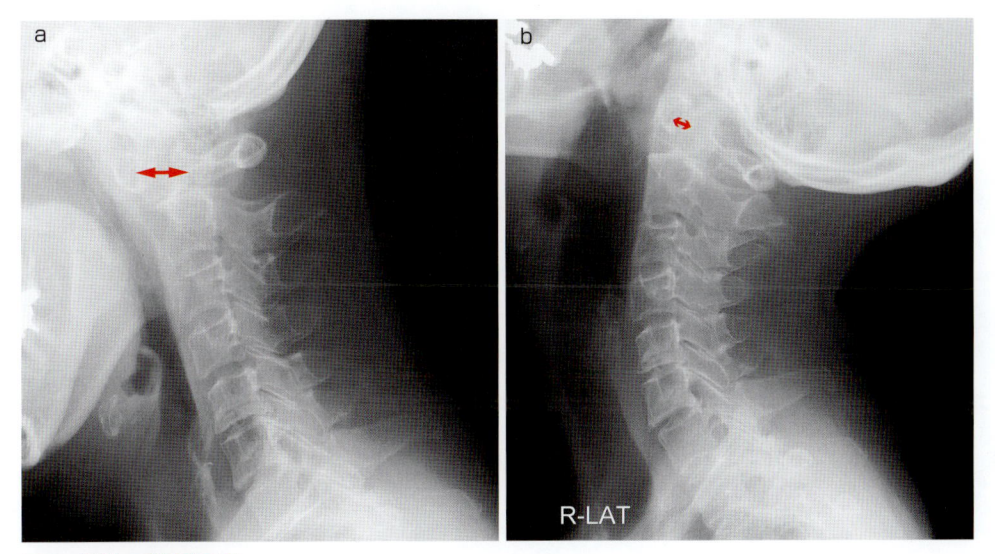

図2：頚椎の動態側面像
a. 前屈, b. 後屈
頚椎を前後屈することで環軸椎の不安定性が生じている.

❸……ストレス撮影

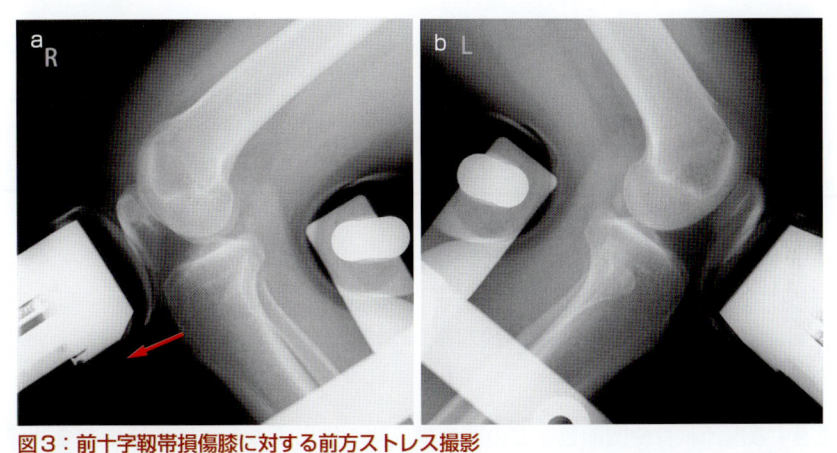

図3：前十字靭帯損傷膝に対する前方ストレス撮影
a. 右膝, b. 左膝
患側(右膝)では, 健側(左膝)と比較して, 脛骨が前方に引き出されている.

- 前後方向, 外反, 内反などのストレスを加えて撮影する.
- ストレス下での関節の傾斜角や移動量を計測し, 患健側差を評価する.
- 靭帯損傷(図3)や偽関節の診断に有用である.

❹……荷重位撮影

- 荷重を加えて撮影することにより運動時の関節の状態(図4)やアライメントを評価できる.
- 股関節や膝関節などの荷重関節では臥位の撮影と比べて関節軟骨の厚みを正確に判断できる.

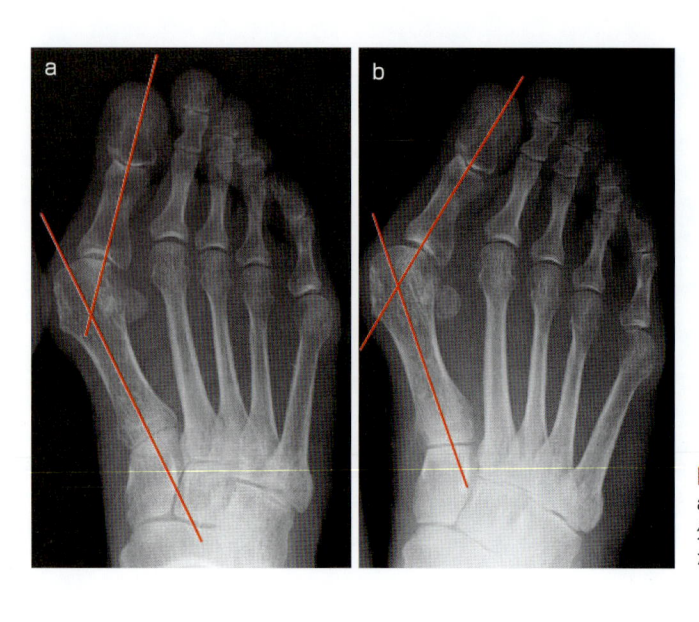

図4：外反母趾に対する荷重位撮影
a．非荷重位，b．荷重位
外反角は非荷重位と比べて荷重位で大きくなる．

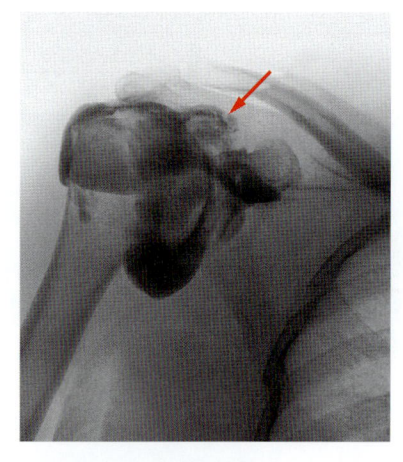

❺……関節造影検査

図5：肩関節の関節造影像
肩峰下滑液包への造影剤の漏出を認める．

- X線が通過する関節軟骨や関節包などの関節構成体を描出するために，造影剤を関節内に注入して撮影する．
- 造影剤のみを注入する陽性造影法（図5），空気のみを注入する陰性造影法，両者を注入する二重造影法がある．
- 関節造影直後にCT撮影することでより多くの情報を得ることができる．
- MRIの進歩により適応は限られてきているが，腱板損傷の診断や股関節の骨切り術術前の関節適合性の評価などに有用である．

2. 超音波断層撮影

- 筋腱損傷や軟部腫瘍の評価，血管・神経の確認のために用いられる．侵襲がほとんどなく，小児の診察や検診に適している．

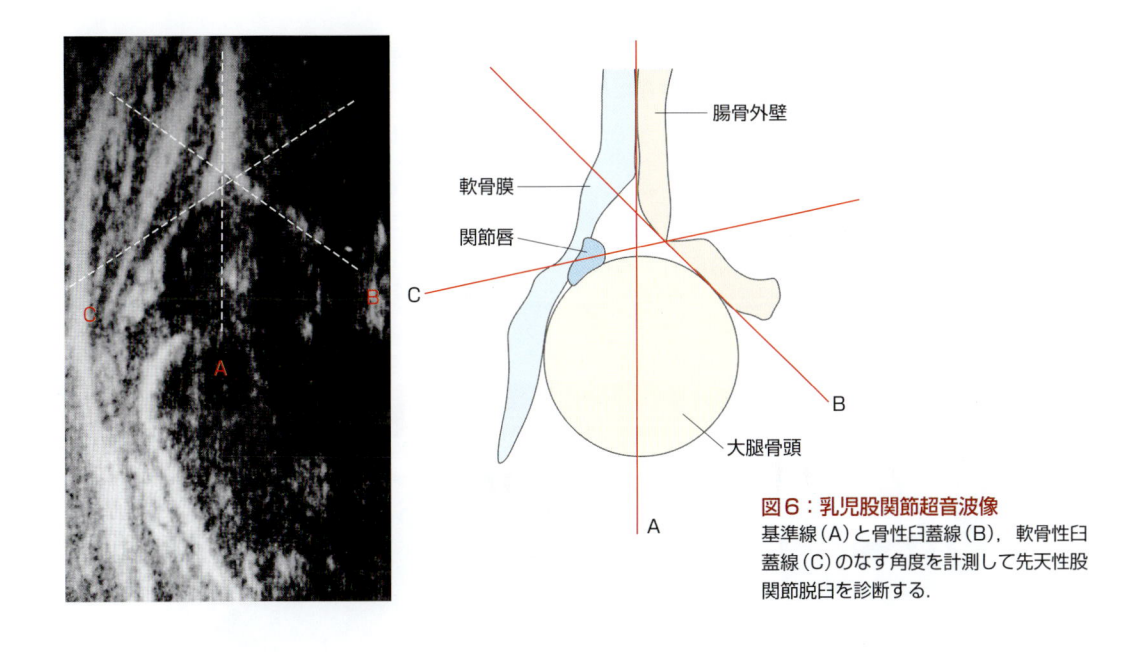

図6：乳児股関節超音波像
基準線（A）と骨性臼蓋線（B），軟骨性臼蓋線（C）のなす角度を計測して先天性股関節脱臼を診断する．

- 超音波診断装置が小型化し，持ち運びが容易なものもある．
- 骨の表面形状，腱，靱帯，筋膜は高エコー像として描出される．関節軟骨，筋束，腱鞘，血管内腔は低エコー像として描出される．
- プローブと皮膚表面の間に空気が入らないようにエコージェリーを介在させてアーチファクトが出ないように密着させる．
- 先天性股関節脱臼の診断には以前から用いられている．大腿外側から観察してX線では描出できない軟骨性の大腿骨頭や関節唇を描出することで寛骨臼との位置関係を明らかにする（図6）．

3. CT

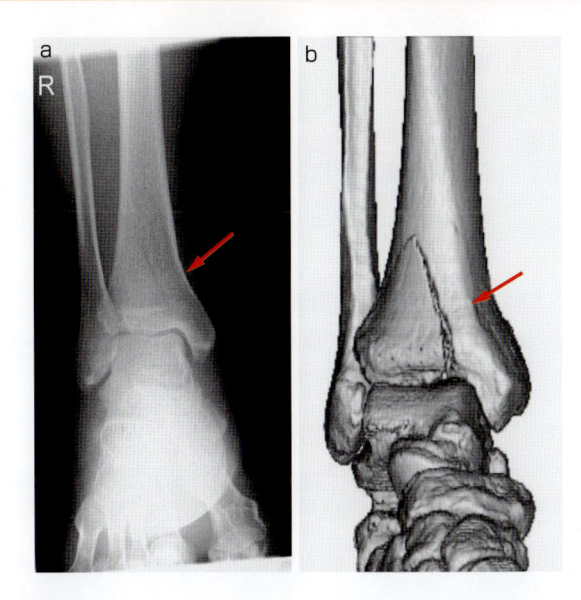

図7
a. 単純X線像，b. CT像
単純X線像と比べて3DCT画像では骨折の転位が容易に判断できる．

- 単純X線像では判断しにくい微小な骨折(図7)や複雑な骨折の評価に有用である．
- 撮影時間が短く，小児や重症患者の検査に適している．
- ヘリカルCTのデータを再構築することで，3D像や環状・矢状断像を作成でき立体的に評価できる．
- CT画像を撮像しながら限局した領域の生検や穿刺などの治療に応用されている．
- 最近では脊椎手術，人工関節手術に対する術中ナビゲーションのための基礎データとして使用される．

4. MRI

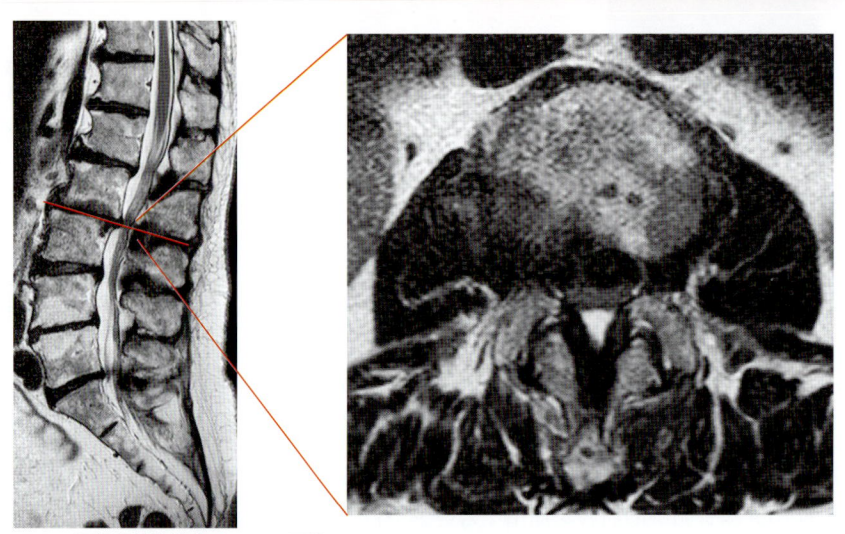

図8：腰部脊柱管狭窄症のMR画像
L2/3の狭窄を認める．

表1：MR画像の信号強度

	T2低信号	T2中等度	T2高信号
T1低信号	水分含有の少ない組織 骨皮質，腱・靱帯，椎間板(線維輪)，半月板，石灰化組織	脊髄	水分含有の多い組織 関節液，脳脊髄液，椎間板(髄核)
T1中等度		骨髄(赤色髄)，筋肉	関節軟骨
T1高信号		骨髄(黄色髄)，脂肪	

- 放射線の被曝がなく，脊髄(図8)・筋・腱・靱帯などの軟部組織の描出に優れている．
- 一般的にT1強調画像，T2強調画像の2種類の画像を用い，その信号強度の組み合わせで病変を評価する(表1)．
- 水分含有量の多い組織はT1強調像で低信号，T2強調像で高信号である．
- 腫瘍や炎症性疾患の診断のために，ガドリニウム造影を行う．アレルギーの既往や腎機能低下がある場合には慎重に行う必要がある．
- ペースメーカーや脳のクリップがある場合は禁忌となる．刺青も色素に含まれる金属の影響で熱傷の原因になることがある．

5. 核医学診断

- ラジオアイソトープ標識トレーサーを静脈内注射し，その集積をシンチカメラで撮影する．
- 全身を一度に評価することが可能である．

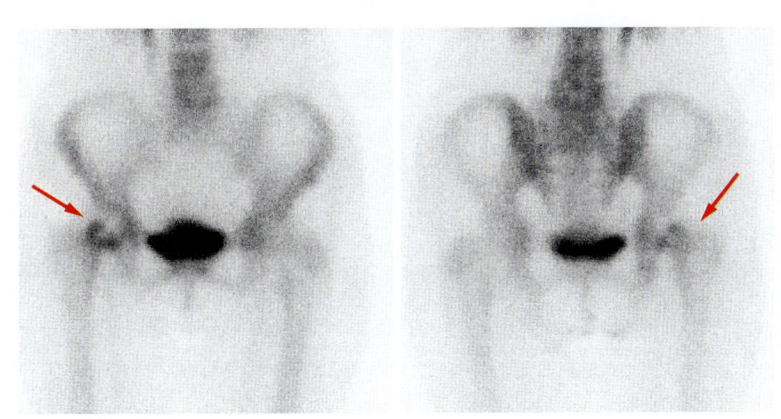

❶ 骨シンチグラフィー

図9：大腿骨頭壊死の骨シンチ像
右大腿骨頭にcold in hotを認める．

- ^{99m}Tc（テクネシウム）標識リン酸化合物を用いる．
- 骨代謝が局所的に亢進する病変に集積するため，腫瘍だけでなく骨折，炎症，変形性関節症でも異常集積する．
- 転移性骨腫瘍のスクリーニングに適している．
- 大腿骨頭壊死の診断にも有用で，壊死部には核種の取り込みがなく白く抜けるcold像が，その周辺では骨形成が盛んになるために核種が強く集積するhot像がみられる（cold in hot）（図9）．

❷ ガリウムシンチ

- ^{67}Gaクエン酸を用いる．
- 腫瘍性病変や炎症性疾患の評価に用いる．
- 悪性腫瘍に対する特異度がそれほど高くないことからタリウムシンチが最近用いられることが増えている．

❸ タリウムシンチ

- 塩化タリウムを用いる．
- 腫瘍の治療効果判定や再発，転移の評価に有用である．
- 良性・悪性の判定は早期像（15分後）と後期像（3時間後）で行う．良性軟部腫瘍の多くはどちらも集積を示さないか，早期に集積しても後期には集積が低下ないし消失する．悪性腫瘍はいずれも強い集積を示すことが多い．

6. 血管造影法

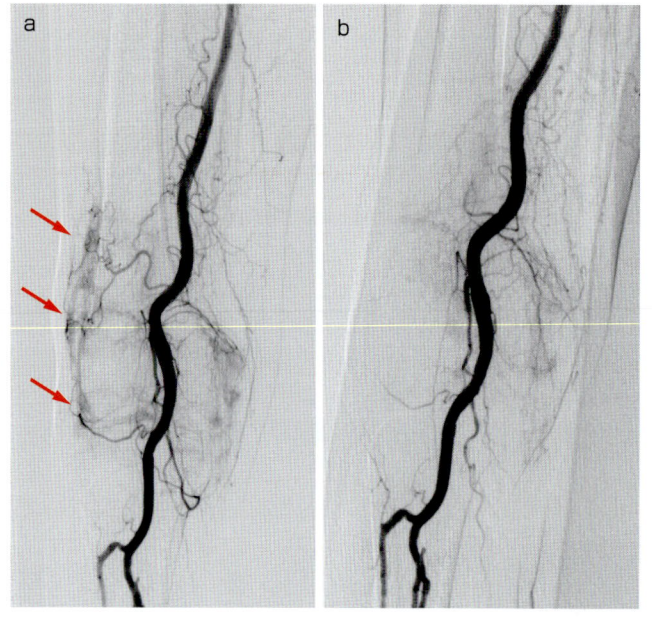

図 10：特発性膝関節血腫症に対する血管造影
a. 塞栓前，b. 塞栓後
造影剤の漏出が消失している．

- 動脈造影は四肢や骨盤の外傷における動脈損傷の証明，腫瘍の広がりと悪性度の診断や治療効果の判定に有用である．
- 術中の出血量を最小限に抑えるために腫瘍のfeeding arteryを術前に閉塞させたり，出血の原因となる血管を閉塞させる(図10)など，治療に応用されている．

整形外科 Q&A

Q ......骨折を見逃さないためには？

A ......初診時の単純X線像ですべての病変を判別できるわけではない．明らかな異常所見がないと判断しても，何らかの骨傷が存在する可能性を考慮して，患者に経過観察の必要性を説明し，状況に応じて追加の検査を行う必要がある．その際には，繰り返しX線撮影を行ったり，MRIやCTで精査する．

（新井祐志・寺内　竜）

検査の進め方

2. 骨軟部腫瘍の画像診断の進め方

1. ▶▶▶ 軟部腫瘍(図1,表1)

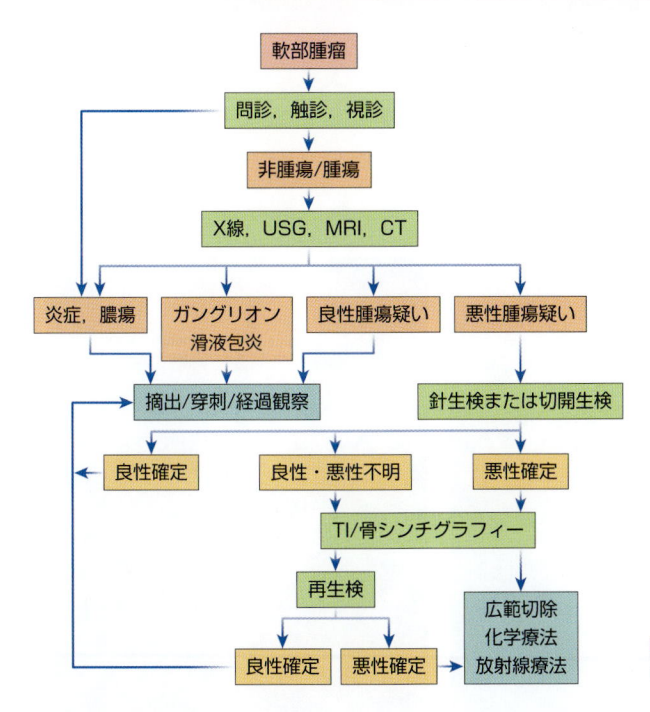

図1：軟部腫瘍の診断手順
(軟部腫瘍診断ガイドラインより)

表1：軟部に腫瘤を形成する疾患

発生頻度の高い良性軟部腫瘍および腫瘍状病変	軟部腫瘍と鑑別を要する軟部腫瘤
脂肪腫・線維脂肪腫	結節性筋膜炎
血管腫	類上皮嚢腫
神経鞘腫	色素性絨毛結節性滑膜炎
化膿性肉芽腫	血腫
神経線維腫症	膿瘍
皮膚線維性組織球腫	嚢胞
血管平滑筋腫	異物性肉芽腫
ガングリオン	骨化性筋炎
リンパ管腫	仮性動脈瘤
	リンパ節炎
	リウマチ結節
悪性軟部腫瘍	滑膜嚢腫
悪性線維性組織球腫	腫瘍性石灰沈着症
脂肪肉腫	上液腫
横紋筋肉腫	アミロイドーマ
平滑筋肉腫	通風結節
線維肉腫	漿液腫
悪性神経鞘腫	
血管肉腫	

2. 骨軟部腫瘍の画像診断の進め方

❶ 単純X線画像診断

表2：石灰化，骨化を示す軟部腫瘍（metaplastic bone, calcification）

良性	血管腫（石灰化，静脈石） 脂肪腫（まれ） 神経鞘腫（まれではない） 骨化性筋炎 zoning phenomenon 石灰化上皮腫（大部分） 腹壁外デスモイド（まれ） グロムス腫瘍，平滑筋腫（まれ）
悪性	滑膜肉腫（まれではない）
腫瘍性の石灰化，骨化	軟部軟骨肉腫，軟部骨肉腫，軟部軟骨腫

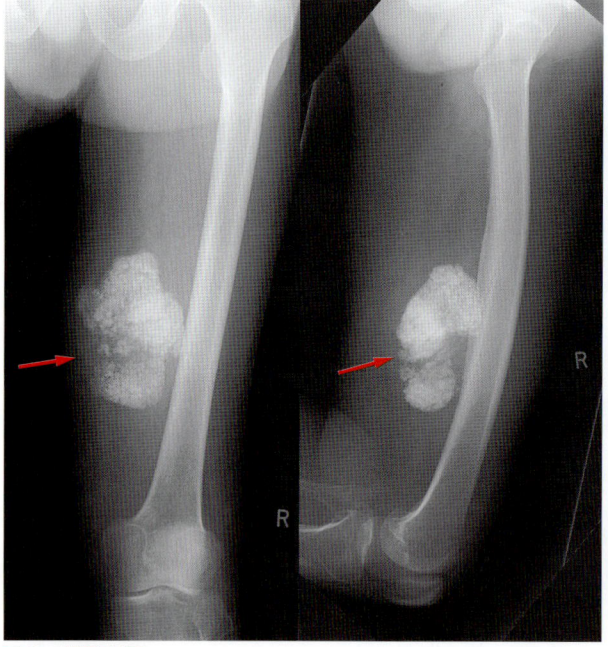

図2：滑膜肉腫

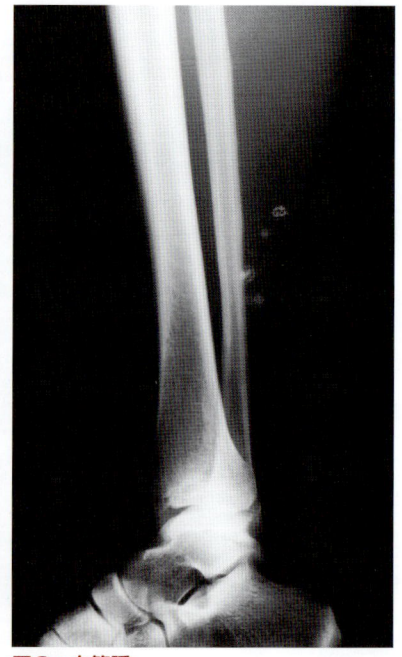

図3：血管腫
特有の mother of pearl 像を示す．
多数の静脈石を認める．

表3：骨表面に変化を及ぼす軟部腫瘍

骨表面にくぼみ scalloping 　——良性腫瘍（血管腫，腱鞘巨細胞腫，神経鞘腫） 　——悪性腫瘍（高分化型脂肪肉腫，滑膜肉腫）
骨びらん bone erosion 　——悪性腫瘍の初期像で起こるが良性でも色素性絨毛結節性滑膜炎PVS，腱鞘巨細胞腫でも骨浸潤する
骨破壊，広範囲な骨溶解像は悪性を示唆する

- 脂肪腫と高分化型脂肪肉腫は軟部組織でX線透過性が亢進している．
- 石灰化・骨化の有無を調べる(表2, 図2, 3)．
- 骨近傍に存在するときは骨表面のくぼみ，骨びらんがあるかを調べる(表3)．

❷ 超音波診断

- ガングリオン，滑液包炎，粘液囊腫は低エコー．
- 脂肪腫，高分化型脂肪肉腫は高エコー．

❸ CT

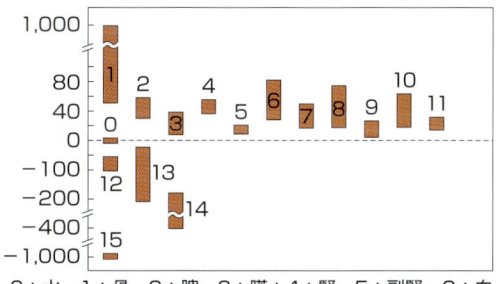

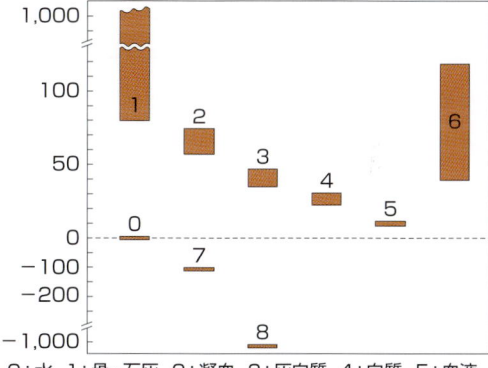

図4：組織のCT値
(骨・関節疾患の画像診断　骨・軟部腫瘍より)

- CT値で液体，脂肪かなど鑑別する(図4)．
- 骨化・石灰化の有無，性状を把握する．
- 造影剤投与で腫瘍の血流の多さ，囊腫壁，囊腫状態の中の実質腫瘍の有無，出血，動脈瘤などを把握する．
- 軟部腫瘍が骨に及ぼしている状態の詳細を把握する．

❹ MRI

- 脂肪組織(T1, T2強調像とも高信号)，水成分(T1強調像低信号，T2強調像脂肪より高信号)，骨・腱・靱帯(T1, T2強調像とも低信号)(表4)．
- 脂肪抑制画像は脂肪成分が抜けて水成分が判別される．
- 信号強度は一般的に良性腫瘍で均一で，悪性で不均一となるが正確に質的判断を下すのは困難である．
- ガドリニウム造影で血流の多い腫瘍は強くエンハンスされる．

表4：MRI

	T1強調画像	T2強調画像	造影T1強調画像
脂肪	高信号強度	高信号強度	増強効果なし
骨髄腔(黄色髄)	高信号強度	中程度の信号強度	軽度の増強効果
皮質骨	無信号強度	無信号強度	増強効果なし
靱帯，腱，関節包	無〜低信号強度	無信号強度	増強効果なし
水，関節液	低信号強度	高信号強度	増強効果なし
筋肉	低信号強度	低信号強度	軽度の増強効果
硝子軟骨	中程度の信号強度	高信号強度	増強効果なし
線維軟骨	低信号強度	低信号強度	増強効果なし

❺ シンチグラフィー

- 悪性リンパ腫が疑われるときはガリウムシンチグラフィーを追加する．
- タリウムシンチグラフィーでは悪性腫瘍は早期像(15分後)，(後期像3時間後)いずれも強い集積を示す．
- タリウムシンチグラフィーは多発病変や転移の検索に役立つ．
- タリウムシンチグラフィーは術前の治療効果の判定に役立つ．

❻ PET

- 多発病変や転移の検索に役立つ．

2. 骨腫瘍(図5, 6, 表5, 6)

❶ 単純X線画像診断

- まず骨破壊の状況，骨膜反応の有無，病巣内の硬化像，骨皮質の状態を把握する(図7)．
- 骨内の病変が緩徐な発育をするとき，皮質は内側から侵蝕されると同時に骨膜下に骨新生が起こって，皮質内は皮殻状(single bone shell)に菲薄化膨隆する．——良性病変(巨細胞腫，軟骨芽細胞腫，動脈瘤様骨嚢腫，非骨化性線維腫，骨嚢腫)
- 骨皮質が膨隆することなく消失することが多く，骨膜を貫通して周囲軟部組織に浸潤する．——悪性腫瘍/良性のなかでも巨細胞腫，軟骨粘液線維腫などで骨皮質の消失を認めることがある．
- 骨内病変が骨皮質を穿孔して骨膜に達し刺激が加わると骨膜性骨新生が生じる．悪性腫瘍に多くみられ，良性腫瘍ではまれである．
- 骨膜反応(図8)

　(1) Codman三角：腫瘍により骨膜が押し上げられると骨皮質と骨膜の間に骨新生が起こり，

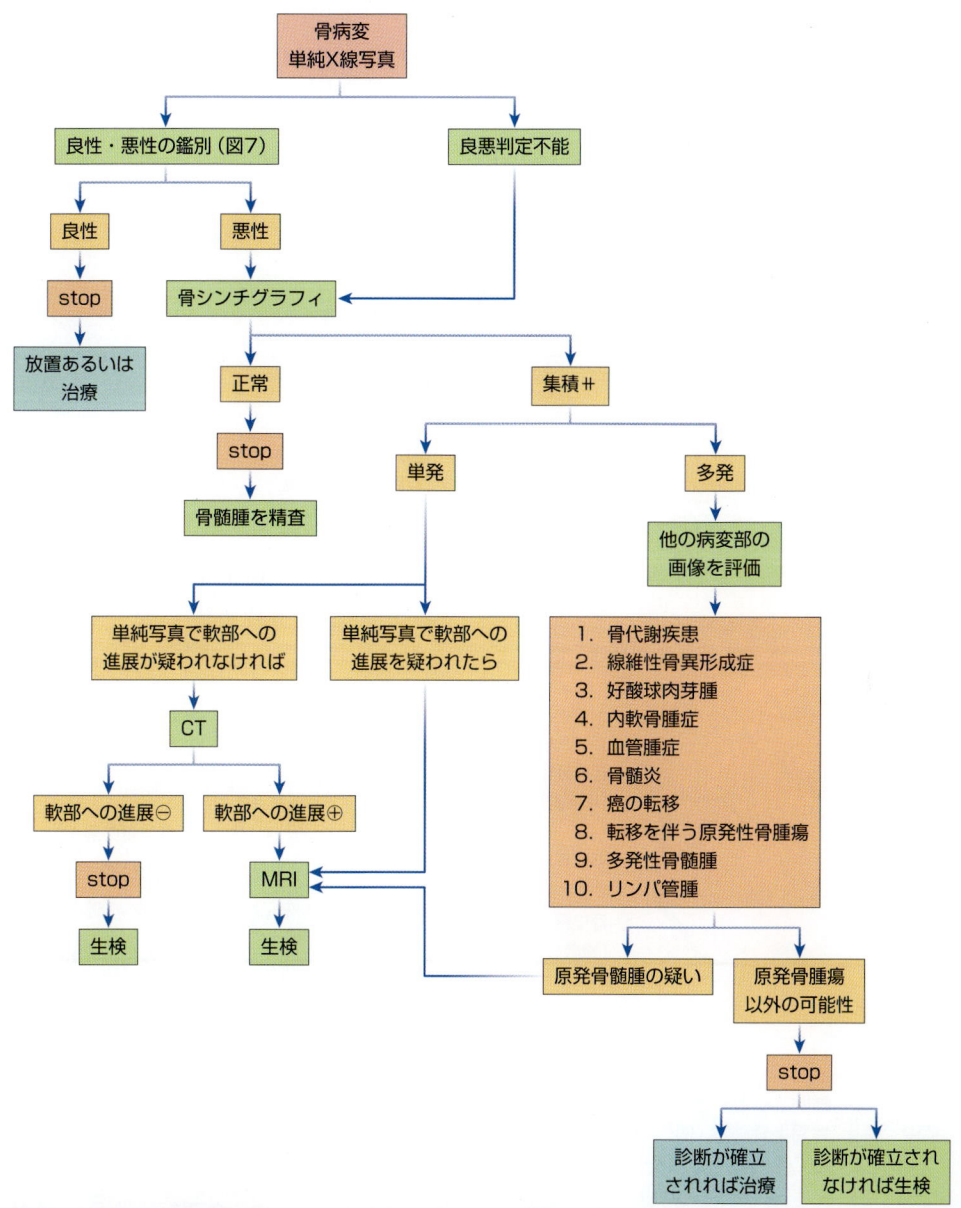

図5：骨腫瘍の診断の進め方
(Greenspan A：Orthopedic Imaging. 4th ed, Lippincott Williams & Wilkins, 545, 2004より)

X線写真上，三角形の骨新生がみられる．――骨肉腫，Ewing肉腫
(2) onion peel appearance：玉ネギの皮を思わせるような多層状構造をもった骨膜性骨新生像が認められる．――Ewing肉腫，骨肉腫，骨髄炎，好酸性肉芽腫
(3) スピクラ形成：骨皮質の外に垂直ないし放射状に並ぶ繊細な針状骨新生像．――骨肉腫，Ewing肉腫

●骨破壊
(1) 地図状骨破壊（図9）：侵襲性骨病変でみられ，骨巨細胞腫，骨肉腫，軟骨肉腫，転移性骨

図6：長管骨における好発部位

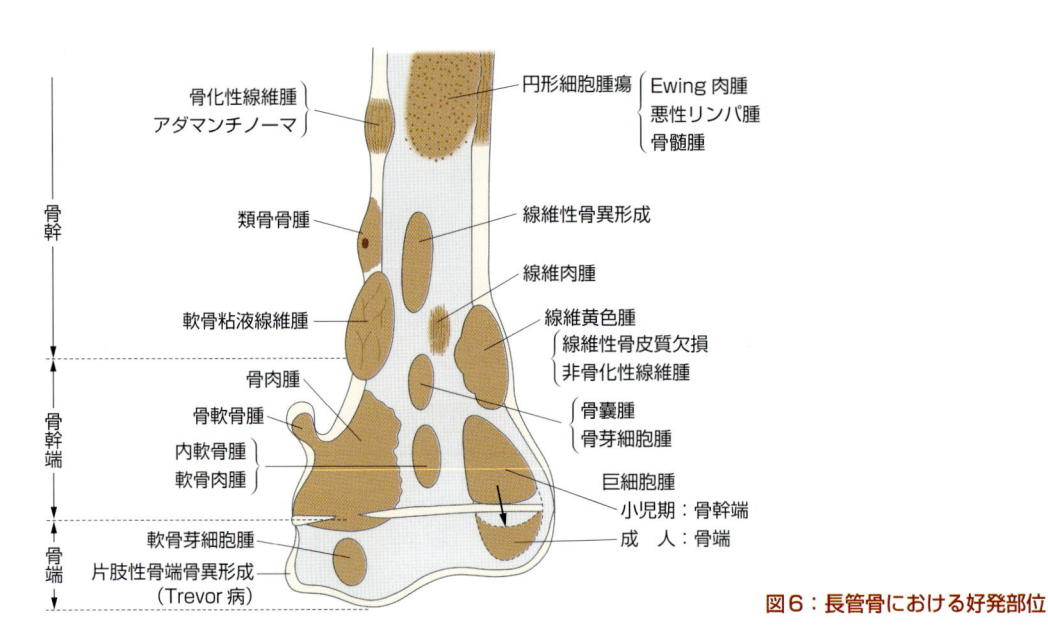

骨幹 — 骨化性線維腫／アダマンチノーマ、円形細胞腫瘍（Ewing肉腫、悪性リンパ腫、骨髄腫）、類骨骨腫、線維性骨異形成、線維肉腫

骨幹端 — 軟骨粘液線維腫、線維黄色腫（線維性骨皮質欠損、非骨化性線維腫）、骨肉腫、骨軟骨腫、内軟骨腫／軟骨肉腫、骨嚢腫、骨芽細胞腫、巨細胞腫（小児期：骨幹端、成人：骨端）

骨端 — 軟骨芽細胞腫、片肢性骨端骨異形成（Trevor病）

	良性	悪性
腫瘍境界と骨破壊像	鮮明なことが多い　地図上骨破壊（例外的に骨髄腫，癌転移，ときに骨肉腫，骨MFH）	不鮮明で，虫食い状骨破壊や浸透状骨破壊を呈する
骨膜反応	認めないことが多い．ときに骨髄炎，好酸球性肉芽腫で多層状骨新生あり	骨肉腫，Ewing肉腫ではスピクラ，多層状骨新生，Codman三角など認める
骨皮質の状態	骨皮質が皮殻状に菲薄化膨隆．骨巨細胞腫，軟骨芽細胞腫，ABC，骨嚢腫，非骨化性線維腫など	骨膨隆なく骨皮質は浸潤性に，破壊・消失，骨外腫瘍陰影をみる
腫瘍内硬化像	はっきりと区画された腫瘍の内部に硬化像が認められる　軟骨腫，軟骨芽細胞腫，骨壊死の石灰化，類骨骨腫，骨芽細胞腫などの骨化	骨内，骨外の腫瘍組織内にみられる不規則，不鮮明，濃淡入り乱れたような石灰化，骨化陰影　軟骨肉腫や骨肉腫

図7：X線写真上での良性・悪性骨腫瘍の鑑別
（日本整形外科学会骨・軟部腫瘍委員会編：悪性骨腫瘍取扱い規約．金原出版，2007より）

表5：臨床検査

1) 血清アルカリフォスファターゼ……骨肉腫	
2) 血清酸フォスファターゼ，PSA前立腺特異抗原……前立腺癌の骨転移	
3) 白血球数……Ewing肉腫，骨組織球腫症	
4) 赤沈値……Ewing肉腫，骨組織球腫症，骨肉腫，MFH	
5) CRP……Ewing肉腫，骨組織球腫症，骨肉腫，MFH	
6) 血清総蛋白量，A/G比，蛋白分画，蛋白免疫電気泳動検査，尿中Bence Jones蛋白……骨髄腫	
7) 尿中vanil mandelic acid(VMA), homovanilic acid(HVA)……神経芽細胞腫骨転移	
8) 血尿……尿路系腫瘍の骨転移	
9) 血清LDH値……一般悪性腫瘍の進行期	
10) 血清中腫瘍マーカー	

表6：多い骨腫瘍

良性骨腫瘍	原発性悪性腫瘍	骨腫瘍類似病変
1 骨軟骨腫	1 骨肉腫	1 骨嚢腫
2 軟骨腫	2 軟骨肉腫	2 線維性骨異形成症
3 骨巨細胞腫	3 骨髄腫	3 抗酸球性肉芽腫
4 非骨化性線維腫	4 Ewing肉腫	4 動脈瘤様骨嚢腫

単層性　　骨皮質の肥厚　　骨皮質の膨隆

多層性　　スピクラ　　陽光状　　Codman三角

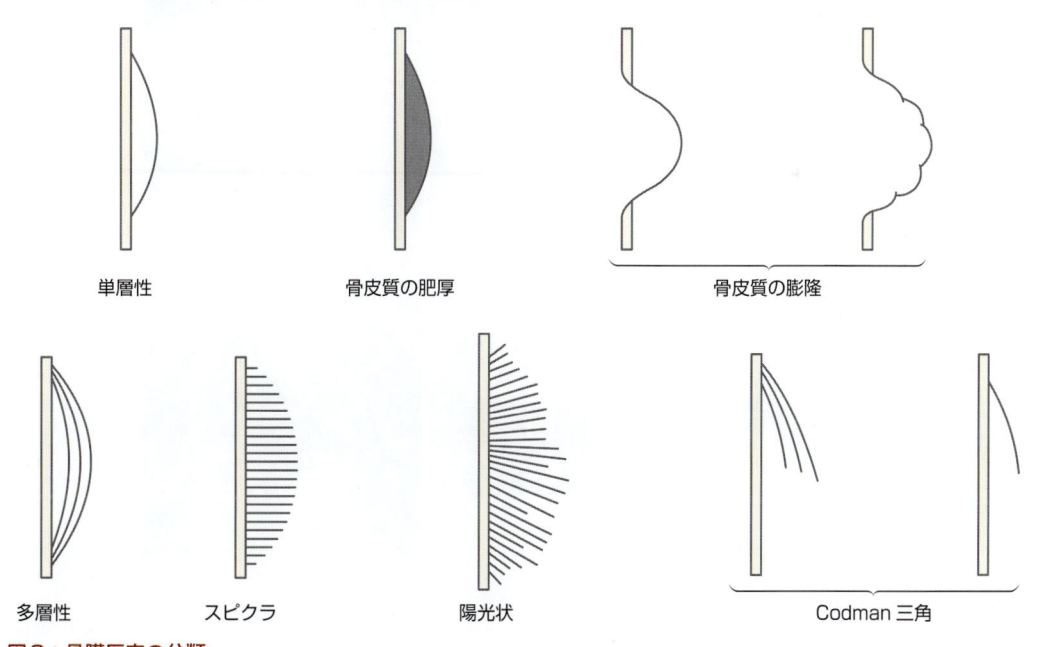

図8：骨膜反応の分類

　　腫瘍などが含まれる．
　(2) 虫食い状骨破壊（図10）：侵襲性の高い病変でみられ，骨肉腫，悪性リンパ腫，Ewing肉腫，転移性骨腫瘍などが含まれるが，好酸球性肉芽腫，急性骨髄炎などでも認めることがある．

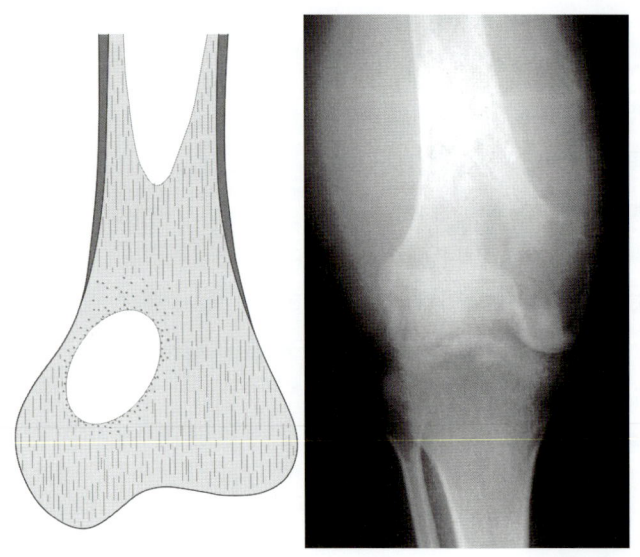

図9：地図状骨破壊

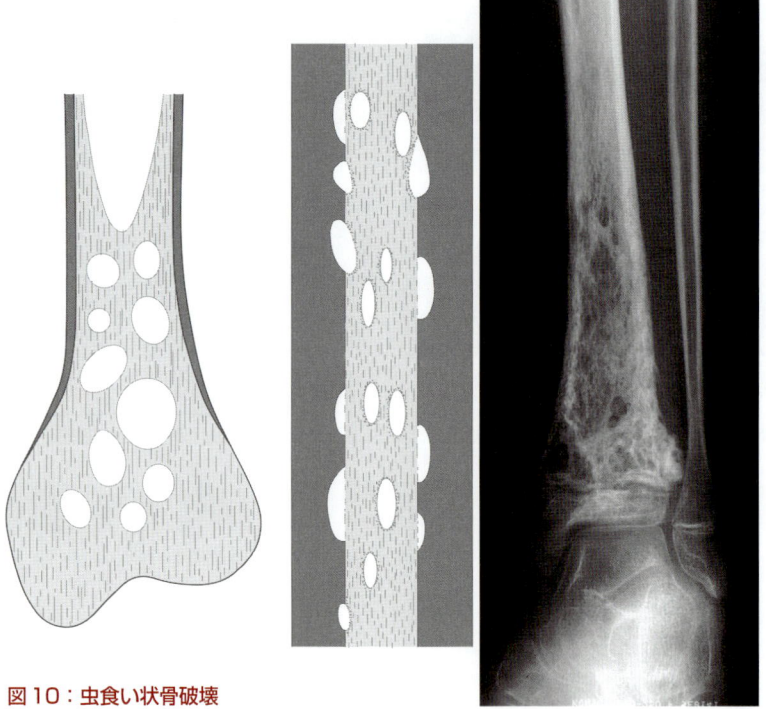

図10：虫食い状骨破壊

❷……CT

- 基本は軟部腫瘍と同じ．
- 骨皮質の状態を詳細に把握できる

❸ MRI

- 基本は軟部腫瘍と同じ．
- fluid-fluid level（水平鏡面像）にて血液の存在を疑う．
- 腫瘍辺縁の反応層をT2強調像で認めたならば悪性腫瘍，軟骨芽細胞腫，炎症を疑う．

❹ 骨シンチグラフィー

- 大部分の悪性腫瘍は高度集積を示す．
- 骨転移癌の検索に有用である．
- 骨代謝が活発な所に集積される（骨折，感染でも）．
- 異常集積を示す良性病変として線維性骨異形成，類骨腫，骨芽細胞腫，巨細胞腫，軟骨芽細胞腫，軟骨粘液線維腫，内軟骨腫，骨軟骨腫，動脈瘤様骨嚢腫，好酸球性肉芽腫，炎症，骨梗塞がある．

整形外科 Q&A

Q 軟部腫瘍の硬さの表現方法は，また硬さによる鑑別は？

A 硬：骨の硬度および抵抗感（デスモイド，MFH）
   弾性硬：つま先立ちの際の腓腹筋の硬度および抵抗感
   弾性軟：足関節中間位で力を抜いた腓腹筋の硬度および抵抗感
   軟：皮下脂肪の厚い部をつまんだ硬度（血管腫，脂肪腫）

Q 悪性骨腫瘍ならすべて骨シンチは取り込まれるか？

A 骨髄腫や脊索腫また骨髄内転移癌は取り込まれないので注意を要する．

（大塚隆信）

検査の進め方

3. 脊髄造影検査の進め方

1. ▶▶▶ 脊椎造影検査とは

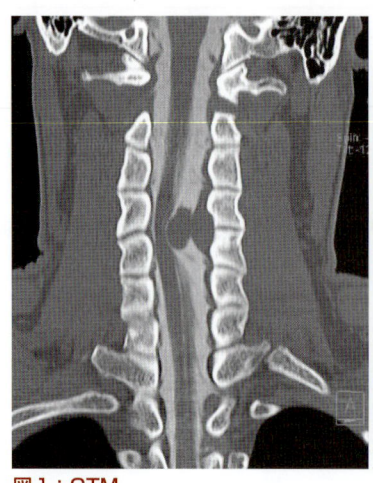

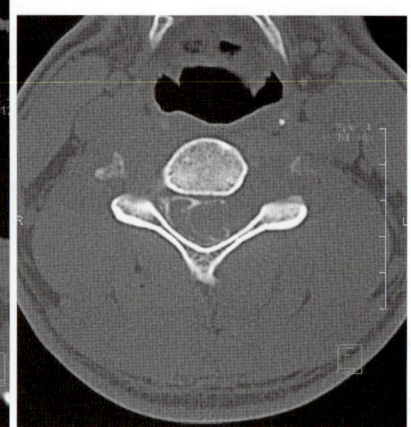

図1：CTM
左C5根発生のダンベル型神経鞘腫

- 脊髄造影検査(ミエログラフィー)は，造影剤の充満した硬膜内の構造物や空間の輪郭を明らかにし，間接的に硬膜管や脊髄の変形を描出する手法である．
- 腰部脊柱管狭窄症や頚椎症性脊髄症において，動的因子の関与が強い場合，dynamicな圧迫病変を検出するには非常に優れている．また脊髄腫瘍などではCTM (computed tomographic myelography)と組み合わせることで，腫瘍の局在や性状を把握することも可能となる(図1)．
- 手術前の具体的なプランニングを立てるうえでは，CTMの意義は大きい．造影CTと脊髄造影による診断の合致率は75～96％であると報告されている．

2. ▶▶▶ 適応と禁忌

- MRIの診断能力向上に伴い，その侵襲性や合併症の問題から省略される傾向にあることは事実である．ただし，MRIで責任病巣の特定ができずdynamic factorの関与が疑わる場合(図2)や，AVM (arterovenous malformation)(図3)や癒着性くも膜炎などMRIでも十分同定できないような小病変ではそのよい適応となる．
- くも膜嚢腫などでは，くも膜下腔との交通性や交通路を同定することもできる(図4)．またCTMでは神経根の近位部も描出されるため，椎間孔部での圧迫性病変の診断にも有用である．ペースメーカーなどが留置されており，MRIの施行が困難な症例では，その代用検査として用いられる．

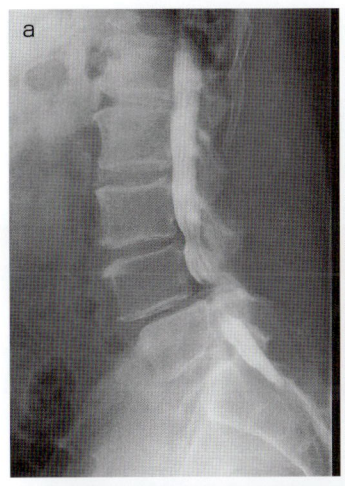

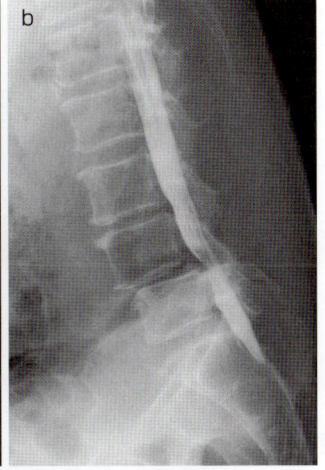

図2：L4/5腰椎変性すべり症
a. 後屈位
b. 前屈位

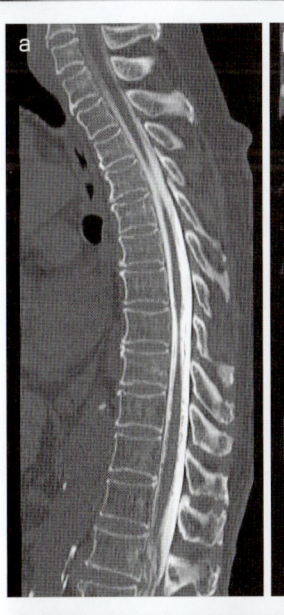

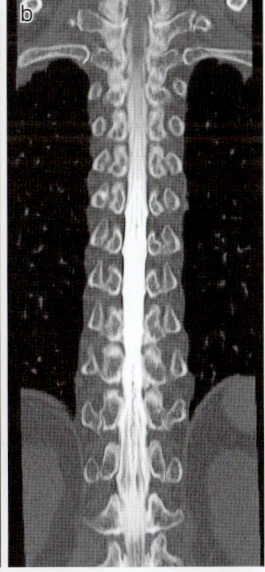

図3：AVM
a. 硬膜内髄外に存在する異常血管陰影
b. 蛇行した後脊髄動脈

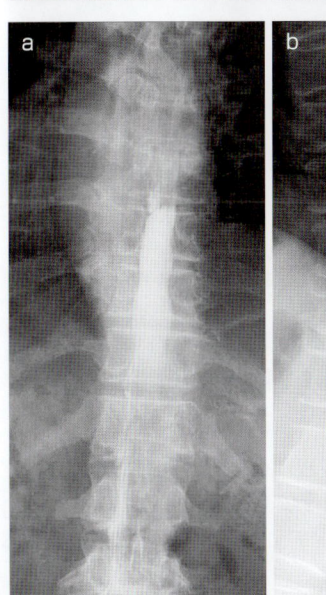

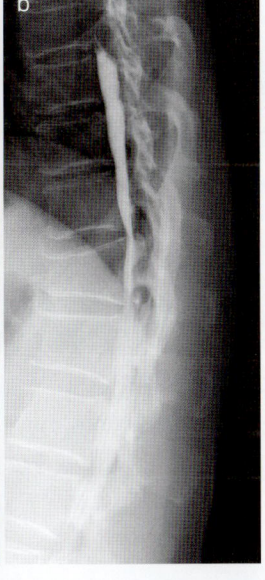

図4：胸椎部くも膜嚢腫
a. 胸椎部くも膜嚢腫（AP像）
b. L4/5から刺入．胸椎部末梢から中枢側へとつながる嚢腫が造影されている．

- ヨード過敏症，抗凝固療法中などの出血傾向を有する患者，また髄膜炎などの感染が疑われる例は原則禁忌となる．ただし，一般的に造影剤として用いられるイオヘキソール（オムニパーク）やイオパミド（イソビスト）は，優れたコントラストが得られるだけでなく，副作用の少ない水溶性造影剤である．

3. 脊椎造影検査の進め方

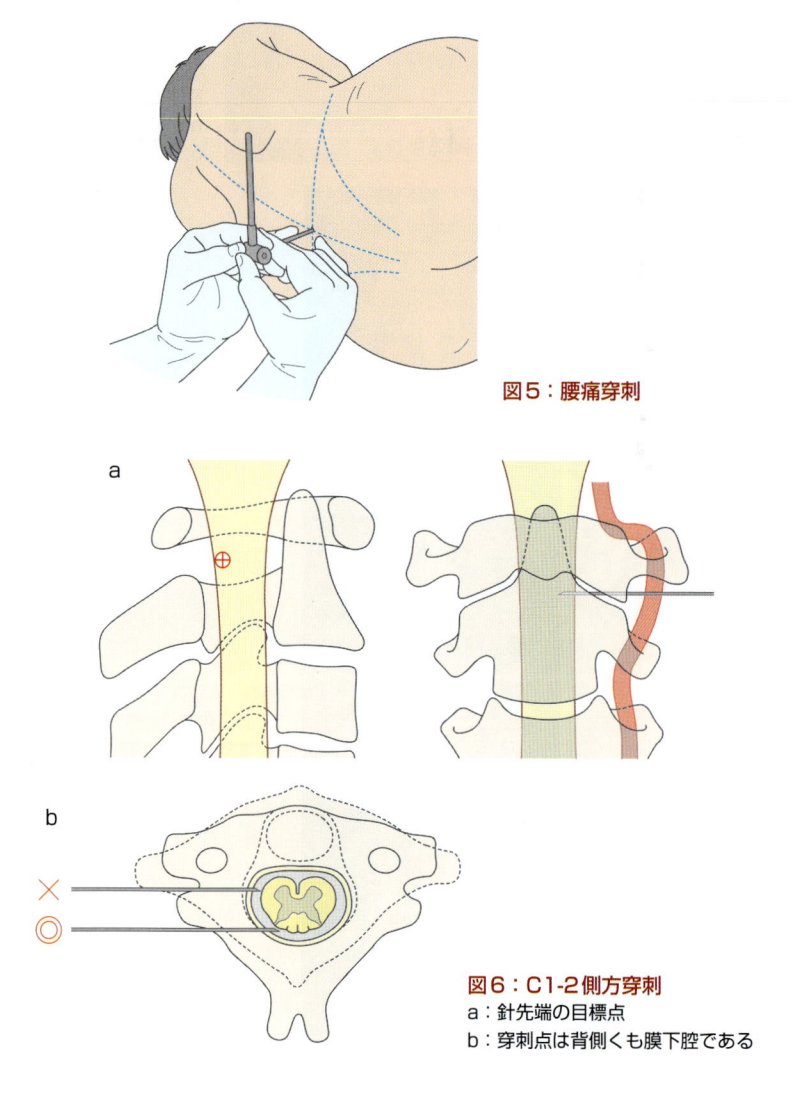

図5：腰痛穿刺

図6：C1-2 側方穿刺
a：針先端の目標点
b：穿刺点は背側くも膜下腔である

- 腰椎穿刺（正中もしくは斜位アプローチ）または C1-2 側方穿刺による造影剤の注入がある（図5, 6）．側臥位穿刺では脊椎麻酔同様に，十分脊椎を前屈させて行う．
- 手技に慣れるまでは，あらかじめ透視にてレベルと穿刺の方向を確認し，穿刺部位のマーキングを行っておくとよい．1％キシロカインにて皮膚の麻酔を行った後，23Gもしくは22Gのスパイラル針を用いて，棘突起間をまっすぐ穿刺する．この際，体位に対して水平に穿刺していくことが重要である．

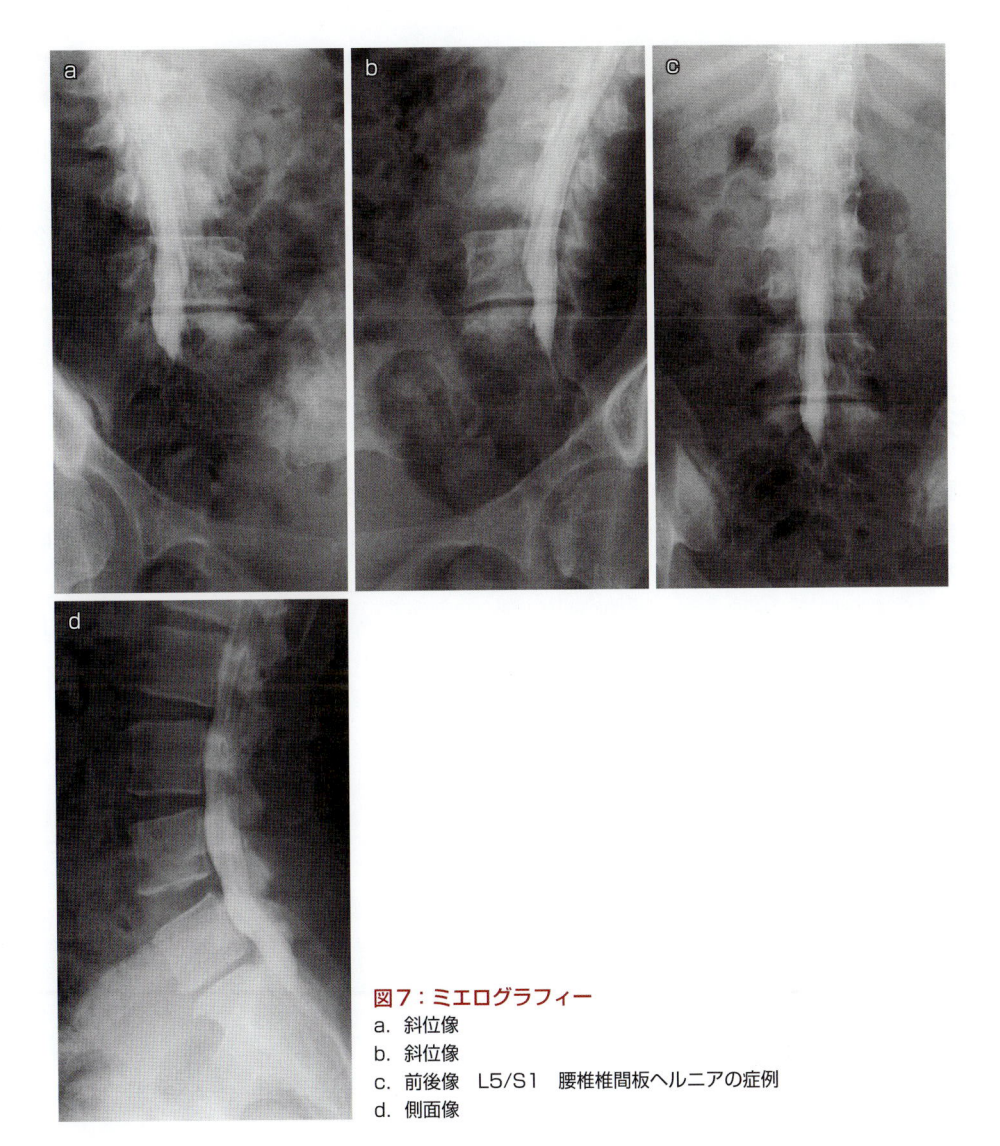

図7：ミエログラフィー
a. 斜位像
b. 斜位像
c. 前後像　L5/S1　腰椎椎間板ヘルニアの症例
d. 側面像

- 針が黄色靱帯を貫通する感触が得られたら，さらに1〜2mm針を進めて，内筒を抜いて髄液の流出を確認する．手指にて針を固定した後，ゆっくりと非イオン性造影剤を注入する．透視をみながら，造影剤の髄液（cerebrospinal fluid：CSF）内への流入を確認しながら行うとよい．
- 透視で確認を行いながら進めれば，硬膜下腔などへの造影剤の漏れが生じた際には，局所に造影剤が貯留するため，すぐに間違いに気がつくことできる．
- その後，体位変換を行いながら正側，斜位方向のX線撮影を行う（図7）．
- またCTM撮影も症例に応じては脊椎の後屈・前屈などの特殊肢位で撮影を行うこともある．造影剤は脊髄液よりもわずかに高比重であるため，透視台を動かすことで，病巣部に造影剤を移動させることができる．
- 現在の造影剤は硬膜嚢やくも膜絨毛を通して吸収されるため検査後に除去する必要性はなく，検査後には2〜4時間の日常的なモニタリングを行うことで，通常は十分である．

3. 脊髄造影検査の進め方

4. ▶▶▶ 合併症

●頭痛，めまい，嘔吐，発疹，皮膚瘙痒感，意識障害，アナフィラキシーショックなどが生じる可能性がある．いわゆる低髄液圧症候群と，造影剤自身の副作用である．
●その頻度はおよそ5〜7％であり，アレルギー歴のある患者では，その副作用発現率が2〜3倍になると報告されている．重篤な合併症も生じうるため，検査前に十分なインフォームド・コンセントを行っておく必要がある．

整形外科 Q&A

Q ...... 画像診断において，ミエログラフィーやCTMがMRIより優れている点は？
A ...... 動的な因子の描出が可能な点．また硬膜内の微小な病変の描出においては，MRIよりその解像度に優れることがある．

（鈴木秀典・田口敏彦）

検査の進め方

4. 神経生理学的検査の進め方

- 整形外科の診療上重要な神経生理学的検査として，筋電図検査と神経伝導速度検査がある．

1. ▶▶▶ 筋電図検査 (electromyography：EMG)

- 1つの脊髄前角細胞が末梢神経，神経筋接合部を通して支配する筋線維を神経筋単位 (neuro-muscular unit: NMU) とよぶ．
- 筋電図検査はこのNMU内の病的状態を診断する方法である．

❶ 検査手技

- 患者には，検査の必要性ならびに実際の手技，疼痛を伴う検査であることを説明する．
- 針刺入，安静，弱収縮，最大収縮時に電位観察し評価を行う．

❷ 波形の読み方

A. 刺入時
- 正常
  (1) 刺入時電位 (insertion potential)：針が筋線維内に入る際に発生する一過性の電位
  (2) 終板電位 (endplate potential)：終板部に針が刺入されたときに観察される電位
- 異常
  (1) 筋原性疾患の際，刺入時電位の持続時間が長くなる．
  (2) 高頻度で自発的に放電し漸減する持続時間の長い電位は，その音から急降下爆撃音と表現される．

B. 安静時
- 筋が完全に静止した状態で針電極を徐々に動かしながら自発放電を検索する．
- 正常：自発放電は認めず，基線は平坦である．
- 異常
  (1) 線維性自発電位 (fibrillation potential)：脱神経の起こった筋において受傷後2週後頃より観察される100μV程度の小さな電位（図1のA）．
  (2) 陽性鋭波 (positive sharp wave)：陽性 (下向き) の鋭波とそれに続く陰性のなだらかな波形 (図1のB).
  (3) 線維束収縮電位 (fasiculation potential)：臨床的に認める線維束性攣縮の際に認められる電位．脊髄前角細胞の異常興奮で発生する．

> **ワンポイントアドバイス** [脱神経電位]
>
> 線維性自発電位(fibrillation potential), 陽性鋭波(positive sharp wave)は脱神経電位(denervation potential)とよばれ臨床的に重要な電位である.

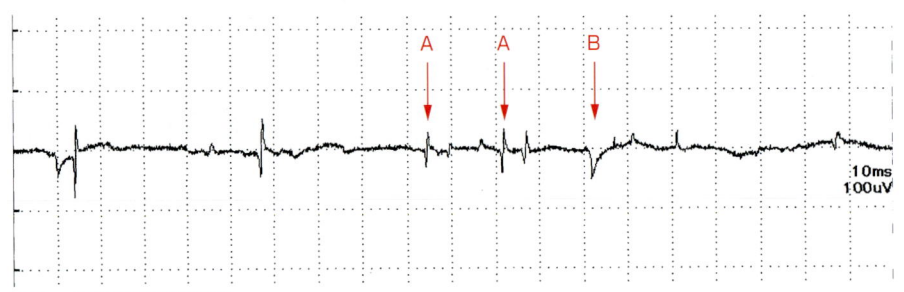

図1：安静時脱神経電位
神経支配を失った筋線維では，線維性自発電位(A)や陽性鋭波(B)を認める.

C.弱収縮時

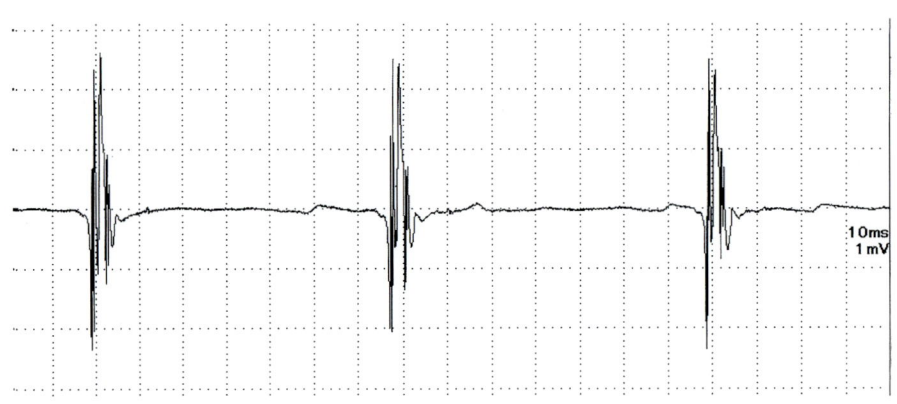

図2：多相性電位
第5腰神経障害を認める腰部脊柱管狭窄症例における長母趾伸筋から導出された多相性電位.

- 徐々に筋肉に力を入れた状態で異常波形の有無を検索する.
- 正常：弱収縮時に観察される単一神経筋単位の活動電位は，2～3相性で持続時間5～10ms振幅0.5～2mV程度の電位である.
- 異常
  (1) 多相性電位(polyphasic potential)：5相以上の多相性を呈し，持続時間が15ms以上の電位. 脱神経後神経再支配の際，未熟な再生軸索のために同期性が失われ多相化や持続時間延長が生じる(図2).
  (2) 高振幅電位(high amplitude potential)：振幅5mV以上，持続時間10ms以上の電位. 再支配の成熟により，同期性や支配筋線維密度の増加により高振幅となる(図3).
  (3) 低振幅電位(low amplitude potential)：筋原性疾患では筋線維が失われるため100から数100μV程度の低振幅で持続時間2～3msと短い電位が観察される.

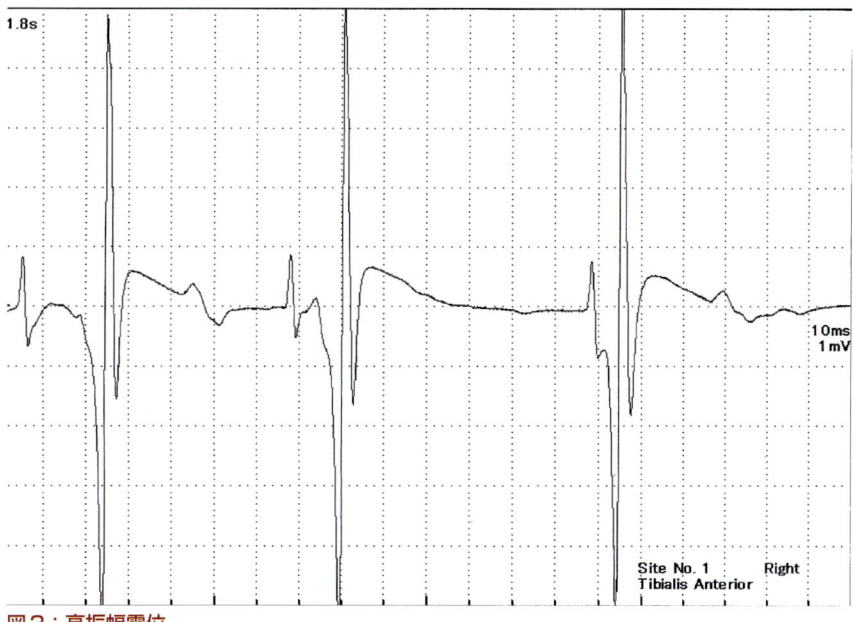

図3：高振幅電位
下垂足を呈する症例における前脛骨筋から導出された高振幅電位．

D. 最大収縮時
- 収縮を強めていくことにより電位の干渉程度を確認する．
- 正常：多くの神経筋単位からの電位が重なりあい(干渉波)基線が確認できない程度となる．
- 異常
  (1) 神経原性障害の際には，放電する神経筋単位の数が減少するため，運動単位の動員(recruitment)が不良となり干渉波は減少する．
  (2) 筋原性障害の際には干渉波の減少は認められない．

> **ワンポイントアドバイス** [神経原性変化]
>
> 神経原性変化として安静時の脱神経電位，収縮時の多相性や高振幅電位および干渉波の減少が重要．

---

2. 神経伝導速度検査(nerve conduction velocity：NCV)

- 末梢神経伝導速度検査は筋力低下や感覚障害が末梢神経由来か否か，またその障害部位の判断やその障害が脱髄か軸索障害かの判定が可能な検査である．
- 整形外科では主に手根管症候群，肘部管症候群，足根管症候群などの絞扼性ニューロパチーの診断に用いる．

❶……検査手技

A. 運動神経伝導検査

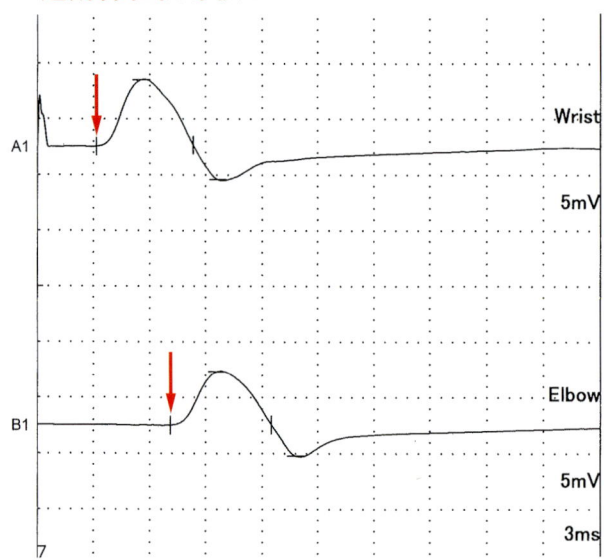

図4：運動神経伝導速度
A1刺激のM波潜時は3.15ms，B1刺激の潜時は7.11ms，潜時差は3.96msである．A1-B1間の距離が205mmであるのでA1B1間のMCVは51.8m/sと算出される．

- 末梢神経を電気刺激し支配筋から導出される活動電位(M波)を導出する．
- 複数箇所で同一神経を刺激し，得られた電位の潜時差および刺激間距離の測定により運動神経伝導速度(motor nerve conduction velocity: MCV)が算出できる(図4)．

B. 感覚神経伝導検査

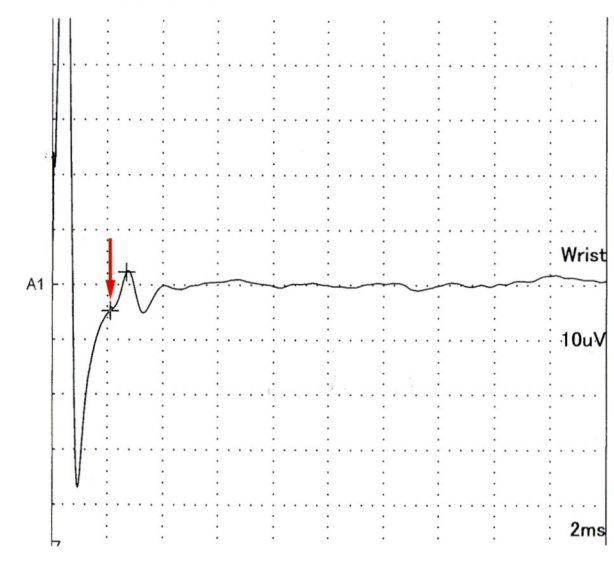

図5：感覚神経伝導速度
A1刺激から導出される感覚神経活動電位 (sensory nerve action potential: SNAP) の潜時は2.10ms，刺激記録間距離が125mmであることよりSCVは59.5m/sと算出される．

- 末梢神経を経皮的に刺激し，同一神経の離れた部位から電位を導出し，潜時および刺激記録間距離により感覚神経伝導速度(sensory nerve conduction velocity: SCV)が算出できる(図5)．
- 末梢部を刺激し，より中枢部で記録する順行法と中枢刺激末梢記録の逆行法がある．

❷……検査の判定

- 神経絞扼部位での障害神経における伝導速度の遅延を証明する．
- 軸索変性では活動電位の振幅低下を，脱髄では伝導速度遅延と伝導ブロックを認める．

❸……検査の実際

A. 手根管症候群

図6：正中神経の運動神経伝導検査
短母指外転筋の筋腹および腱部に表面電極を設置（belly-tendon法）．正中神経を手関節部（A1）および肘関節部（B1）で刺激し複合筋活動電位を導出する．

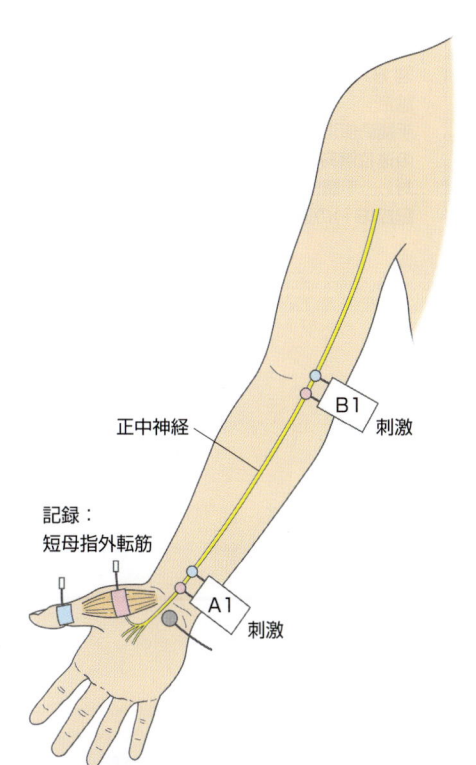

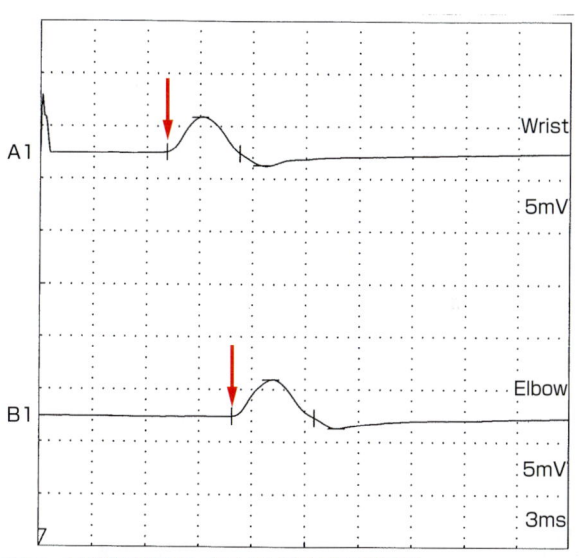

図7：手根管症候群における運動神経伝導検査
手関節部で正中神経を刺激し短母指外転筋で導出されるM波の遠位潜時は7.14msと遅延している．肘関節刺激の遠位潜時は10.89msであり潜時差3.75ms，刺激間距離193mmから前腕部のMCVは51.5msとなり正常である．

- 運動神経伝導検査（図6）
  (1) 記録：短母指外転筋，刺激：正中神経（手関節部および肘関節部）
  (2) 手関節部刺激によるM波の遠位潜時（distal latency:DL）が遅延する（図7）．
  (3) 正中神経と尺骨神経の比較法では，正中神経刺激の遠位潜時のみ遅延する（図8）．
- 感覚神経伝導検査（図9）
  (1) ［順行法］記録：正中神経（手関節部）・刺激：示指
  (2) ［逆行法］記録：示指・刺激：正中神経（手関節部）
  (3) 手根管をはさんだ部分における正中神経のSCVが遅延する．

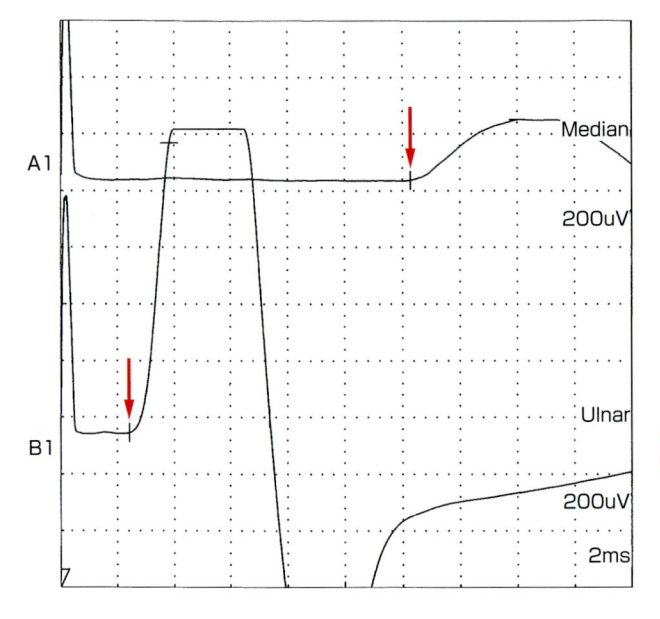

図8：Preston 法による手根管症候群の診断
手関節部正中神経刺激・第2虫様筋記録(A1)の遠位潜時は12.28msと遅延しているのに対し，手関節部尺骨神経刺激・第2背側骨間筋記録(B1)の遠位潜時は2.42msと正常である．

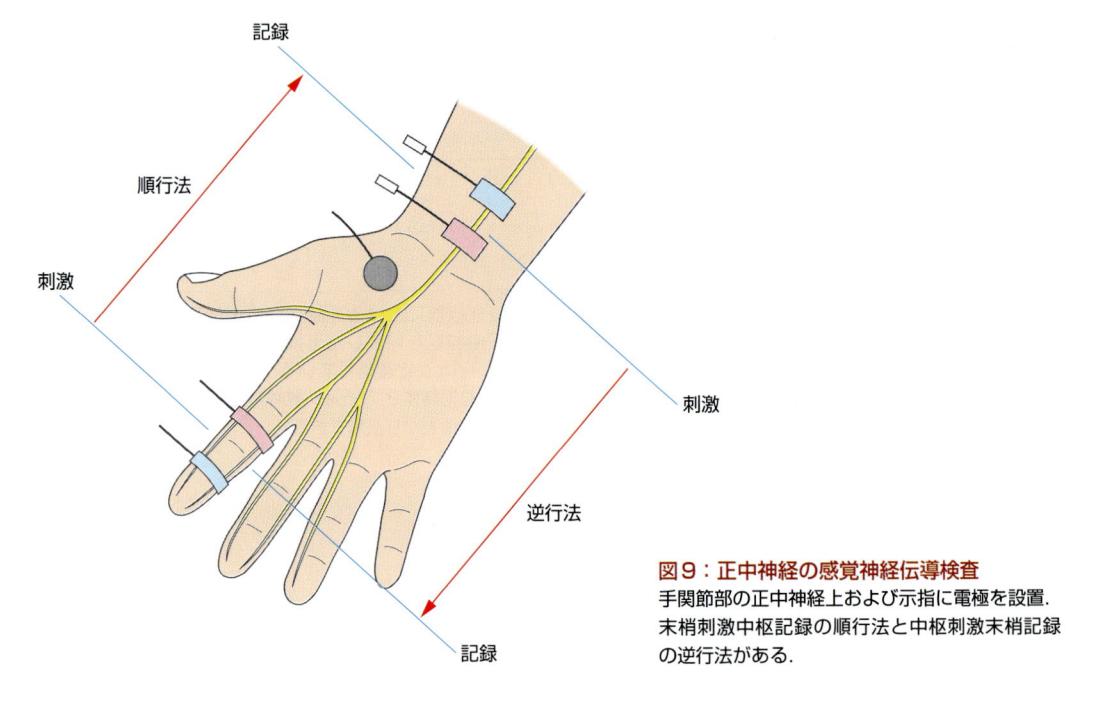

図9：正中神経の感覚神経伝導検査
手関節部の正中神経上および示指に電極を設置．末梢刺激中枢記録の順行法と中枢刺激末梢記録の逆行法がある．

B. 肘部管症候群

● 記録：小指外転筋，刺激：尺骨神経(①手関節部，②尺骨神経溝の末梢，③尺骨神経溝の中枢，④腋窩部)
● 肘部管(②③間)において伝導遅延を認める．
● ②③間を1〜1.5cmおきに刺激し導出電位の潜時差を観察し，障害部位を明確にする方法がある(インチング法)(図10)．

> **ワンポイントアドバイス** [診断のポイント]
>
> 両側の検査を行い健側と比較することが重要.
> 神経絞扼部位での伝導速度や遠位潜時の遅延を証明する.

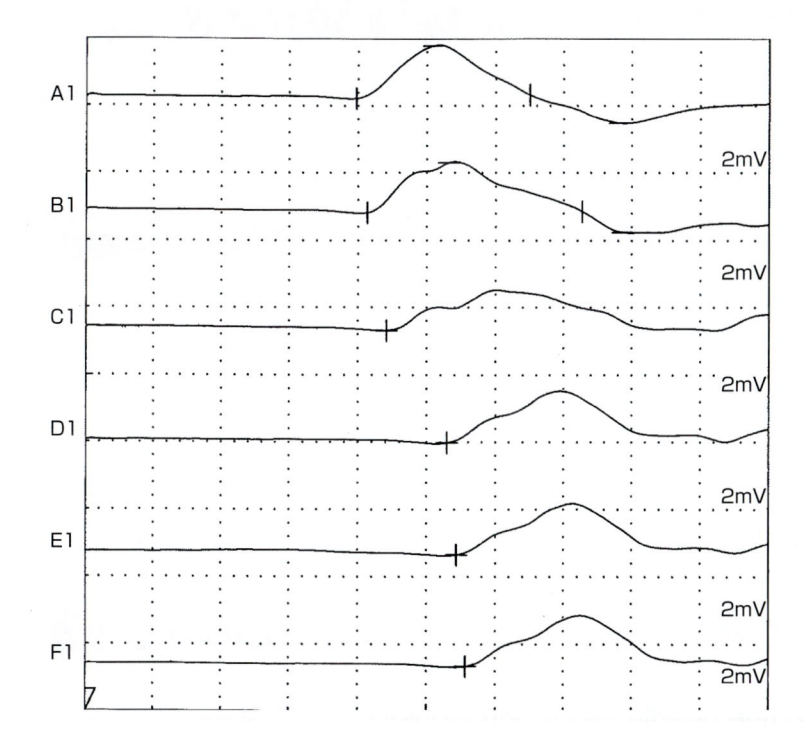

図10：肘部管狭窄症におけるインチング法
1.5cm ずつずらして尺骨神経を刺激することにより障害部位(C1-D1間)が明確に診断できる.

整形外科 Q&A

Q……筋電図検査でわかることは？

A……筋力低下の原因が筋原性か神経原性か，あるいは障害が髄節性か末梢神経に一致したものかの判定．障害神経やその障害高位の診断が可能である．

（岩﨑　博・吉田宗人）

検査の進め方

5. バイオプシーの進め方

1. バイオプシーの目的

- 病理学的診断を確定し，治療方針を決定する（手術適応，切除方法・範囲，化学療法や放射線療法などの補助療法の必要性）．

2. 適応

- 悪性が疑われる骨軟部腫瘍：深部発生，5cm以上の腫瘍径，画像上の造影効果，PETのSUV高値，癌の既往，骨膜反応などの所見を伴う骨軟部腫瘍．
- 生検を必要としない疾患：骨嚢腫，線維性骨皮質欠損，脂肪腫，血管腫などの腫瘍類似疾患，良性腫瘍は特徴的な画像・理学所見から生検を経ずに診断が可能．
- 切除生検の適応：小腫瘍（径5cm以下），画像所見から悪性の可能性が低いと考えられる皮下腫瘍．

3. バイオプシー法の選択

❶ 穿刺吸引細胞診(fine needle aspiration biopsy)

- 20～25Gの針を用い，細胞を吸引する．通常の注射針と注射器や，専用の生検針(SURECUT, TSK laboratory)がある．細胞群を得る方法なので，硬い腫瘍ではサンプルが得にくい．
- 腫瘍内部が柔らかいリンパ腫や転移性腫瘍に有用である．

❷ 針生検(core needle biopsy)

- 軟部腫瘍では局所麻酔で行うことができる．軟部腫瘍に対しては14～16Gの専用針(Tru-Cut針, Baxter社)，骨腫瘍には2～5mm径のトレフィン針を用いる．
- 吸引細胞診に比べ，組織片としてサンプルが得られるので診断率が高い（図1）．
- 層状構造（骨化性筋炎）などが決め手となる疾患では病変の構造を保ちながら組織を採取することが重要である．

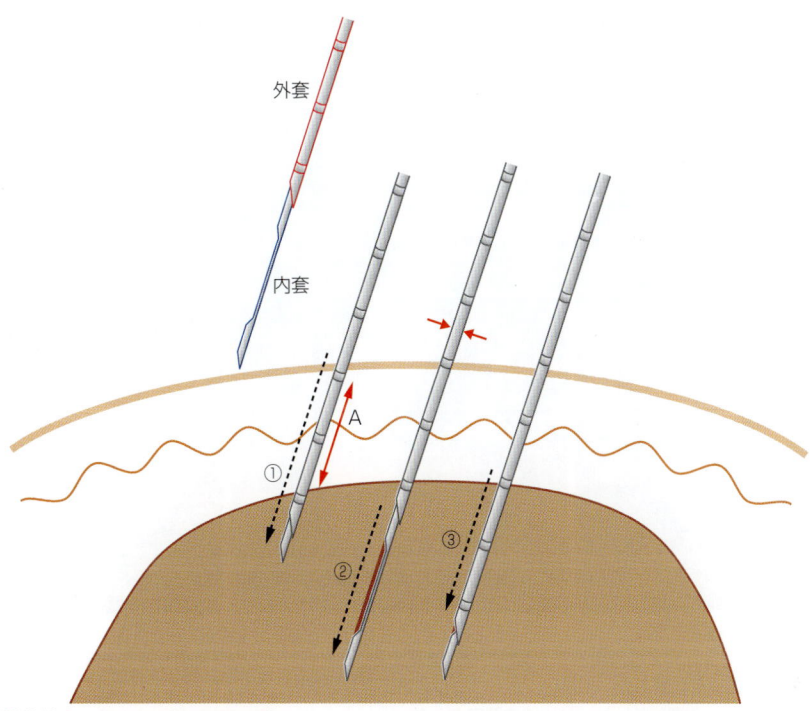

図1：針生検(core needle biopsy)
Tru-cut針は内套(青線)と外套(赤線)からなる．まず内套を外套内に引き込んだ状態で①皮膚〜腫瘍被膜を貫通する．術前に画像で被膜までの距離(A)をあらかじめ計測しておくと目安になる．被膜を貫通したら，②外套を保持して，内套のみを進める．図に示す赤い部分が採取される部分である．次に③内套を保持して，外套のみを進めると，赤い部分が針の中に保持される．これを引き抜くと，腫瘍組織が採取される．

❸ 切開生検(open biopsy)

- サンプルの量が十分に得られることが利点．欠点としては局所麻酔ではなく全身麻酔や脊椎麻酔が必要な点，悪性腫瘍の場合生検創は汚染された領域となるので，合併切除が必要となる点である．

4. バイオプシーのプランニング

❶ 術前処置

- 血流の評価，出血傾向(抗凝固薬を含む)の有無をチェックする．
- 肝細胞癌，腎癌，甲状腺癌の骨転移，alveolar soft part sarcomaなどが疑われる場合，生検術でも大量出血の可能性があるため，血管造影，塞栓術を考慮する．

❷ 採取する場所

- 画像所見を参考に最も病理診断が得られると考えられる部位を目標とする．
- 悪性度が高い，細胞密度が高いと思われる部位(MRIでの造影効果，PET SUV値の高い部位)．

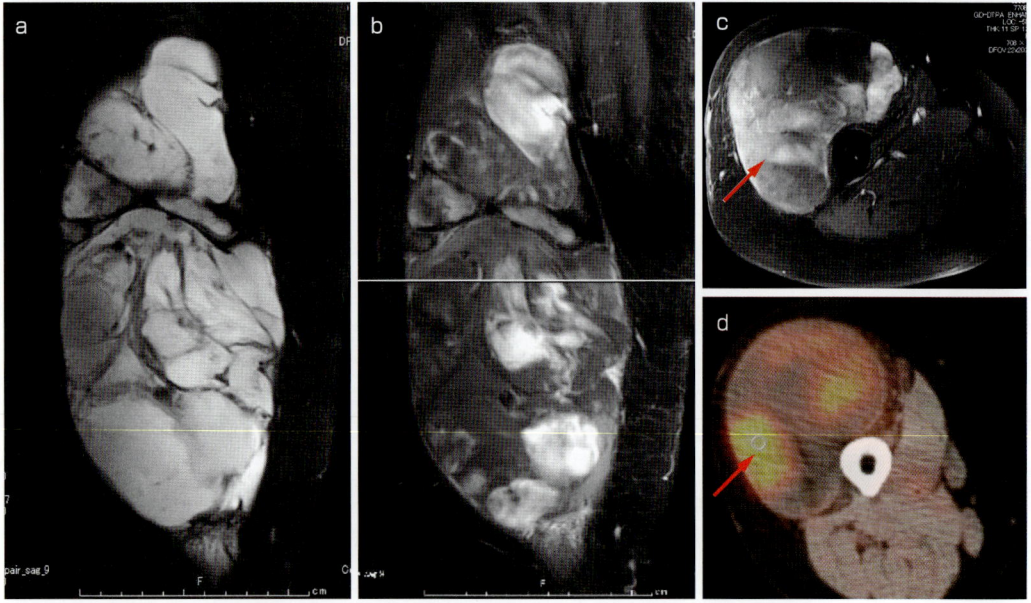

図2：軟部腫瘍生検の術前計画
大腿部の巨大な軟部腫瘍．a．T2強調画像で多房性の構造を認める．b．ガドリニウム造影画像で一部に造影効果を認める．この症例では，遠位部の造影効果の強い部位(c．ガドリニウム造影水平断画像，矢印)で，PETのSUV高値を認め(d．矢印)，針生検の部位と決定した．病理診断は粘液型脂肪肉腫であった．

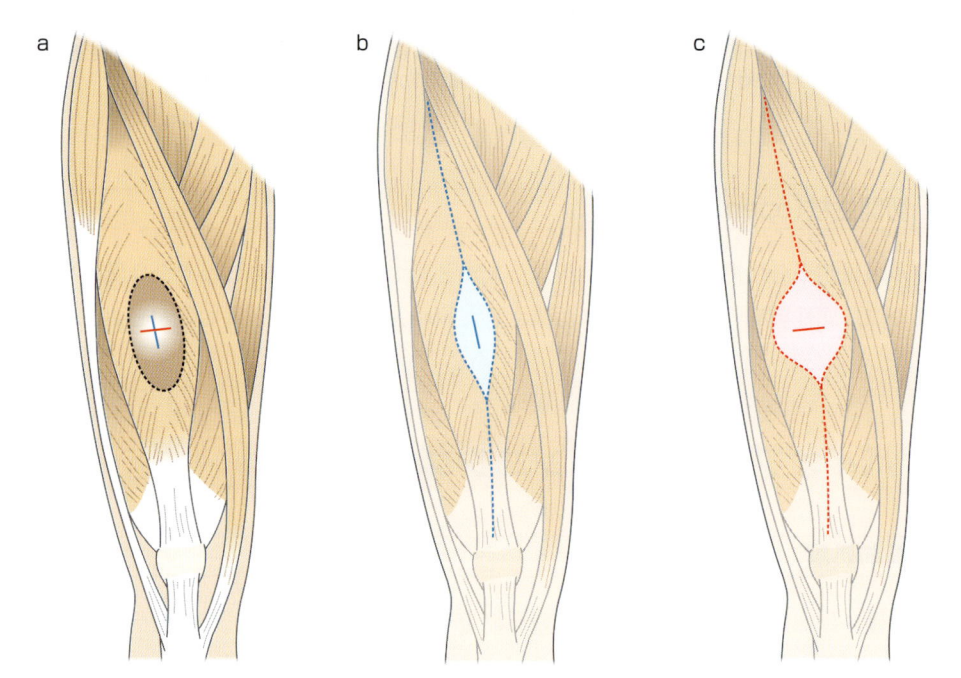

図3：切開生検術の皮膚切開
切開生検では，悪性腫瘍であった場合における腫瘍切除術の皮膚切開を想定する．たとえば大腿直筋内に発生した軟部腫瘍の場合(a)，生検術で周囲の温存すべき重要組織へのコンタミネーションを避ける．外側の腸脛靱帯や，内側の縫工筋とその下の大腿動静脈本幹は術後の下肢の機能，患肢温存に重要な影響を及ぼす．皮膚切開は縦に置き，腫瘍切除術時に紡錘形に合併切除すれば，一期的縫縮も可能である(b)．これに対して横切開にした場合，内外側の重要組織の汚染の危険性が増し，さらに合併切除を行う際に皮膚が縫合できない可能性が高く，皮弁や有利皮膚移植を必要とする(c)．

- 大きい腫瘍では中心部は壊死に陥っていることが多いので避ける(図2).

❸……皮切

- 皮膚の緊張が強く,血流が不良な部位は術後壊死,感染の原因となるため避ける.
- 悪性腫瘍広範切除術の皮切を想定し,生検創の合併切除が可能となる部位にバイオプシーの皮切を設ける.
- 四肢では縦切開が基本,横切開は切除術の際に犠牲となる筋が増え,筋皮弁などが必要となる可能性が高くなる(図3).

❹……アプローチ

- 通常の整形外科手術で用いられる筋間アプローチは,悪性であった場合播種の範囲が広くなるため,行わない.
- 腫瘍細胞汚染を最小限にするコンパートメント内アプローチを設定する (合併切除する筋を想定し,その筋内を通るアプローチ).

❺……他科との連携

- 小児で化学療法が必要な悪性骨軟部腫瘍の場合,中心静脈カテーテルを挿入しておくと,その後の治療が遅滞なく行える.

5. 手技のポイント

- 閉鎖式生検では,エコーやCTなどのガイド下に行うと確実に腫瘍組織を得ることができる.
- 駆血帯は使用しない.腫瘍細胞の血管内播種を促進するおそれがある.
- コンタミネーションを最小限にする.
  (1) 腫瘍への直線的到達を心がけ,水平方向への剥離は行わない.
  (2) 腫瘍内からの出血は確実に吸引する.
  (3) 腫瘍の被膜を確実に縫合する.術後血腫を形成しないように止血を十分に行う.
  (4) 骨生検で悪性を疑う場合には,骨セメントで骨孔を塞ぐ.
- 腫瘍の中心部を採取する必要はない(中心部は壊死の可能性があり,出血も多い.むしろ辺縁部に生細胞が多い).
- サンプルエラーを避けるため,術中迅速病理を行い,腫瘍細胞が十分に採取されていることを確認する.
- 骨腫瘍生検術後の病的骨折予防
  (1) 骨外病変がある場合は骨外から生検する.
  (2) 骨皮質を穿孔する場合は,円形にする(亀裂拡大の予防).
  (3) 荷重肢では術後の免荷を指導する.

6. ▶▶▶ バイオプシー後の注意点

- 血腫を形成しないよう，安静，圧迫を適宜加える．血腫を形成した場合その範囲をマーキングして腫瘍切除時に合併切除または放射線治療の範囲とする．
- ホルマリン固定した組織を速やかに病理医に提出する．その場合に，必ず患者の病歴，画像所見，臨床的な術前診断を添える．病理医が組織像だけでなく，総合的に診断を下せるようにする．
- 悪性腫瘍が強く疑われる場合，病理医と連携をとり可能な限り早期に診断を得て治療（化学療法あるいは切除術）を施行する．ただし，臨床的に診断がほぼ確定し，術中凍結切片でその診断が裏付けられた場合，永久標本の結果を待たずに化学療法を開始する場合もある．また，病理診断を待つ間にも，使用する可能性がある薬剤により，治療前に必要な心機能，腎機能，聴力などの検査を行っておき，診断が出たあとスムーズに治療が開始できるよう準備する．

整形外科 Q&A

Q ...... 生検術の経験がないが，悪性骨軟部腫瘍が疑われる症例で生検を行ってもよいか？

A ...... 悪性腫瘍においては実際に治療を行う施設で経験が深い腫瘍専門医が生検を行うようにすることが原則である．

Q ...... 腎癌の骨転移が疑われる症例で泌尿器科から骨生検を依頼されたが，血管造影・塞栓術が施行できない施設である．塞栓術を行わずに生検を行ってもよいか？

A ...... 腎癌は大量出血を起こすことが多く，まず塞栓術を行うべきである．

Q ...... 良性の小さな血管腫が疑われる症例で，切除生検を行ってもよいか？

A ...... 血管腫は血管造影でほぼ診断でき，不必要な切除は大量出血や再発の危険性がある．放射線科による硬化療法などの治療のほうが望ましい．どうしても病理診断を得たい場合でも上記の点につき十分なインフォームド・コンセントが必要である．

（永野　聡・小宮節郎）

II
外来・病棟処置スキル

外来処置	96
病棟処置	129

外来処置

1. 縫合法

1. 縫合の基本的な考え方

表1：縫合法の注意事項

①丁寧に止血する．
②死腔をなくす．
③各層別々に縫う．
④できるだけ細い糸を使用する．
⑤なるべく密に縫う．
⑥糸は軽く結び，結び目近くで切る．

- 表1は，20世紀初頭の外科医Halstedが示した縫合手技の基本であるが，今日でもそのまま当てはまる．
- 糸を強く結ぶと組織は阻血状態となり皮膚壊死と瘢痕を生じる．糸は創縁が接する程度に軽く結ぶ．
- 皮膚はatraumaticに操作し，先端の細いアドソン鑷子などを使用してなるべく皮下組織をつまむようにする．

2. 創縁の処理(デブリドマン)

- できるだけ皮膚を温存して原形に近い状態に戻すことが基本であるが，皮膚の挫滅が強い場合には洗浄後に挫滅された皮膚を最小限切除する(約1〜2mm幅)．
- デブリドマンは必ず良く切れるメスや鋏を使用する．
- 壊死に陥りそうな皮下組織，筋膜，筋組織も切除する．ただし，腱や神経のように後で再建を行う組織ではデブリドマンの範囲を極力小さくする．
- 縫合に入る前に十分な止血を行う．死腔が残ったり十分に止血ができない場合にはドレーン(ペンローズドレーンなど)を挿入する．ドレーンは1〜2日で抜去する．

3. 縫合材料(持針器，縫合糸)(図1, 2)

- 細い糸を用いた縫合には器械結びが大切である．小さい縫合針を使用する場合にはヘガール型持針器を小型化したウエブスター型が便利である．
- 創感染が考えられる場合にはできるだけ組織反応が少ない糸を選択する．モノフィラメントの非吸収性合成縫合糸(ナイロンなど)を用いることが多い．

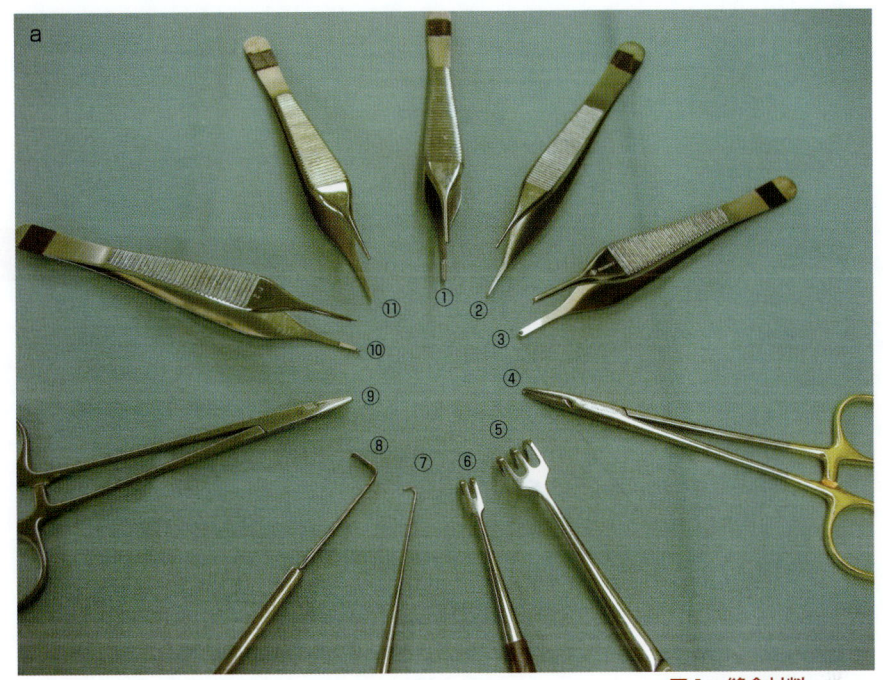

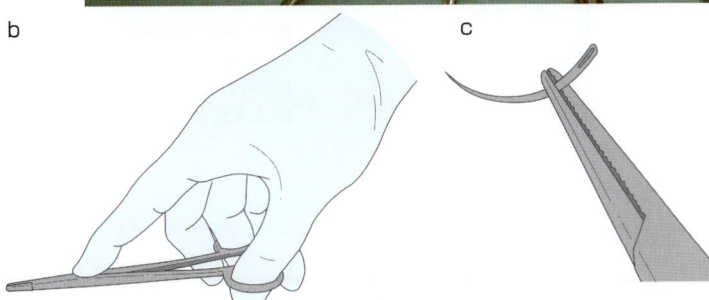

図1：縫合材料
a．縫合材料
①形成鑷子，②有鈎アドソン鑷子，③田島式腱鑷子，④メーヨー・ヘガール型持針器，⑤三爪・筋鈎，⑥二爪・筋鈎，⑦単鋭鈎（中），⑧小筋鈎，⑨田島式持針器，⑩田島式神経鑷子，⑪無鈎アドソン鑷子
b．持針器の持ち方
c．針の持ち方：根元から1/3くらいの位置を把持する．

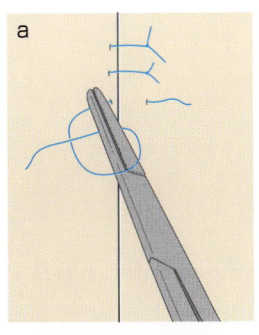

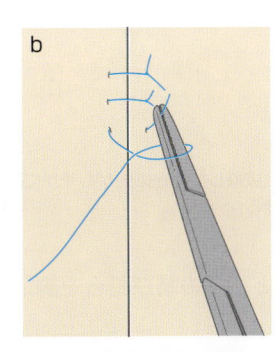

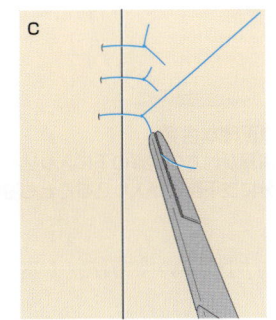

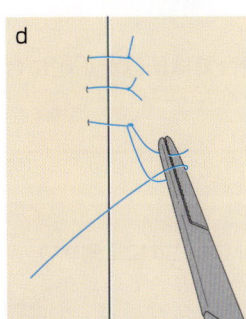

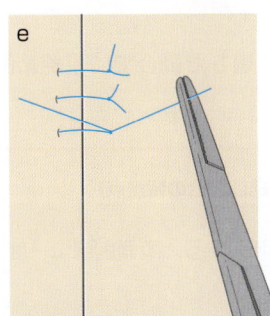

図2：器械結び
a．糸を持針器の先端に巻きつける．創縁の緊張が強いときには2回巻きつけて外科結びにする．
b．持針器で反対の糸の端をつかむ．
c．締める．
d．逆の方向に巻きつけて糸の端をつかむ．
e．2回目の結節で締め具合を調整する．ナイロンは緩みやすいのでさらに3回目も結ぶ．

1．縫合法　97

- 抜糸の際に安静が保てないような幼児では5-0バイクリルラピッドを用いると抜糸が不要である（残留抗張力：バイクリルが14日で75％，21日で50％に対してバイクリルラピッドは5日で50％，10～14日で0％である）．
- 糸の太さは，顔面で6-0，7-0，軀幹・四肢で4-0，5-0，6-0が多く使用される．

4. ▶▶▶ 皮膚縫合の種類

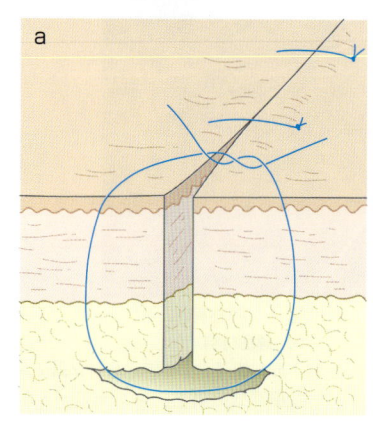

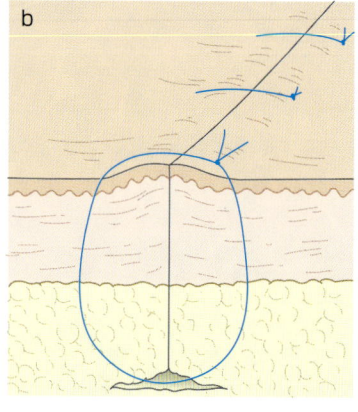

❶……結節縫合

図3：単純結節縫合
a. 皮膚表面よりも皮下組織を十分につかむ．
b. 糸を結ぶと創縁が少し隆起する．

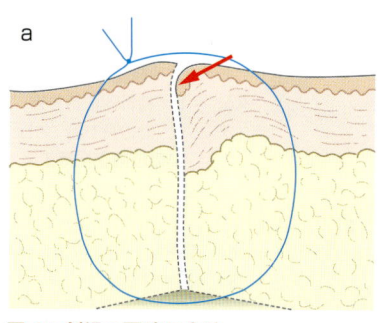

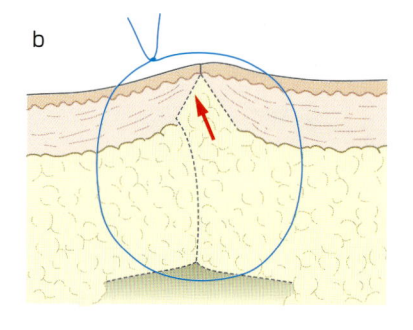

図4：創縁の正確な合致
a. 一方の皮膚縁が他方の創縁の下に入り込むと抜糸したときに創がわずかに開く．
b. 真皮の部分に皮下脂肪が入り込むことも避ける．

- 1針ずつ糸を結び，切っていく方法．1本ごとに糸の結び具合を調節でき，やり直しも容易である．
- 単純結節縫合（図3，4）
- マットレス縫合：創面をよく密着させるのに適した縫合で，単純結節縫合では創縁が正確に合わないときに用いる（図5～7）．

> **ワンポイントアドバイス** ［結節縫合の留意点］
>
> 縫合針を皮膚に垂直に，あるいはさらに傾けて刺入する．両側創縁に一度に針を通さずに1側ずつ通していくのがよい．

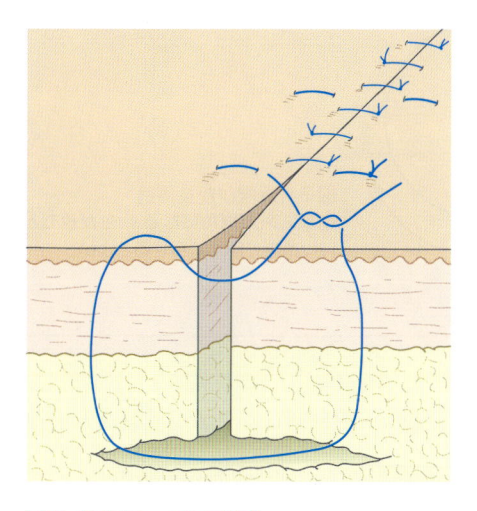

図5：垂直マットレス縫合
深くかけるほうはできるだけ大きく，浅いほうは創縁に近くかける

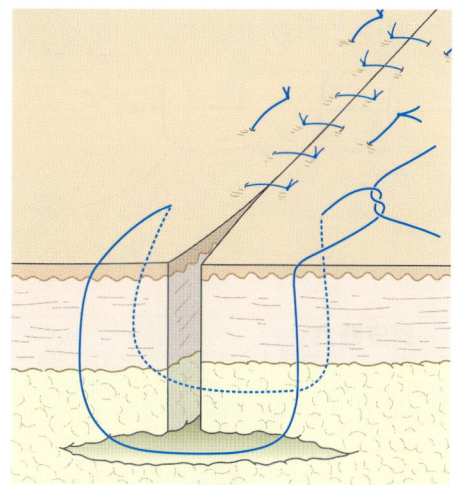

図6：水平マットレス縫合

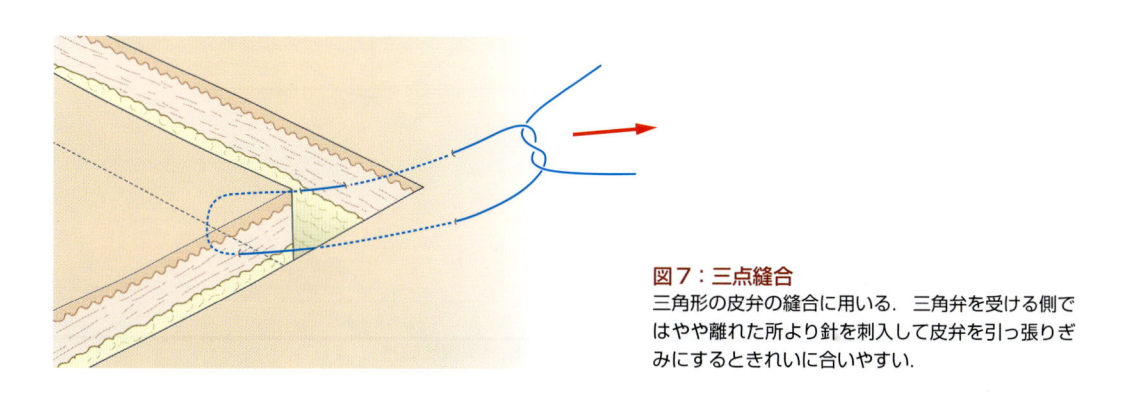

図7：三点縫合
三角形の皮弁の縫合に用いる．三角弁を受ける側ではやや離れた所より針を刺入して皮弁を引っ張りぎみにするときれいに合いやすい．

❷ 連続縫合

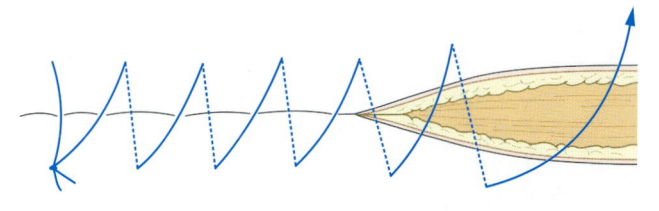

図8：単純連続縫合
最も簡単で早いが，繊細な縫合はできない．

- 1本の糸で連続して縫合する方法．一般的に瘢痕の良否があまり問題のない場合，植皮の辺縁を縫う場合や埋没縫合で辺縁が合っている場合に用いる．
- 単純連続縫合（図8）
- 連続かがり縫合（図9）

1. 縫合法　99

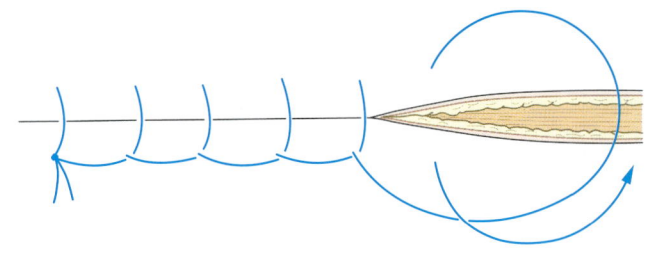

図9：連続かがり縫合
創縁に糸が直角になる．糸が緩むときには時々糸を2回くぐらせるとよい．

❸ 真皮縫合

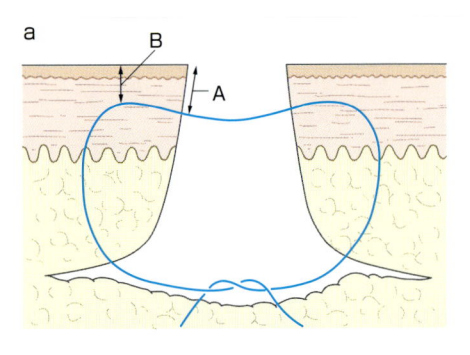

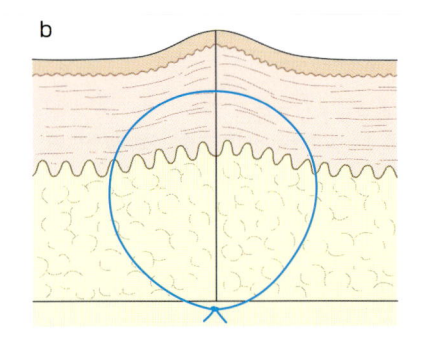

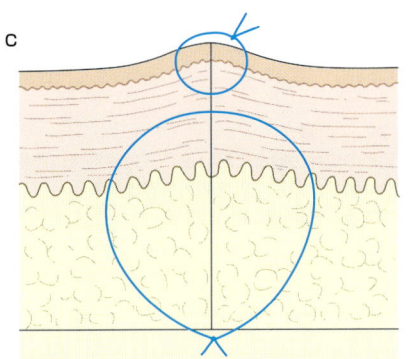

図10：結節型真皮縫合
a. 真皮層の深いところに，脂肪層もやや含めて通す．AよりもBが短いようにすると表皮がまくれ込みにくい．
b. 創縁は完全に密着する．
c. さらに浅い層で coaptation suture や連続皮内縫合を行う．表皮の合致がよければ接着テープのみにすることもある．

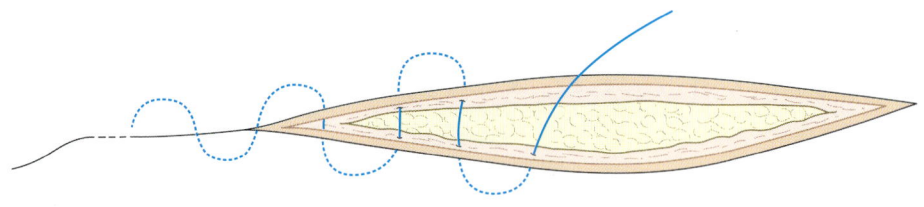

図11：連続皮内縫合
一側から他側へ移るときに多少後戻りぎみにするほうがよく合うが，あまりやりすぎると後で糸が引き抜けなくなる．

- 糸を表面に出さず，真皮・皮下層で埋没して創縁を合わせる方法．
- 結節型真皮縫合（図10）
- 連続皮内縫合：両側の真皮層を交互に縫い，引っ張ると創縁が合致する．開いた創をこれのみで合わせることは困難であり，十分な中縫いをして創縁を寄せてから用いる（図11）．

❹……接着テープ

- 接着テープ（ステリーストリップやファスナートなど）は真皮縫合を行って創縁が合致した場合や，創が浅く創縁が離開していない創，表皮剝離創の固定に用いる．
- 離開した創を接着テープのみで創縁を正確に合わせることは困難である．また，創面深部で組織が密着している可能性は少ない．

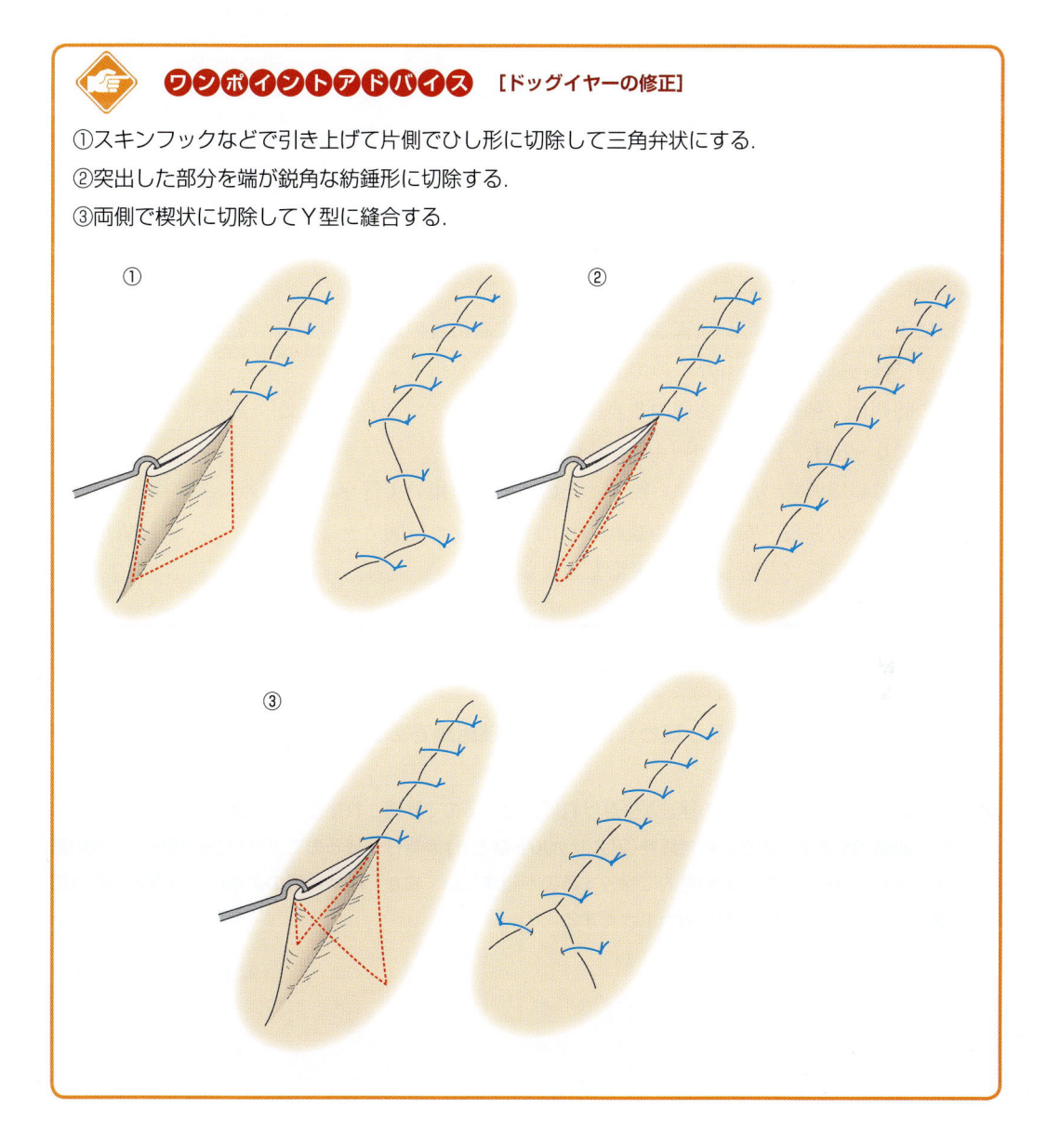

ワンポイントアドバイス　[ドッグイヤーの修正]

①スキンフックなどで引き上げて片側でひし形に切除して三角弁状にする．
②突出した部分を端が鋭角な紡錘形に切除する．
③両側で楔状に切除してY型に縫合する．

5. ▶▶▶ ドレッシング，抜糸

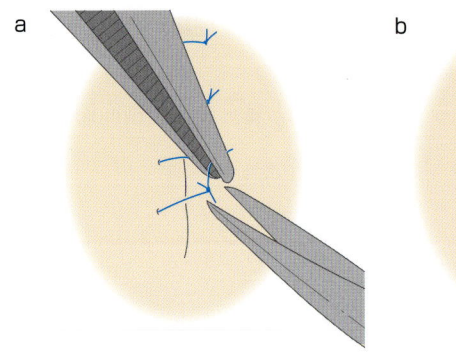

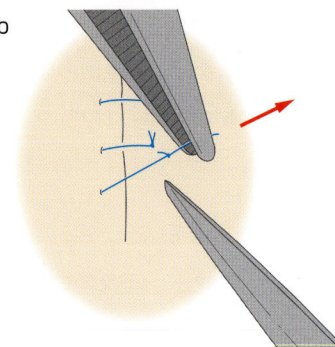

図12：抜糸
a．結び目を軽く持ち上げてその直下を細い鋏で切る．糸を強く引き上げると皮膚の中に糸の汚染された部分が入り込むので注意する．
b．切った糸は創が開かない方向に引っ張る．

- 縫合後は創縁の皮膚がまくれ込んでいないかを確認し，チュールガーゼやシリコンガーゼを創部にあて，ガーゼを置き，軽く圧迫包帯固定とする．これにより後出血を防ぎ，浮腫を軽減させ，創の安静にもなる．
- 浮腫によって創縁の血行が阻害され，縫合糸が皮膚に食い込んで縫合糸痕を作りやすくなる．手指の創では拘縮の原因にもなるので必ず患部の挙上を指導する．
- 抜糸の時期は，創縁にかかる張力や真皮縫合の有無などで左右されるが，顔面で5～6日，軀幹・上肢で6～8日，下肢で7～14日くらいである．
- 抜糸は明るい場所でつかみやすい鑷子，先の細い鋏を用いて行う(図12)．
- 抜糸後も創縁の保護，安静，張力緩和の目的で2～3カ月間テーピングを行う．毎日貼り替える必要はなく，テープを貼ったまま入浴してよい．

整形外科 Q&A

Q デブリドマンは生着するか疑わしい皮膚や軟部組織であってもしっかりと切除したほうがよいか？

A 表皮の挫滅が強くとも真皮の挫滅が少なければ生着するので挫滅された皮膚の切除は最小限にする．また，皮膚内や皮下に入り込んだ異物(アスファルトなど)は刺青様に残るのでアドソン無鉤鑷子，異物鑷子や眼科用クーパーなどで徹底的に除去するのが望ましい．また，腱や神経のように後で再建を行う組織ではデブリドマンの範囲を極力小さくする．

（岡本秀貴・大塚隆信）

外来処置

2. 関節穿刺・注射

1. ▶▶▶ 目的と適応

❶……診断

- 関節液検査：関節液の性状や成分の解析，あるいは培養検査から多くの疾患が鑑別できる．
- 関節造影検査：造影剤を注入し，関節容量の把握や関節内構成体の観察ができる．

❷……治療

- 排液：急性結晶性関節炎や感染性関節炎では疼痛改善に有効である．
- 薬剤注入：ヒアルロン酸製剤，ステロイド剤，局所麻酔剤あるいは抗生物質などが病態に応じて投与される．

❸……禁忌

- 創や皮疹のある部位は穿刺を避ける．

> **ワンポイントアドバイス** ［無菌操作の徹底］
>
> 関節腔は元来完全な無菌状態であるため，厳重な無菌的操作が必要である．

2. ▶▶▶ 手技

❶……準備

- 患者をリラックスした状態にして適切な体位をとる．疼痛によるショックを起こすこともあるので臥位で行うほうが安全である．
- 必要な物品はあらかじめひとつにまとめて準備する．

❷……消毒

- 刺入点をペンや爪でマーキングする．
- ポビドンヨードあるいはグルコン酸クロルヘキシジンエタノール溶液で刺入点とその周辺を広

範に十分な消毒を行う．
- 消毒は2回行い，1分程度は待機する．

❸……穿刺

- 疼痛を少なくするため，皮膚から皮下までは速やかに針を刺す．一呼吸おいて関節包に針を進めるが，関節包を貫く際には針先に抵抗感が感じられる．
- 排液時の注射器交換や排液後の薬剤注入の場合は，刺した針を留置したまま注射器だけを取り替える．その際に滅菌鑷子で穿刺針のプラスチック外筒を保持して，注射器のみ取り外し，残された注射針に排液用あるいは薬剤注入用の注射器を接続する．

> **ワンポイントアドバイス** ［針のサイズ］
>
> 痛みや組織損傷，さらに感染リスクを減らす目的から，針のサイズはできるだけ細いほうがよいが，関節液採取やドレナージには必要十分な太い針を選択する．通常，排液には18〜21G針が，注入のみには21〜23G針が使用される．

> **Pitfalls** ▶▶▶ 関節注射の痛み
>
> 関節注射時の疼痛出現は，関節腔内に注射針がうまく入っていない場合が多い．また，関節腔内で注射針を動かすことにより，軟骨や滑膜を傷つけていることもある．

❹……後処置

- 滅菌ガーゼを当てる．出血がある場合は2〜3分圧迫止血する．
- 刺入部は清潔なガーゼまたは絆創膏で覆う．当日は汚染しないように指導する．

3. ▶▶ 各部位

- 各関節の代表的な穿刺法を示す．穿刺点は皮膚から関節腔までの距離が短く，血管や神経を避けた部位が選択される．

❶……肩関節（図1）

- 烏口突起先端の外下方陥凹部から刺入し，上腕骨頭の前内方に向ける．
- 上腕骨を内外旋させると関節裂隙が確認しやすい．

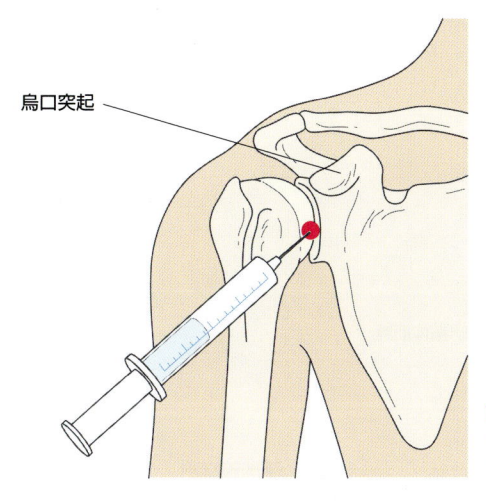

図1：肩関節穿刺
烏口突起先端の約1cm下外方から内上方に向けて刺入する．

❷……肘関節（図2）

● 上腕骨外側上顆と肘頭を触れ，anconeus 三角中央部を穿刺点として，上腕骨小頭の直下に向けて刺入する．

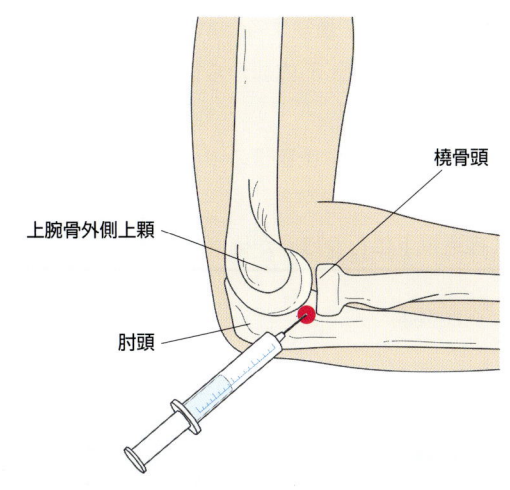

図2：肘関節穿刺
上腕骨外側上顆，肘頭および橈骨頭を結ぶ線の中点を穿刺点として，皮膚に垂直に刺入する．

❸……手関節（図3）

● 手関節を軽度掌屈し，Lister 結節の1横指末梢で関節裂隙を触れ，長母指伸筋腱と総指伸筋腱の間から刺入する．

図3：手関節穿刺
長母指伸筋腱
総指伸筋腱
橈骨手根関節裂隙を触れ，長母指伸筋腱と総指伸筋腱の間から垂直に刺入する．

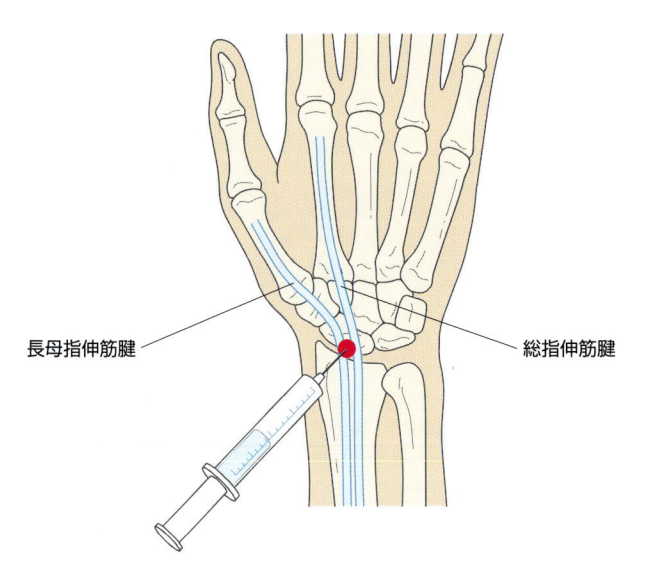

❹……股関節（図4）

● 前方穿刺：仰臥位で股関節外旋位にさせ，Scapra三角で骨頭を触知する．鼠径靱帯中央部の2横指下方で内側に大腿動脈の拍動を触れて，その2横指外側の縫工筋内縁から後内方に向けて刺入する．
● 外側穿刺：大転子の前上縁から床に水平に刺入し，矢状方向で鼠径靱帯の中心・後方を通り，大腿骨頚部前面へ平行に進める．
● 股関節は深部にあるため，カテラン針を用いてX線透視下に行うほうが確実である．

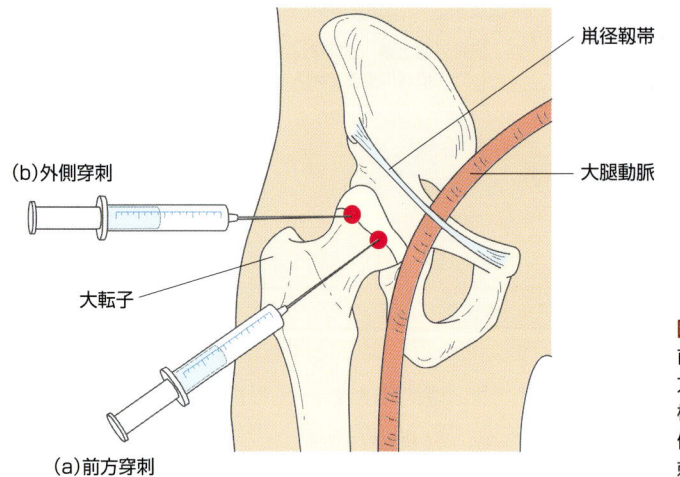

図4：股関節穿刺
(b)外側穿刺
大転子
(a)前方穿刺
鼠径靱帯
大腿動脈
前方穿刺（a）は，鼠径靱帯中点の2横指下方で内側に大腿動脈の拍動を触れ，その2横指外側から後内方に向けて刺入する．外側穿刺（b）は，大転子の前上縁から内方へ刺入し，大腿骨頚部前面へ平行に進める．

❺……膝関節（図5）

● 仰臥位膝伸展位で大腿四頭筋を十分弛緩させて，膝蓋骨の上外縁の裂隙から床に平行に内方へ刺入する．

●膝蓋骨を外側へ押し出すと関節裂隙が開大し刺入が容易となる．

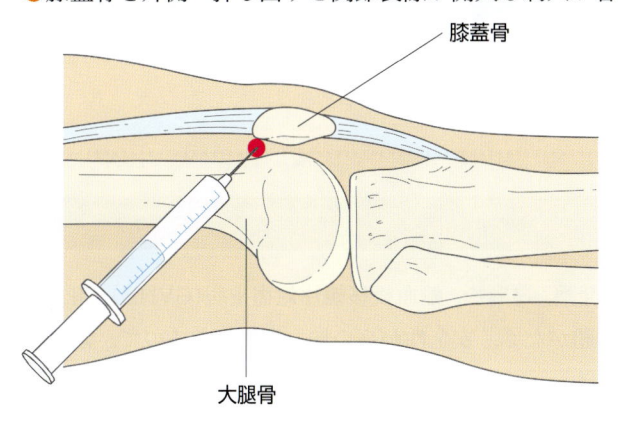

図5：膝関節穿刺
膝蓋骨の上外縁の外側膝蓋大腿関節裂隙から内方へ刺入する．

❻……足関節（図6）

●仰臥位で足関節中間位にさせ，前脛骨筋腱と長母趾伸筋腱の間から後上方に向けて刺入する．

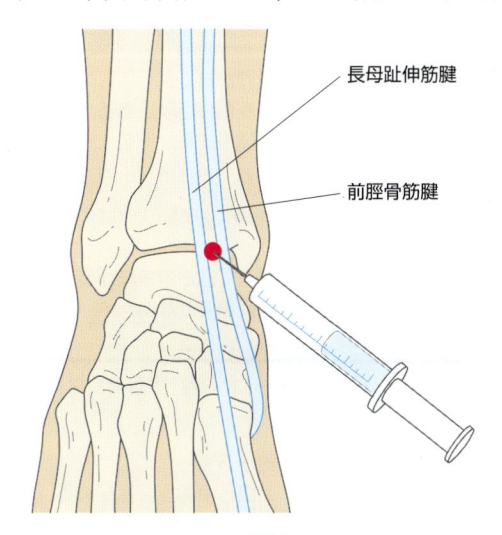

図6：足関節穿刺
前脛骨筋腱と長母趾伸筋腱の間からやや上方に向けて刺入する．

整形外科Q&A

Q 関節液が貯留しているのに排液できない場合は？

A 関節リウマチなどの炎症性疾患では，増生した滑膜絨毛や関節液内の浮遊物が針先にくっついて吸引を妨げる．注射筒に急激な陰圧をかけないように排液を開始することが重要であるが，吸引が途中でできなくなる場合は，針先をわずかに移動するか，いったん吸引した関節液を関節内に少量戻した後に再度ゆっくりと排液を行う．

（廣瀬　隼・水田博志）

外来処置

3. 自己血輸血

1. 自己血輸血の利点

●自己血輸血には，同種血輸血にみられる発熱，蕁麻疹，輸血後移植片対宿主病(GVHD)，肝炎・エイズをはじめとする輸血感染症などの問題がなく，安全性が高い輸血療法であるので，輸血を必要とする整形外科待機手術では汎用される．

2. 自己血輸血の種類

表1：自己血輸血の各方法の長所と短所

	長所	短所
希釈法	・手術前の自己血採血が必要ない． ・新鮮血を用意できる． ・希釈効果があり出血量を減らすことができる．	・採血量に限界がある． ・循環動態の変化の危険がある． ・手術時間が延長する．
回収法	・大量出血する手術，出血量の予測できない手術，術後だけ出血する手術では有効である．	・回収した血液に細菌・脂肪球混入の危険がある． ・赤血球が壊れて溶血の危険がある． ・癌手術では使用できない．
全血冷蔵保存	・特別な器具，装置を必要とせず，どの施設でも実施可能である．	・保存期間に限界がある． ・採血後に貧血が進行する場合は貯血が困難である．
MAP赤血球FFP保存	・42日間の保存が可能である．	・大型遠心機が必要． ・エルシニア菌汚染の危険性がある．
冷凍赤血球FFP保存	・凍結した赤血球は10年有効で手術の数ヵ月も前から大量の貯血が可能． ・新鮮な血液を用意できる．	・特別な設備が必要． ・冷凍や解凍などの操作が困難． ・解凍後12時間以内に使用する必要がある． ・血液の回収率が80〜90％と低い．

（日本自己血輸血学会ホームページより）

●自己血輸血には術直前採血・血液希釈法（希釈法），出血回収法（回収法），貯血式自己血輸血法（貯血法）の3つの方法がある．貯血法は保存方法により，さらに，全血冷蔵保存，mannitol adenine phosphate(MAP)赤血球と新鮮凍結血漿(fresh frozen plasma：FFP)保存，冷凍赤血球とFFP保存の3つの方法に分けられる（表1）．ここでは最も一般的な貯血法（全血冷蔵保存）について述べる．

3. 貯血法（全血冷蔵保存）の実際

スケジュール例（800m*l* 貯血の場合）

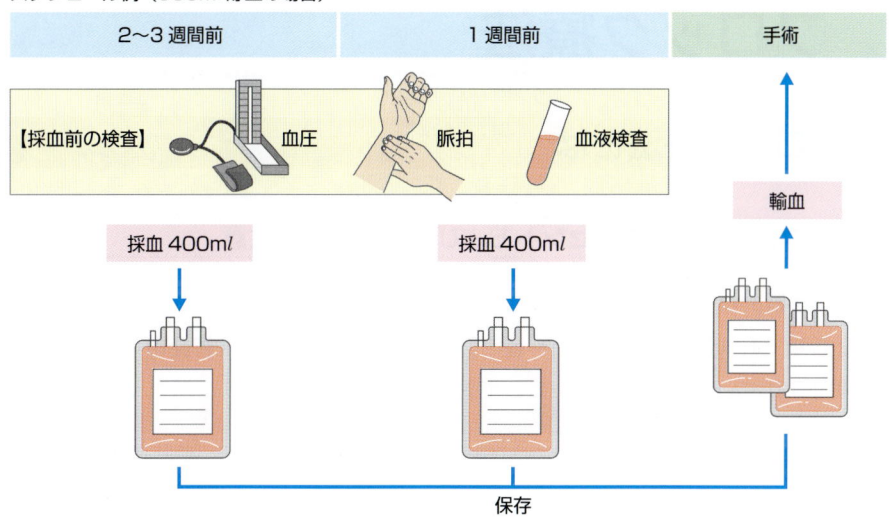

図1：採血スケジュール
自己血輸血を行うための採血は，スケジュールに従って手術の2〜3週間前から行う．体重や血液検査の値によっては，1回に400m*l* を採血しない場合もある．

（日本自己血輸血学会ホームページより）

- 原則として全身状態が良好で，手術が2〜3週後に予定され，輸血が必要と予想される手術（人工股・膝関節置換術，脊椎固定術など）患者が適応になる．
- 緊急手術患者では，貯血法の適応はなく，希釈法や回収法を検討する．
- 貯血期間中は，鉄剤内服が必要となり，貯血量・貧血進行の程度により，エリスロポエチン製剤を使用する．
- 採血量は，週1回200〜400m*l* で，貯血必要量に応じて2〜3回採血することが多い（図1）．採血した血液を4〜6℃で冷蔵保存し，手術中や手術後に輸血する．
- 自己血の採取・保存・使用に際しては，患者間違いや不潔操作による自己血汚染などのミスを決しておこさないように，施設ごとにきちんとした管理体制の構築が必須である．

整形外科 Q&A

Q ……自己血輸血を行う患者にどのようなインフォームド・コンセントが必要か？

A ……輸血全般に関する事項に加え，自己血輸血の意義，自己血採血・保管に要する期間，採血前の必要検査，自己血輸血時のトラブルの可能性と対処方法など，自己血輸血の実際的な事項について十分な説明と同意が必要である．

（神園純一・小宮節郎）

外来処置

4. ブロック療法

1. ▶▶▶ ブロック療法とは

❶ インフォームド・コンセントおよびブロック前の注意

- ブロックが診断的なものか，治療的なものかもはっきりさせておく．
- 診断的な意味であれば，疼痛が交感神経を介するものなのか，体性神経由来なのか，また，どの神経が障害されているのかを明らかにしておく．
- 合併症についても十分に説明する．

❷ ブロックの適応

- 非ステロイド性消炎鎮痛薬(NSAID)，安静でも軽快しない疼痛．
- 3ヵ月以上続いている疼痛で，疼痛源が限局できない疼痛．
- 出血傾向がないこと，およびブロック部位に感染がないこと．

❸ ブロックの種類

- 外来で従来行われているブロックで，X線透視撮影装置がなくてもできるブロックは，トリガーポイントブロック，頸部硬膜外ブロック，星状神経節ブロック，大後頭神経ブロック，肋間神経ブロック，外側大腿皮神経ブロック，腰部硬膜外ブロック，仙骨硬膜外ブロックなどがあげられる．

表1：各種局所麻酔薬の特徴

一般名	リドカイン	メピバカイン	ブピバカイン
商品名	キシロカイン	カルボカイン	マーカイン
効力(プロカイン＝1)	1.5～2	2	8～10
毒性(プロカイン＝1)	1～1.5	1～2	4～6
麻酔指数(効力/毒性)	2	2	1.7
硬膜外麻酔使用濃度(%)	1～2	1～2	0.25～0.5
作用機序	最も早い	早いがリドカインより遅い	遅い
作用持続時間	中等度ではあるが短いほう	中等度でリドカインより長い	最も長い
その他	抗不整脈作用 抗吐逆作用 中枢抑制傾眠作用	蓄積作用	長時間のブロックによい

❹……麻酔薬

●よく用いられる麻酔薬は，リドカイン，メピバカイン，ブピバカインの3種類で，それぞれの特徴については，表1に示す．

❺……各種ブロックの実際

●X線透視撮影装置が不要で，外来で最も多く用いられるトリガーポイントブロック，腰部硬膜外ブロック，仙骨硬膜外ブロックについて解説する．

2. ▶▶▶ トリガーポイントブロック

❶……適応

●手技的には容易で，効果の高い治療法で，筋・筋膜性疼痛とよばれる漠然とした頸部，背部，腰部の強い疼痛が適応である．

❷……トリガーポイントの概念

●トリガーポイントは，ただの圧痛点ではなく，筋肉内に索状に触れる過敏点である．
●索状の組織については，コンセンサスが得られておらず，線維内結合織に局在性の浮腫と血小板の凝集を伴った変染色物質の存在を特徴とする筋線維炎とするものと，組織像は非特異的なものとするものがある．

❸……手技

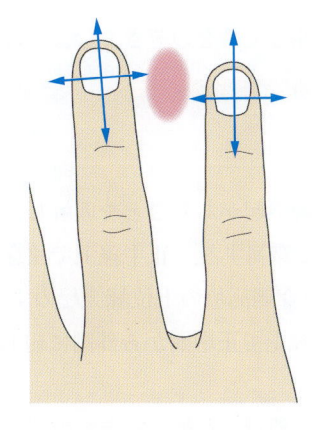

図1：トリガーポイントブロック

●5mlの注射器，22〜25Gの注射針を用いる．
●図1のように示指と中指を用い，指先を上下左右に動かしながらトリガーポイントへ向かって指先の幅を狭めながらポイントを絞る．

●トリガーポイントおよび示指，中指も含めて消毒して，ポイントに向かって針を進めていく．筋膜を通過するときには，針先に抵抗を感じるので，それからもう少し針を進め，ブピバカイン3〜5mlを吸引テスト後，トリガーポイントに注射する．注射方向は一方向だけではなく，周囲にも注入するようにして針を抜く．

❹ 合併症

●合併症は少ないが，皮下血腫に注意する．

3. 腰部硬膜外ブロック

❶ 適応

●腰痛症，腰椎椎間板ヘルニア，腰椎椎間関節症など腰痛を主症状とする症例が適応になる．麻痺が主症状の腰部疾患には適応がない．

❷ 使用器具

●ブロック針として20G翼付きTuohy針を用いている．
●局所麻酔薬
●注射器(ガラス製5cc 1本，ディスポーザブル5ccと10cc各々1本)
●ほかには滅菌手袋，滅菌シーツ，生理食塩水など

❸ 手技

A. 体位
●患側を下の側臥位で，股関節・膝関節を最大屈曲して臍をのぞきこむように体を丸くするように体位をとる．

B. 穿刺部位
●腸骨稜の最頭側端を結ぶ線上(Jacoby線)にL4棘突起があることを理解したうえでブロック針の穿刺高位を決める．通常はL4/5間かL5/S1間で穿刺する．正中線上で注意深く棘突起を触診して穿刺高位を決める．穿刺部位は，正中法では穿刺高位の上位棘突起のすぐ尾側とする．傍正中法では，穿刺高位の上位棘突起の下縁を通る線上で正中面から外側に約10°傾いた点とする(図2)．
●穿刺部位を中心から同心円を描きながら外側へと消毒した後，穴あきの滅菌シーツで刺入点を覆う．

C. 局所浸潤麻酔
- 穿刺部位に局所麻酔を行う．局麻薬に1％リドカイン1mlを使用し，24G針-5cc注射器を用いる．

D. ブロック針の穿刺と硬膜外腔の確認

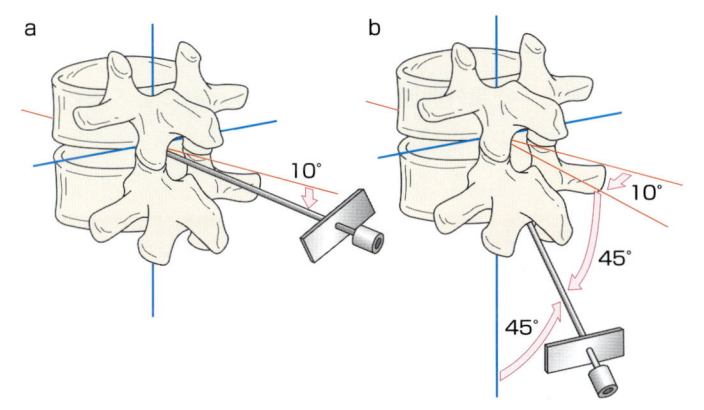

図2：腰部硬膜外ブロック
a. 正中法，b. 傍正中法

- ブロック針の穿刺方法には，正中法と傍正中法とがある(図2)．ほとんどの症例は正中法でブロックができる．
- 高齢者は変形性変化が強く，時に正中法では穿刺することができず，傍正中法を用いなければならないことがある．
- ブロック針の刺入には翼を両手に持って，正中位を保ちながら棘間靱帯まで針を進めスタイレットを抜く．
- 硬膜外腔の確認方法はloss of resistance法を用いている．loss of resistance法では，硬膜外針のスタイレットを抜いた後，ガラス製5ccの注射器をつける．左手で翼を持ち，右手で注射器を押しながら針を進める．ガラス注射器に空気を入れ加圧しながら硬膜外針を棘突起間に刺入して，ガラス注射器でパンピングしながらloss of resistanceを確認しながら針を進める．黄色靱帯を穿通すると，急に圧が減弱することで，針先が硬膜外腔に入ったことがわかる．
- この確認の際，ディスポーザブルの注射器では，loss of resistance の微妙な感覚が手に伝わりにくいので，ガラス製注射器を用いるほうがよい．
- hanging drop法でもよいが，その短所としては，陰圧が少ない腰椎下部，あるいは，何度も硬膜外ブロックを受けた症例では，陰圧がわかりにくいことがある．

E. 局麻薬の注入
- 局麻薬の入った10cc注射器を硬膜外針につけ，局麻薬として1％メピバカイン5～8mlを用いている．

F. ブロックの効果の確認
- 下肢の温感が出現すれば，腰部の神経はブロックされていることになる．

G. ブロック後の安静

●ブロック後は，約15分は患側下で安静にして患側に局麻薬がよく広がるようにする．その後は約45分仰臥位で安静にする．外来でブロック治療を行うことが多いので，安全の意味からも1時間は経過を確認する．

❹……合併症

●硬膜穿刺後頭痛，高位脊麻を伴う低血圧，硬膜外血腫，血管迷走神経反射による失神などがあげられるが，ほとんどの合併症がブロック直後から起こりうる．

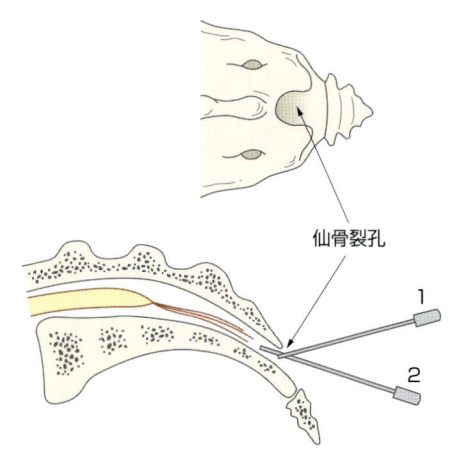

4. 仙骨硬膜外ブロック

❶……適応

●硬膜外ブロックの1つである．腰部硬膜外ブロックに比較して，仙骨部は硬膜外腔が広く，手技が容易で硬膜穿刺の危険性が少ない．
●L4/5，L5/S1の椎間板ヘルニアや根性坐骨神経痛が適応である．特に腰部に脊椎手術の既往のあるものは，腰部の硬膜外腔が癒着している可能性があるので，本ブロックの有用性が高い．

❷……使用器具

●21G静注針あるいはブロック針を用いる．
●局所麻酔薬
●注射器(ガラス製5cc1本，ディスポーザブル5ccと10cc各々1本)
●ほかに滅菌手袋，滅菌シーツなど

❸……手技

仙骨裂孔

図3：仙骨硬膜外ブロック

- 体位は腹臥位で，下腹部に枕を入れて仙骨部を最も高くする．
- 仙骨裂孔を触知し，正中尾側からブロック針を刺入する．仙尾靱帯を貫通後，ブロック針の先端をいったん仙骨の前壁に当てた後(図3の1)に方向を背側皮膚面に平行になるようにする(図3の2)．
- 腰部硬膜外ブロックと同様に抵抗消失がみられたら，血液や髄液が逆流しないことを確認して1％リドカインを10〜15ml注入する．その際，急激に注入すると疼痛を誘発するのでゆっくりと局所麻酔薬を注入する．

❹……合併症

- 腰部硬膜外ブロックの合併症と同様であるが，その他の特徴として，十分な効果を得るためには，局麻薬を多量に使用する必要がある．しかしこの部は血管に富むこともあって，局麻薬の薬物中毒には注意しなければならない．

整形外科 Q&A

Q……ブロック前後での診察は？

A……ブロック前に患者の疼痛誘発動作をよく診察しておき，ブロック後に同一動作を繰り返してブロックの効果を確認する．治療的な意味だけをもつブロックでは，このような手順は不要であるが，ブロック後の治療計画を立てる際には必要であり，特に初回ブロックの場合はブロック前後の診察は重要である．

(田口敏彦)

外来処置

5. ギプス・シーネ固定

1. ▶▶▶ 固定の目的と種類（表1）

表1：固定の目的

| ①骨折，脱臼や靱帯損傷の整復位維持 |
| ②局所の安静による疼痛の軽減や炎症の沈静化 |
| ③変形矯正や術後の矯正位保持，不良肢位の予防 |
| ④義肢・装具の採型 |
| ⑤四肢切断端の形成や仮義足のソケット　など |

● 固定方法には，固定部位を全周性に巻き込むギプス包帯，いわゆる添え木であるシーネ（副子）やいったん作製したギプスを長軸方向に半割して作製するギプスシャーレのほか，三角巾，テーピング，装具や牽引装置による固定などがある．

2. ▶▶▶ ギプス包帯固定の合併症

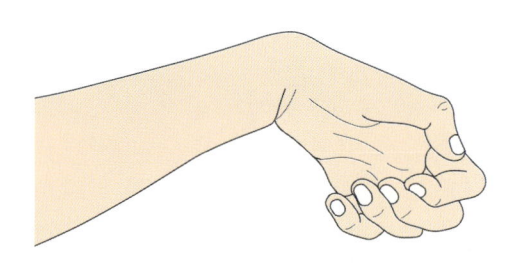

図1：Volkmann拘縮
典型例では，拘縮（手関節掌屈位，母指内転位，MP関節過伸展位，PIP関節・DIP関節屈曲位），前腕屈筋群の萎縮および手掌面の知覚障害が出現する．

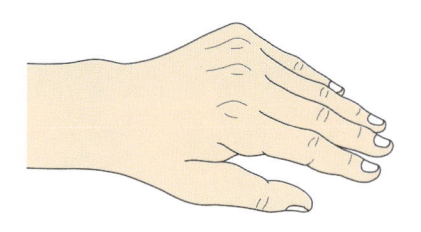

図2：内在筋優位肢位（intrinsic plus position）
手指の固定では，MP関節屈曲，DIP関節およびPIP関節伸展とすることで拘縮を残しにくい．

● 装着後に腫脹が増大すると，ギプス内で圧が上昇して循環障害や神経麻痺を起こし，重篤な場合阻血性拘縮を生じる．
● 上腕骨顆上骨折の場合のVolkmann拘縮は有名で，前腕屈筋群の阻血性壊死と正中および尺骨

神経障害をきたすものである(図1).
- 下腿においても前脛骨区画で阻血性壊死が生じやすく注意を要する．区画内での微小循環障害が本態であり，必ずしも脈拍消失はみられない．自発痛の増大が特に重要である．
- 疑われた場合には直ちにギプス全長に縦切開を入れ(割を入れると表現されることもある)，下巻き包帯も切離して開大する，あるいはギプスシーネやギプスシャーレに変更するなどが必要になる．
- だだし，プラスチックギプスでは縦切開を十分に行っても開大しにくいので注意を要する．
- その他，ギプスの圧迫による神経麻痺(腓骨頭部での腓骨神経麻痺など)や，関節拘縮，廃用性筋萎縮などがある．固定肢位に留意し(図2)，固定していない関節の自動運動やギプス内での等尺性運動を指導する．

3. ギプス材料

- ギプスは元来ドイツ語で石膏を意味し，ギプス材料として木綿布包帯に石膏をしみこませたものが広く使用されてきた．
- 最近はガラスやポリエステル繊維を水で硬化する樹脂加工したプラスチックギプスが用いられることが多い．

4. プラスチックギプス包帯の巻き方

- ストッキネット(伸縮性のチューブ状包帯)を固定範囲よりやや長めに装着する．余裕のある太さのものを使用し，患肢への圧迫が起こらないように注意する(図3)．
- ついで，ギプス用下巻き包帯を，包帯幅の約1/2程度が重なり合うように遠位から近位に均一に巻く．下巻き包帯は褥瘡防止や固定後の腫脹に対応する目的で使用する．骨の突出部位ではやや厚めに巻く．

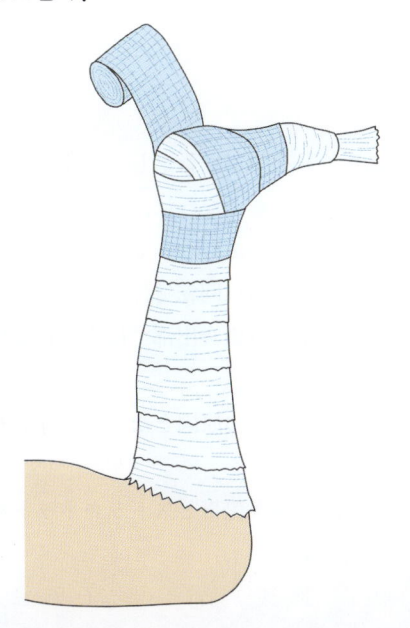

図3：ギプスの巻き方
ストッキネットおよびギプス下巻き包帯を固定範囲より長めに使用し，最後に折り返してギプス端が直接肌に触れないよう配慮する．

- プラスチックギプス包帯には素手で触れないようプラスチックあるいはゴム手袋を着用し，常温の水に浸したあと軽く絞って使用する．
- 原則として遠位から近位に向けて，包帯幅の約1/2から2/3程度が重なり合うように転がすように巻いていく．通常，上肢では3〜4層，下肢では4〜5層程度重ねる．荷重ギプスの足関節部では6〜7層とする．
- 巻き込んだ後の矯正は困難なので，固定肢位に十分配慮する．また，手掌や足底など体の形状に合うようモールドする．
- ギプス端部ではストッキネットを折り返すなど直接患肢に接触しないように配慮する．
- プラスチックギプス包帯は数分でおおむね硬化するが，荷重には20分程度待つ必要がある．

5. ギプス包帯の除去

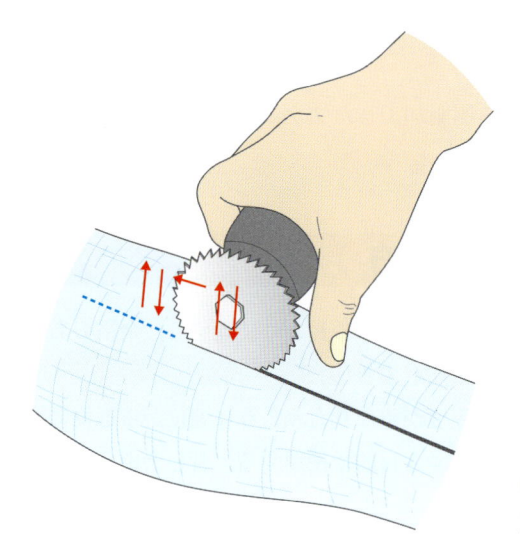

図4：電動カッターでのギプスカット
カッターは上下に動かし，ギプスから離して1〜2cmずつ移動させる．

- 電動カッターを用いて切開する．あらかじめ切開するラインをマーキングしておくとよい．
- カッターはギプスに軽く押し当て，ギプスの層を越えて抵抗がなくなれば，いったん刃を戻して1〜2cmずらした位置で同じように切開する(図4)．これを全長にわたって行う．
- 刃を切開方向に横へずらせて切開してはならない．カッターの刃は回転ではなく振動しているため，やわらかい下巻き包帯や皮膚組織は傷つけにくいが，特に骨の突出部では皮膚損傷の可能性がある．
- 同じ部位に長く刃を当てているとギプスとの間で高温となり熱傷の原因となるので注意を要する．
- 反対側も同様に切開したあと，スプレッダーで押し開き，下巻き包帯とストッキネットをギプスバサミで切開する．この際にも皮膚を傷つけないよう注意する．

6. ギプス包帯の例

❶ 長上肢ギプス包帯（図5）

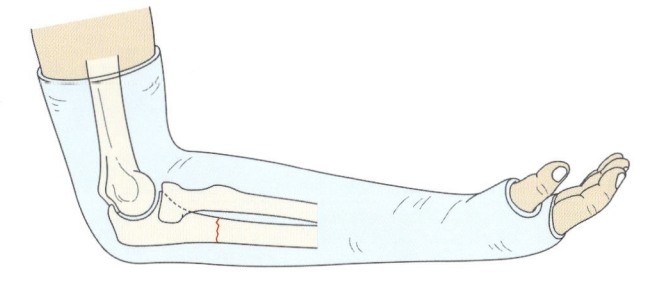

図5：長上肢ギプスの例（前腕回外位）
橈骨近位骨幹部の骨折は前腕回外位で整復位が維持されることが多い．

- 上腕骨顆上骨折や前腕骨折などに用いられる．
- 橈骨骨幹部骨折では，近位の場合は前腕を回外位，遠位の場合は回内外中間位とするなど前腕の回内外肢位にも注意を要する．

❷ 吊り下げギプス包帯（hanging cast）（図6）

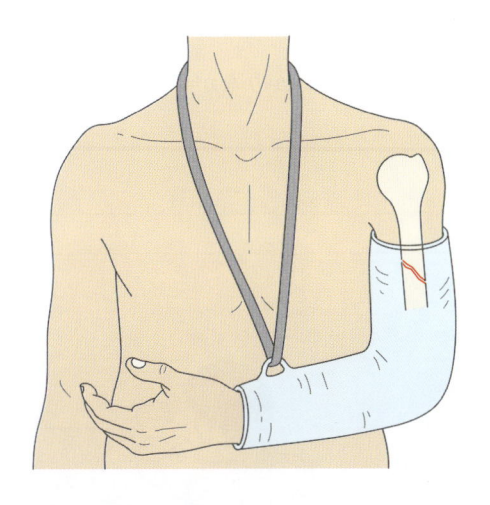

図6：吊り下げギプス包帯（hanging cast）
ギプスの重量による牽引で骨折部の整復位維持を期待する．

- 主に上腕骨骨幹部骨折に用いられる．
- ギプスの重量による牽引で骨折部の整復位維持を期待する機能的ギプス包帯である．

❸ 下肢シリンダーギプス包帯（膝伸展位ギプス包帯）

- 膝蓋骨骨折や膝側副靱帯損傷などで用いられる．
- 大腿部から足関節直上まで膝伸展位あるいは軽度屈曲位でのギプス固定で，足関節は固定しない．通常荷重歩行を行わせる．

❹……PTBギプス包帯（図7）

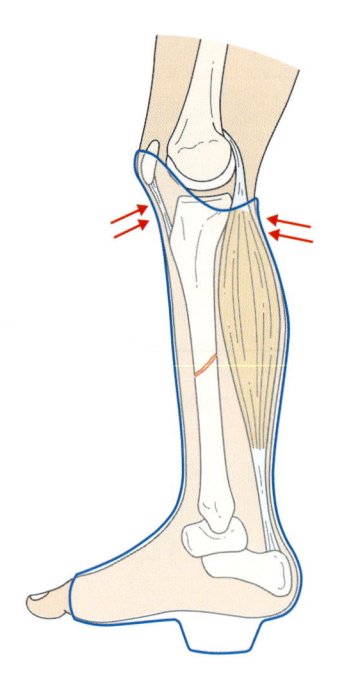

図7：PTBギプス包帯
膝蓋腱と内外側脛骨顆部をしっかり圧迫し，この部分で体重を支持する．

- 安定型の脛骨骨幹部骨折などに用いられる．
- 膝蓋腱と内外側脛骨顆部で体重を支えることで患部の免荷をはかりながら患肢への荷重歩行を行わせる．

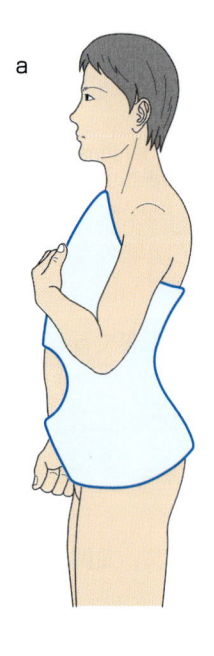

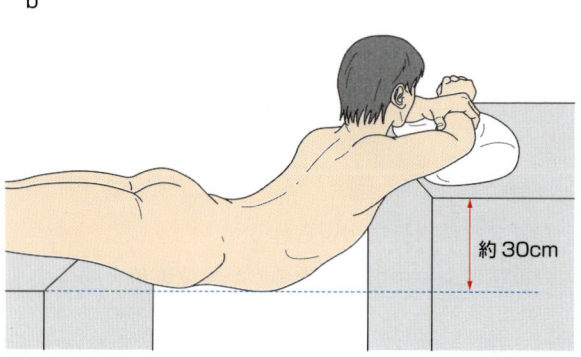

❺……体幹ギプス包帯（図8）

図8：体幹ギプス包帯（a）と反張位のとり方（b）
十分な反張位をとるためには胸骨上縁から恥骨結合部まで含める必要がある．

- 脊椎楔状圧迫骨折などで用いられる．
- ギプス包帯を巻く際に，約30cm高さの異なるテーブルを用い，腹臥位で高いほうのテーブルに上肢と頭部を，低いほうに大腿近位部以下をのせることで，十分な反張位をとらせることができる(図8b)．巻き終わった後，腹部は大きく開窓しておく．

7. シーネの特徴と材質

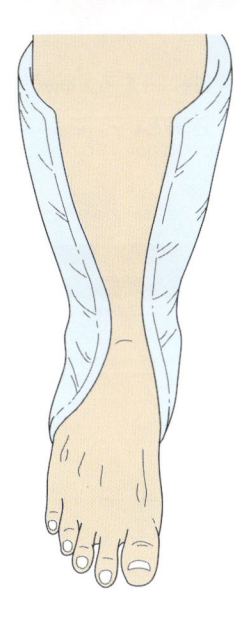

図9：シーネ固定の例
足関節捻挫などに対し，U字型に固定して歩行を許可する機能的なシーネ固定である．

- シーネ固定（図9）はギプス包帯に比べて固定力には劣るが，装着後の患肢腫脹に対処しやすく，夜間シーネなど患者自身での除去・装着も可能である．
- 材質としてプラスチックギプスを布で覆ったものがよく使用される．
- ロール状のものを適当な長さにカットして使用するタイプや各種既製のサイズのものなどがある．
- 網目状や板状の熱可塑性樹脂製のものもあり，軽量で密着感が得られる．
- アルミ板の片面にウレタンフォームを貼り付けたアルフェンスシーネは各種サイズがあるが，手指など末梢部に用いられることが多い．
- その他，応急処置の現場などでは梯子状の針金をスポンジなどでくるんだCramer副子や空気を抜くと硬化するいわゆるマジックギプスなども用いられる．

整形外科 Q&A

Q プラスチックギプスの利点・欠点は？

A プラスチックギプスは軽量で通気性に優れ，濡れても壊れずX線透過性も良いなどの長所がある．一方，皮膚に接触すると炎症を起こしやすい，断端が鋭利になる，精密に体の形状にフィットさせにくい，巻き込んだ後の矯正はできない，高価であるなどの欠点もある．したがって，装具の採型や先天性内反足の矯正目的などではもっぱら石膏ギプスが用いられる．

（久保俊一・堀井基行）

外来処置

6. 装具の種類とその処方

1. ▶▶▶ 装具と医師の役割

- 装具は薬剤と同じく医師が処方するものである．
- 具体的な装具を処方するためには装具の理論的理解，素材に関する知識が必要である．
- 装具療法はリハビリテーションプログラムを行ううえで必須といってよい分野であり，その適応を十分理解する必要がある．

2. ▶▶▶ 装具療法の目的

表1：装具療法の目的

①関節運動の制限や有痛部免荷による除痛
②治癒過程にある筋骨格系組織に対する保護
③変形の予防と矯正
④歩行機能や把持機能の改善
⑤免荷　など

- 装具療法は一般に，表1のような目的で行われる．

3. ▶▶▶ 材料

- 装具の素材として適不適を考慮される一般的な性質は，①強度，②軽量性，③硬さ（弾性係数），④耐久性，⑤加工性，⑥有害性などである．

❶……金属材料

- 素材工学の進歩により多品種・少量生産による素材入手が可能となりつつあり装具材料の多品種化も進みつつある．
- 金属材料の選択にあたっては比強度（強さ／比重），弾性係数，耐久性を考慮する必要がある（表2）．
- アルミニウムは比強度が大きく耐蝕性にも優れているので多く使われているが強度が不足することが多い．
- 純チタンは耐蝕性に優れているが弾性係数が小さいためチタン合金として用いられる．チタン合金は装具材料として優れているが高価であり，加工が難しい．

表2：主な金属材料の特性

	引っ張り強度 (kg/mm²)	比重	比強度 (引っ張り強度/比重)	弾性係数 (kg/mm²)
純チタン	33〜49	4.5	8〜11	10.9×10^3
チタン合金 (Ti-6Al-4V)	90	4.4	21	12.0×10^3
ステンレス (SUS304)	60	7.9	8	19.9×10^3
アルミ合金 (2024-T4)	43	2.7	16	7.5×10^3

● 近年 Ti-Ni 合金・Cu 系合金など形状記憶合金が実用化され装具材料として応用されている．

❷ プラスチック材料

表3：プラスチック素材の特徴

長所	短所
軽量である． メインテナンスが容易． 適合性がよい． 可撓性と強度を併せ持つ． 熱・電気絶縁性である． 加工が比較的容易．	通気性が悪い． 破損した場合修理が困難． 完成後の修正が困難． 繰り返し応力で変形・破損が起こりやすい． 帯電しやすい． 採型，製作に技量を要する．

● 現在，最も使用されている装具素材である．加工が容易な熱可塑性プラスチックの特性は装具素材に適していると考えられる．
● プラスチック素材の長所および短所を表3にまとめた．

4. 装具の実際

❶ 上肢装具

A. 肩装具

● 肩関節は複合関節であり障害の部位や病態も多岐にわたる．①体幹から固定する必要があることから既製品の適合が困難，②運動性を確保するため長期間の固定は望ましくないなどの理由により定型的な装具は少ない．
● 肩装具は静的装具が主体であり動的装具が処方される機会は少ない(表4)．
● 肩外転装具は肩関節部の骨折，腱板断裂・肩周囲筋腱術後など外転位によって整復保持が可能な場合や筋腱の緊張が緩和される場合に用いられる(図1)．
● 鎖骨骨折用装具は肩甲骨の前下方移動を抑制し，骨折の整復と固定を目的に処方され，安定型骨折と外側骨折の安定型に適応がある．

表4：病態と肩装具

病態	静的装具	動的装具
副神経麻痺	肩外転装具	
前鋸筋麻痺	肩甲骨保持装具	
反復性肩関節脱臼		Hohmann装具，Thorndike装具
肩鎖関節脱臼	肩鎖関節固定装具	
麻痺性肩関節脱臼	アームスリング	
ポリオ・腕神経叢麻痺		機能的上肢装具
鎖骨骨折	鎖骨骨折用装具	

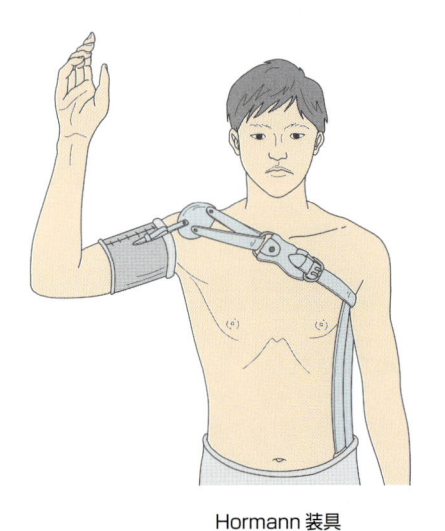

図1：反復性肩関節脱臼装具（動的装具）
Hormann装具　　Thorndike装具

- アームスリングも多く処方される肩装具であるが肩関節には最も避けるべき内転・内旋位拘縮を生じやすい．このため使用中は可動域訓練を併用すべきである．
- 機能的上肢装具として肩屈曲，肘伸展筋力がMMTで1～2，かつ安定した座位保持が可能な場合はBFO（balanced forearm orthosis, ball-bearing feeder orthosis, mobile arm sapport）が処方される．
- BFOの使用が困難な症例にはスプリングバランサーが機能訓練のために使用される．

B. 肘装具

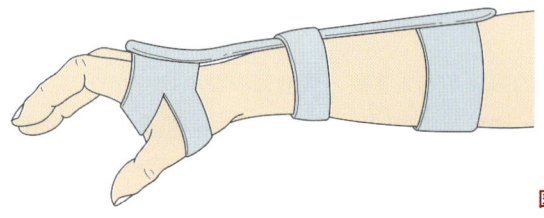

図2：cock-up splint型装具

- 硬性，軟性装具ともに支柱や継手など病態に適した機能を付加して処方される．
- 肘装具は上腕骨外顆炎に対して用いられる頻度が多い．病因が短橈側手根伸筋に対する過度の刺激にあると考えられる症例に対して機能的療法として処方される．
- 手関節制動型(cock-up splint型)，肘関節制動型，肘ベルト型が存在する(図2)．

❷ 手関節装具

- 手関節装具は麻痺手，外傷や炎症に対する機能的固定具として処方される．
- 麻痺手に関しては関節を固定することで軽度の変形に対する矯正，支持性の獲得により手指機能を効果的に発揮させることを目的として使用する．橈骨神経麻痺による下垂手に対して処方される場合 cock-up splint が多く用いられる．この手関節背側保持装具には静的装具と動的装具があり患者の生活状況に応じて選択される．
- 炎症に対する例として関節リウマチ手関節罹患例に手関節装具が処方される機会が多い．
- サポーター固定は固定性が不十分なため十分な支持性を期待できない．しかし十分な固定性を得るためには装具の一部を手掌におかざるをえず，ピンチ動作の障害となることも多い．患者の活動性，ニーズを十分に把握したうえで機能的な装具の処方を心がける必要がある．

❸ 下肢装具

A. 股関節疾患に対する装具

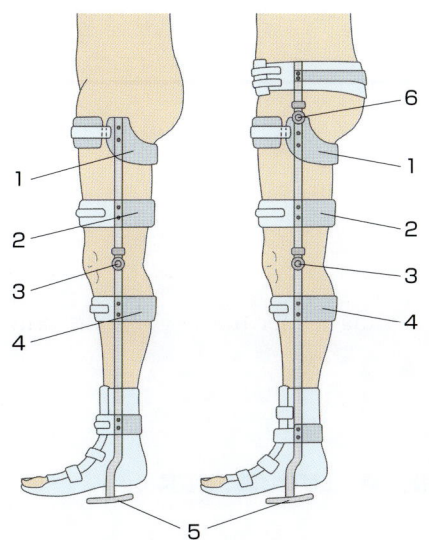

図3：坐骨支持による免荷装具
1. 坐骨支持，2. 大腿半月，3. 膝継手，
4. 下腿半月，5. 歩行あぶみ，6. 股継手

- 股関節疾患に対する装具は免荷装具が中心となる．免荷を効果的に行うには坐骨結節で体重を確実に支持することがポイントである．
- 長期間にわたる免荷は骨や軟骨の萎縮を続発させるため完全免荷状態から部分荷重へと積極的早期荷重に対する配慮が必要である(図3)．

B. 膝関節靱帯装具

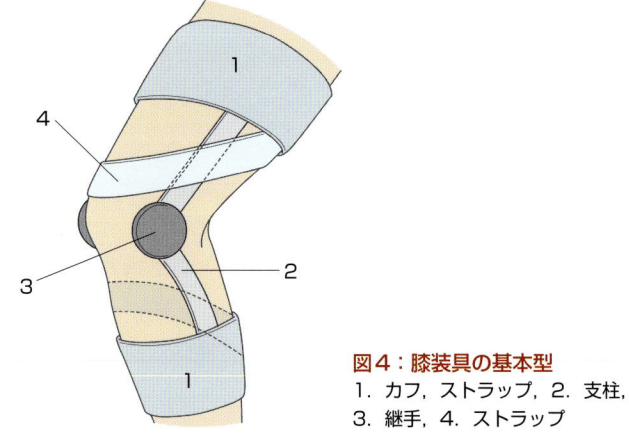

図4：膝装具の基本型
1. カフ，ストラップ，2. 支柱，
3. 継手，4. ストラップ

- 膝装具には軟性のサポーター式のもの，金属支柱をもった硬性のもの，その中間タイプのものがある．
- 基本構造は大腿，下腿を把持するカフとストラップ，支柱および継手からなる(図4)．これらにさまざまな素材のストラップが組み合わされる．
- 膝関節装具の目的は靱帯損傷の予防，損傷靱帯の治療，靱帯損傷による機能不全の代償である．
- 装具は関節から離れた位置で軟部組織を介した状態で機能させざるをえないため靱帯機能を完全に代償することは不可能である．機能の限界を念頭に使用目的を考える必要がある．
- 不安定膝に対する機能療法としてLenox Hill braceなど機能的装具が考案，使用されている．

C. 足部・足関節装具

表5：主な足部・足関節装具

病態	装具
扁平足	アーチサポート
回内側	内側楔足底板
開張足	足挿板
外反母趾	外反母趾装具
踵骨棘	除圧足挿板
尖足・踵足歩行	短下肢装具
内反・外反変形	足挿板，足底装具，短靴，編み上げ靴，短下肢装具

- 足部・足関節の障害では形態に捕らわれた治療は禁忌であり，常に荷重機能を念頭に置く必要がある．
- 装具の役割は免荷期間を短縮し荷重機能を補助することである(表5)．
- 距骨下関節のアライメントに異常がなく，前足部の関節弛緩に由来する扁平足にはアーチサポートが処方される．
- 距骨下関節の回内が強くleg-heel alignment (LHA)が特徴的な外反を呈する回内足には内側

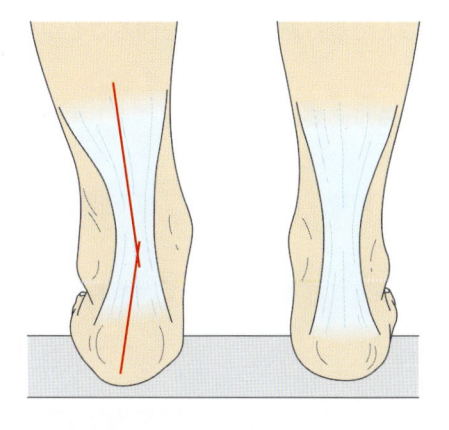

図5：leg-heel alingment
アキレス腱と踵骨の軸から距骨下関節の変形を判断する．

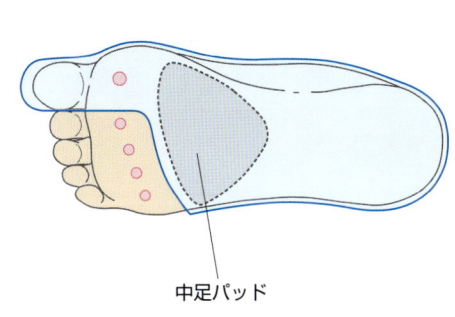

中足パッド

踵棘に対するくりぬきパッド

図6：足挿板の例

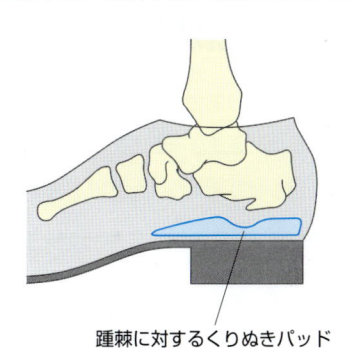

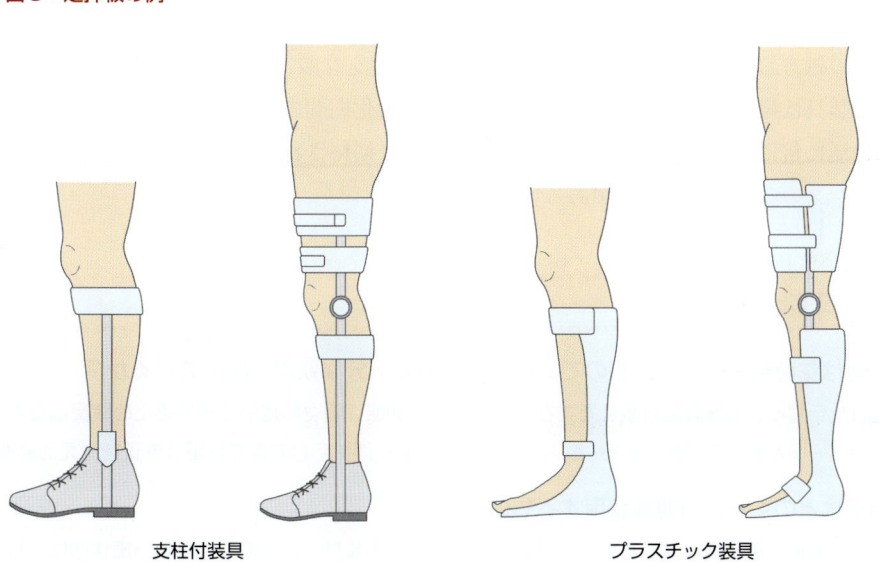

支柱付装具　　　　プラスチック装具

図7：短下肢装具・長下肢装具

楔の足底板が適している(図5)．
●外反母趾に対しても多くの装具が考案されているが処方のポイントは，①外反母趾が形態的に矯正される，②臨床症状(疼痛)が改善される，③日常使用する靴が履ける，④活動性を妨げないことである．
●開張足には第2〜5中足骨骨頭の中枢側に足底挿板を処方することが多い．踵骨棘による痛みに対しても圧痛部を除圧した足挿板が処方される(図6)．

- 麻痺足・足部変形に対して適切な装具が処方されることで歩行能力の改善を図ることが可能である．
- 尖足歩行，踵足歩行に対しては短下肢装具の適応がある．必要に応じて足背ベルト・下腿ベルト，足関節継手を追加する．
- 内反足変形，外反足変形に対しては足挿板，足底装具，短靴，編み上げ靴，短下肢装具が変形の程度に合わせて処方される(図7)．
- 麻痺足・足部変形に対する装具は個別の症例に応じて処方されるべきもので義肢製作業者との連携が不可欠である．

5. 装具療法における留意点

表6：装具療法における留意点

① 治療用装具は不必要な無動化をさける
② 補装具はコンプライアンスをあげる工夫をする
③ 局所のみならず常に全体的なADL向上を念頭に置く

- 装具療法における注意点は局所の無動化が全身の活動性を損なってはいけないということである．装具適応部位のみならず非適応部位の廃用性障害を起こさないよう留意が必要である．すなわち装具の処方および使用に当たっては常にADL改善を念頭に置くべきである．
- 治療用装具は病態に応じて可及的早期に除去し無動化期間の短縮を図らなければならない．
- 日常生活に常に用いる補装具は装具を用いる目的と期待される効果について十分説明し，コンプライアンスの向上を図る必要がある(表6)．

整形外科 Q&A

Q 装具は診断名に対応したものであれば既製品で十分な効果を期待できるか？

A 優れたデザインの既製品も多く考案されているが，病態は個々の症例で異なるため装具は基本的にオーダーメードと考えるべきである．既製品を使う場合も病態に応じて可能な限り修正を考える必要がある．

Q 装具はどのくらいの期間装用するものか？

A 治療用装具と補装具に分けて考える必要がある．治療用装具は原疾患・外傷の治癒状態に応じて可及的早期に除去を図る．また，補装具は身体の一部として一生使い続けるものであるからコンプライアンスの改善を常に意識する必要がある．いずれの場合も不適切な装具は価値がないばかりか病状を悪化させる一因になる．

(村上孝徳・山下敏彦)

> 病棟処置

1. 四肢骨折に対する牽引療法

1. 牽引とは

- 牽引（traction）とは，安静加療や骨折治療の目的で，患部（四肢，脊椎，骨盤など）に牽引力を持続的もしくは間欠的に加えることをいう．
- 牽引の目的は骨の長さやアライメントの調整・腫脹の改善などであるが，現在では成人の骨折に対し牽引のみで加療する症例はほとんどない．手術待機期間に安静などの目的のために行うこともあるが，超早期の手術が多くなっていることなどから機会は減少している．
- 下腿や足関節周囲骨折への直達牽引も，腓腹部への圧迫の軽減・ADLの向上・大きな牽引力・骨折部の安定性などの面から，最近では牽引より創外固定を用いることが多い．
- 反対に，小児の骨折に対しては牽引のみで加療することも多い．
- 皮膚上から行う介達牽引法と，骨に直接刺入した鋼線などを牽引し，長期的に大きな牽引力が得られる直達牽引法がある．

2. 介達牽引（図1）

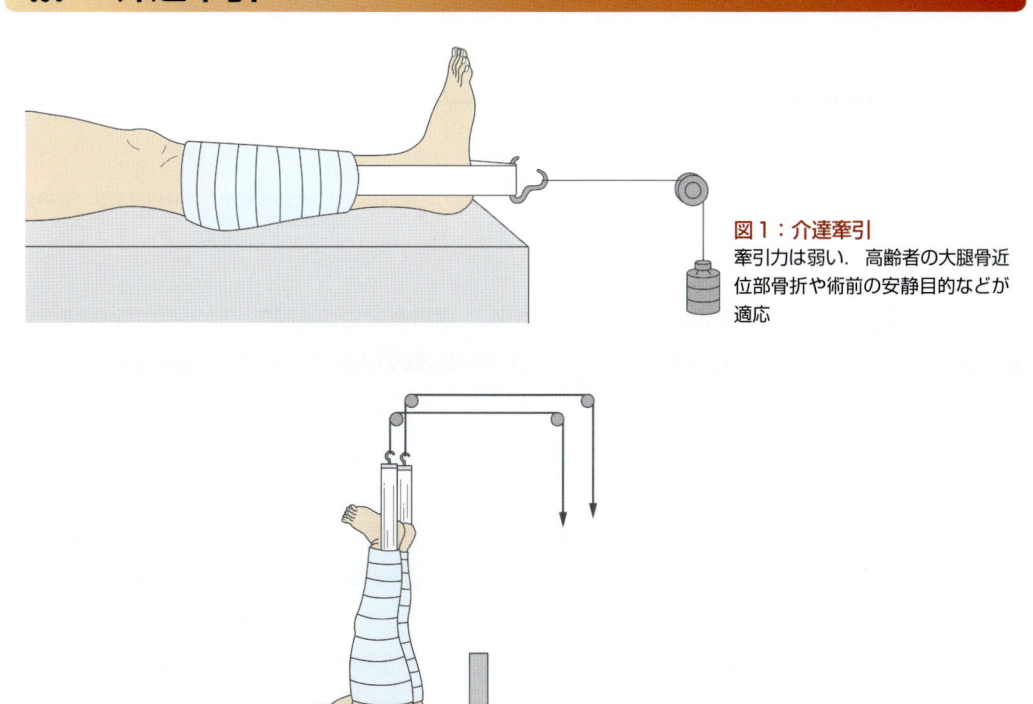

図1：介達牽引
牽引力は弱い．高齢者の大腿骨近位部骨折や術前の安静目的などが適応

図2：乳幼児に対するBryant牽引

- 2〜3 kg くらいまでの軽い牽引や，一時的な場合は介達で牽引を行う．専用のテープやスポンジゴムをU字状にあて，弾性包帯で固定して牽引する．
- 皮膚のかぶれやズレによる水疱形成などが欠点である．
- 牽引肢の長軸に沿い，骨突出部に圧迫が加わらないよう気をつける．
- 介達牽引の目的は牽引力というよりも安静の意味合いが強い．
- 乳幼児(1〜3歳)の大腿骨骨折に対し，仰臥位・股関節90°屈曲位・軽度外転位，2〜3kgで牽引するBryant牽引を用いることがある．骨盤ごと持ち上がることが多いので，体幹への抑制が必要になる(図2)．

3. ▶▶▶ 直達牽引(図3)

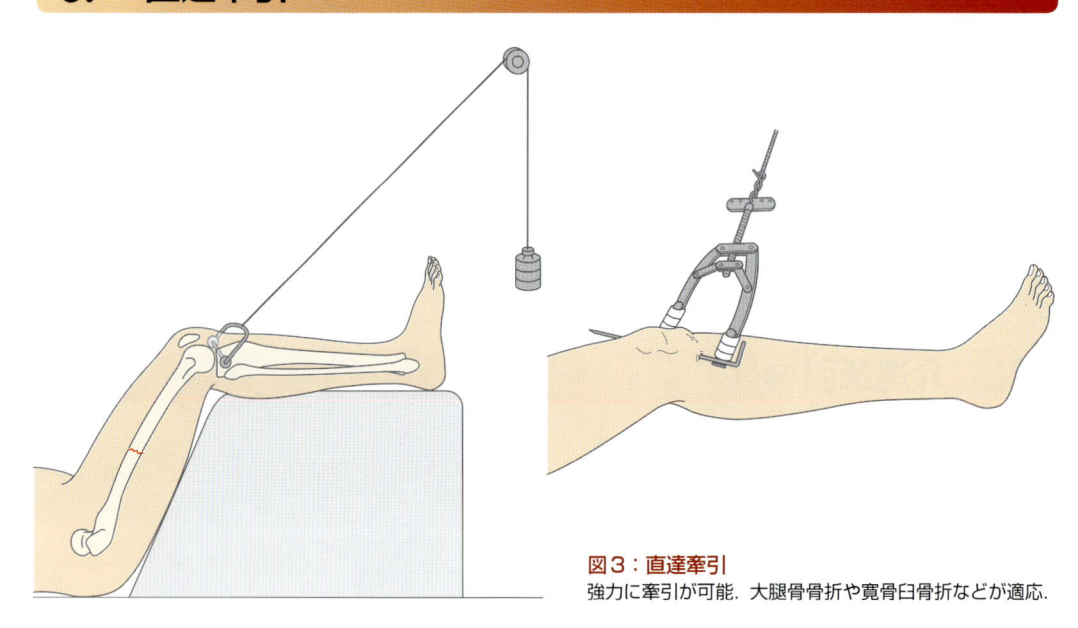

図3：直達牽引
強力に牽引が可能．大腿骨骨折や寛骨臼骨折などが適応．

- 下肢の直達牽引の重錘は体重の1/9を目安とする．通常脛骨近位から行うが，寛骨臼骨折など大きな牽引力を必要とする場合は(10kg以上を目安に)大腿骨遠位から行う．
- 最初にやや重めから牽引し，X線を見ながら軽くしていくか，始めは軽めにし，X線を見ながら徐々に重くしていく方法があるが，いずれの場合も頻回のX線チェックで適正な重さを早めに見つけることが重要である．
- 刺入部や対側の皮膚に外傷創や皮膚疾患がないことを確認し，十分な麻酔と消毒を行う．麻酔，消毒とも刺入部位よりも対側を広範囲に行う．小児には局所麻酔より静脈麻酔が有効なことが多い．
- 神経や血管，腱などに刺入しないよう気をつける．鋼線刺入時には刺入側と対側の2回皮質を破る感覚が重要であり，しっかりと骨をとらえて刺入するように気をつける．
- 刺入場所によって2.0〜3.0mmのKirschner鋼線やSteinmannピンを用いるが，年齢や骨粗鬆症の程度を考慮し鋼線の太さを選択する．
- 刺入後，鋼線緊張器(馬蹄)(図4)で鋼線を緊張させ，牽引を行う．牽引の角度や重錘の選択は

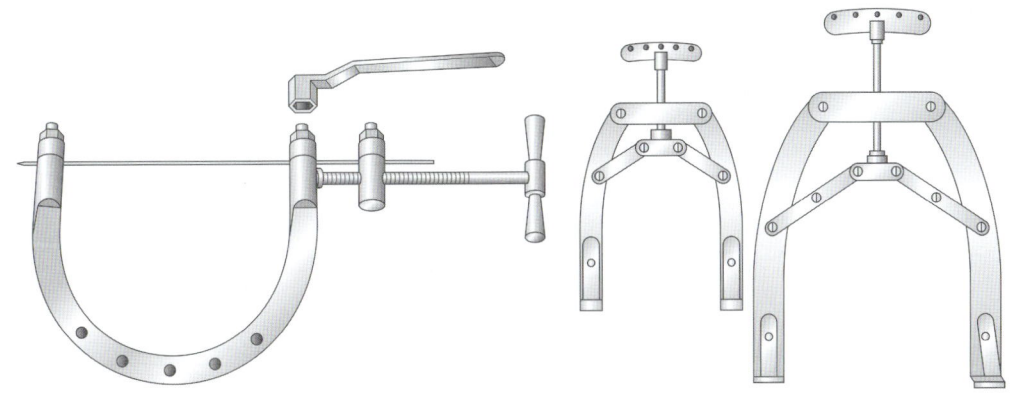

図4：鋼線緊張器（馬蹄）

重要である．特に牽引で治療を行う小児の大腿骨骨折に対する90°-90°法などではX線を頻回にチェックし，回旋や全長などを含め，注意深く経過をみる．
● 特に下肢の牽引中は下腿が外旋し，腓骨神経麻痺を起こすことがある．刺入後は馬蹄の外側に包帯などを挟み，下肢が外旋しないようにするなどの工夫が必要である．

❶……鋼線刺入部位

A. 中手骨

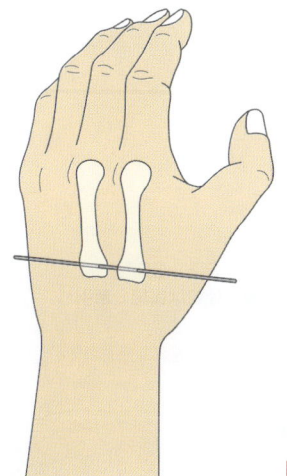

図5：中手骨への鋼線刺入部位

● 前腕骨〜手根骨の骨折，脱臼などに用いる．
● 第2，3中手骨に刺入するが，第2中手骨橈側から第3中手骨背側へ刺入するのは困難なため，第3中手骨背側から第2中手骨橈側へ刺入すると容易である．特に伸筋腱を巻き込まないよう注意が必要である（図5）．

B. 肘頭

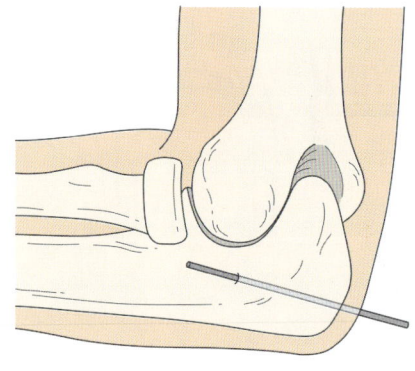

図6：肘頭への鋼線刺入部位

- 上腕骨骨折や小児の上腕骨顆上骨折などが適応になる．
- 尺骨神経損傷を避けるため，肘関節屈曲位で内側から刺入する（図6）．

C. 大腿骨遠位

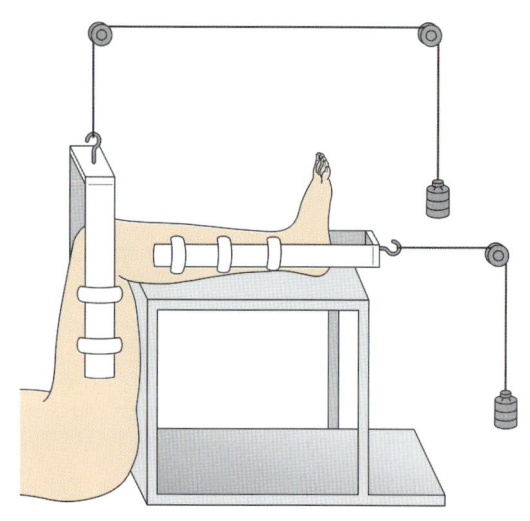

図7：90°-90°法
大腿骨遠位は鋼線で牽引し，下腿は介達牽引とすることが多い．

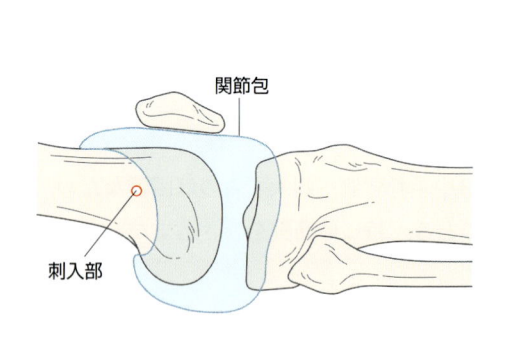

図8：大腿骨遠位鋼線刺入部
関節包
刺入部

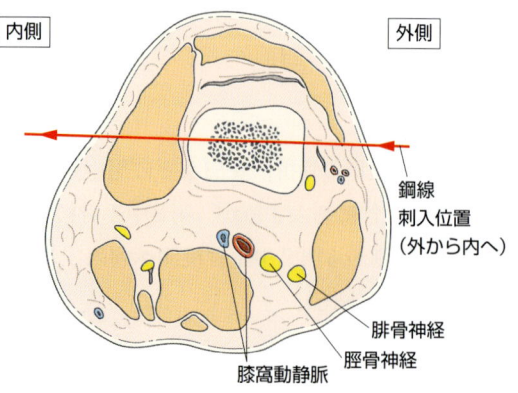

図9：大腿断面
内側　外側
鋼線刺入位置（外から内へ）
腓骨神経
脛骨神経
膝窩動静脈

- 大腿骨近位部骨折や寛骨臼骨折などの大きな牽引力を必要とする場合や小児の大腿骨骨折に対する90°-90°法などに用いる(図7).
- 膝蓋骨上端レベルで大腿骨軸に垂直に刺入する(図8,9).安静時下肢は外旋するため,刺入時,助手に膝蓋骨正面になるよう介助してもらう.
- あまり近位に刺入しすぎると,馬蹄が膝蓋骨に当たり牽引できないので,行う前に馬蹄の大きさと鋼線刺入位置を確認する.

D. 脛骨近位

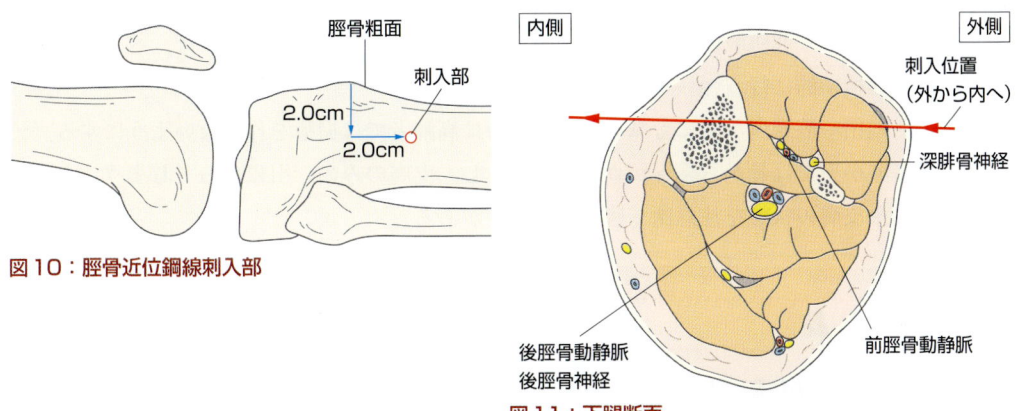

図10：脛骨近位鋼線刺入部

図11：下腿断面

- 脛骨粗面から2cm後方,2cm遠位に刺入する(図10, 11).
- 高齢者や小児では重い牽引を行うと骨から鋼線がカットアウトすることがあるので,刺入位置や重錘の選択は慎重を要する.
- 大腿骨遠位と同じように安静時下肢は外旋するため,鋼線刺入時に助手に膝蓋骨正面になるよう介助してもらう.
- 牽引中下肢が外旋し腓骨神経麻痺などを起こさないように注意する.

E. 踵骨

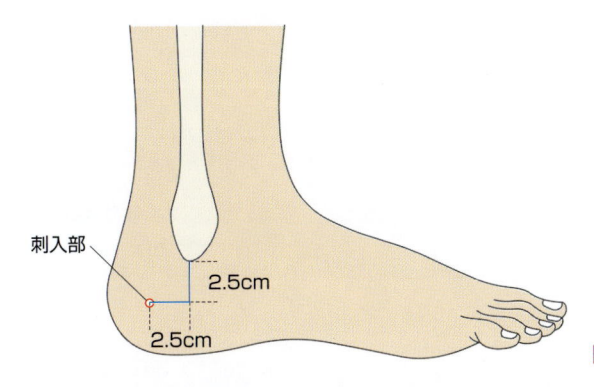

図12：踵骨鋼線刺入部

- 腓骨外果再遠位から2.5cm遠位,2.5cm後方に刺入する(図12).およそ3kgまでが重錘の上限であり,これ以上は足関節が開大するのみである.

❷……その他

- 鋼線刺入部は必ず毎日チェックする必要がある．以前は鋼線刺入部を消毒し，イソジンゲルなどを塗布していたが，最近は消毒せず，洗浄などできれいな状態に保つのがよいとされている．
- 鋼線刺入部周囲に滲出液や出血などで痂皮化することがあるが，痂皮は感染の原因となりえるため，きれいに除去する．
- 鋼線刺入後，鋼線が骨内で内外側に動いてしまうことがある．不潔になってしまうことや，皮膚状態が悪くなることが考えられる．鋼線刺入後は馬蹄を皮膚観察ができる程度の隙間をあけ，なるべく皮膚に近くなるようにする．
- 牽引中であっても，健側肢の筋力低下・関節拘縮の予防のため，可能であれば，ベッドサイドリハビリなどを積極的に行う．
- 牽引での圧迫創や擦過傷などにも気をつける．特に高齢者では褥瘡を作らないようにする．
- 特に高齢者や小児では骨から鋼線がカットアウトし，皮膚のみの牽引になってしまうことがあるため，疼痛や皮膚の状態を注意深く観察する必要がある．

整形外科 Q&A

Q……現在の牽引療法の位置づけは？

A……乳幼児の大腿骨骨折には最もよい適応と考えるが，学童期以降では手術療法を選択することが多くなっている．成人四肢骨折を牽引のみで治療することはまれであり，手術までの安静や骨折部の安定化を図る目的のことが多い．しかし，早期手術ができない場合や創外固定がすぐに準備できない場合は有効な方法であり，必ず覚えておく必要があるであろう．

(鈴木浩之・大塚隆信)

III

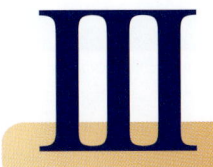

外傷治療・手術スキル

外傷の治療原則	136
骨の基本手術	167
関節の基本手術	185
脊椎の基本手術	200
腱・神経・血管の基本手術	214
アドバンス手術スキル	239

外傷の治療原則

1. 骨折の治療原則

1. ▶▶▶ 開放骨折（図1）

```
全身状態の評価 ──┐
              ├── 洗浄
四肢開放骨折の病態把握 ┤
              ├── 抗生物質投与
              ├── 破傷風トキソイド
              └── 副子固定
```

当日

デブリドマン → Gustilo分類

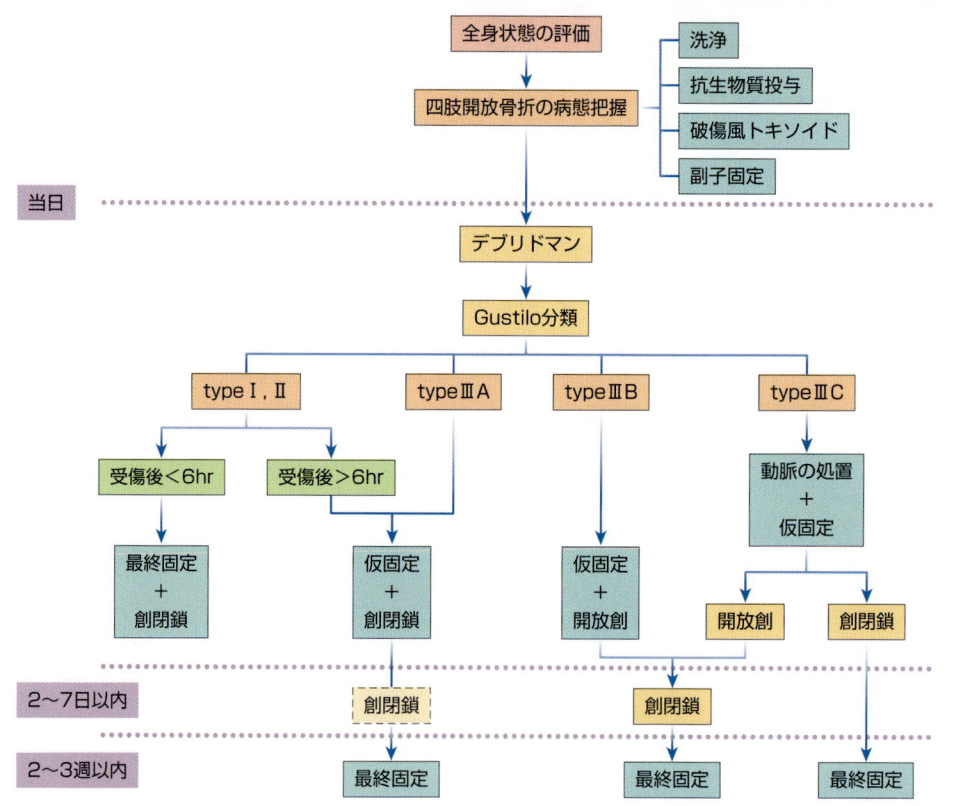

- type I, II
  - 受傷後＜6hr → 最終固定＋創閉鎖
  - 受傷後＞6hr → 仮固定＋創閉鎖
- type IIIA → 仮固定＋創閉鎖
- type IIIB → 仮固定＋開放創
- type IIIC → 動脈の処置＋仮固定 → 開放創／創閉鎖

2〜7日以内: 創閉鎖／創閉鎖

2〜3週以内: 最終固定／最終固定／最終固定

図1：開放骨折に対する治療の流れ

❶ 洗浄とデブリドマン

表1：Gustilo分類

Gustilo type	創の大きさ	汚染の程度	軟部組織損傷	骨折
I	＜1cm	比較的きれい	軽度	単純な骨折
II	≧1cm	中等度	中等度，筋損傷あり	粉砕骨折
III-A	通常＞10cm	高度	広範囲，骨折部の被覆可能	高度な粉砕骨折
B			広範囲，軟部組織の再建が必要	
C			通常広範囲，動脈損傷	

- 救急室での処置は洗浄（1〜2*l*）とし，手術室で麻酔下に処置を行う．
- 開放創の大きさや状態，軟部組織損傷の程度，骨折型によるGustiloの分類（表1）は治療方針

の決定に使用されることが多い．
- type ⅢB，ⅢCは合併症（切断，細菌性骨髄炎，偽関節）の発症率が高い．
- 洗浄する生理食塩水の量は type Ⅰ：3*l*，type Ⅱ：6*l*，type Ⅲ：9*l* を目安とし，十分な洗浄が重要である（ジェット洗浄器による低〜中圧の洗浄は有用．点滴用の生理食塩水バックに18Gを差し込んでも代用可能である）．
- デブリドマン（débridement；創縁郭清）：異物，汚染組織，壊死組織，無血行組織の切除筋肉組織のデブリドマンの目安は4C．(1) consistency（硬さ），(2) contractility（収縮性），(3) color（色調），(4) capacity to bleed（出血の有無）．特に(4)が大切である．
- golden hour（受傷後6〜8時間以内）の創部の洗浄とデブリドマンが重要であり，その範囲に疑いがあれば48〜72時間後にセカンドルックを行う．

❷……抗生物質

表2：破傷風に対する免疫化のガイドライン

破傷風ワクチン接種の既往	破傷風を起こす可能性の高い創[*3]		破傷風を起こす可能性の低い創	
	TT	TIG	TD	TIG
不明または3回未満	投与	投与	投与	非投与
3回以上	非投与[*1]	非投与	非投与[*2]	非投与

TT：沈降破傷風トキソイド
TIG：抗破傷風ヒト免疫グロブリン
[*1] 最終投与から5年以上経過しているときは行う．
[*2] 最終投与から10年以上経過しているときは行う．
[*3] 不潔物，糞便，土壌，または唾液により汚染された創傷；刺創，挫滅損傷，裂離，銃創，熱傷，および凍傷など（これだけに限らない）．

- 予防ではなく治療を目的に投与する．十分なデブリドマンが基本であり，抗生物質投与はデブリドマンの代用にはならない．
- 受傷後3時間以内に第1セフェム系1〜2g，以後6時間ごとに1g追加し，48〜72時間継続．汚染が強ければ，アミノグリコシド併用を推奨する．
- 開放骨折では必ず沈降破傷風トキソイド（tetanus toxoid：TT）を筋注し，汚染創でトキソイドの既往が不明であれば抗破傷風ヒト免疫グロブリン（tetanus immunoglobulin：TIG）投与を行う（表2）．

❸……創の閉鎖

- type Ⅰ〜type ⅢAは受傷後6時間以内であれば可能．
- type ⅢB，Cでも十分なデブリドマンを行えば，皮弁を用いた一時的な閉創は可能であるが，挫滅が高度な場合は一時的に人工真皮などで被覆し，感染がないことを確認できれば2〜7日以内に植皮や皮弁を用いて閉創する．

> **Pitfalls** ▶▶▶ 開放骨折を診たら!!
>
> - 開放骨折の出血量は閉鎖骨折の約1.5〜2倍となることがある．
> - 開放骨折でもコンパートメント症候群は発症しうる．
> - ピンホールの開放創でも創を拡大し，十分な洗浄とデブリドマンを行う．
> - Gustilo分類は十分なデブリドマン後に行い，gradingに迷ったら高く（重傷に）評価する．
> - ガス壊疽を疑ったら（握雪感，Ｘ線像の皮下ガス像），直ちに創の開放，デブリドマン，大量抗生物質投与，高圧酸素療法を開始する．

❹ 骨折部の固定

- 仮固定（temporary fixation）と最終固定（definitive fixation）とがある．
- Gustilo分類Ⅰ，Ⅱでは，受傷後6時間以内に十分な洗浄とデブリドマンが行われ，余裕をもって閉創が可能であれば一期的に最終固定を行う．当日閉創・最終固定ができない場合，2〜7日以内に閉創し，2〜3週以内で最終固定を行うことが望ましい．
- Gustilo分類ⅢB，Cでは，仮固定を行い感染がないことを確認して2〜3週以内で二期的に最終固定を行う．
- typeⅢAに対して初回手術で創外固定を行うか，最終固定を行うかは術者の判断，手術室の状況による．
- Gustilo分類は下腿骨骨折に対する分類であり，他の部位では感染率は異なる．手指の切断では洗浄・デブリドマン後に再接着術を行っても感染率は5％以下と下腿切断・再接着より感染は少ない．

2. ▶▶▶ 小児骨折

❶ 小児骨折の特徴

typeⅠ 骨端線離解　typeⅡ　typeⅢ　typeⅣ　typeⅤ 骨端成長軟骨圧挫

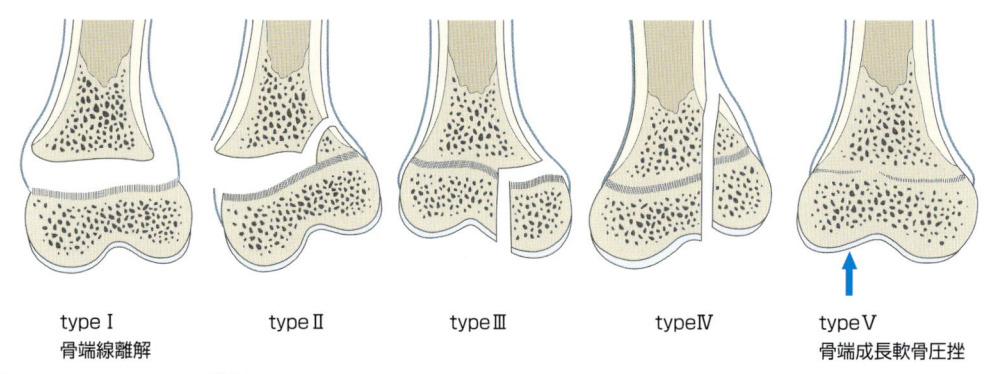

図2：Salter-Harrisの分類

- 小児の骨端にある成長線（骨端線）は，軟骨成分に富み力学的に弱く，損傷されると成長障害を起こす．骨端線損傷は小児骨折の約15％を占め，治療適応の決定にはSalter-Harrisの分類（図2）

表3：自家矯正

年齢	10歳以下は旺盛．成長終了まで3年以上あれば期待できる．
骨折の部位	骨端線に近いほど旺盛である．
転位の程度	側方・屈曲転位は矯正されやすい．骨幹部骨折で約20°，骨幹端は約25°
転位の方向	回旋転位は矯正されない（上腕骨顆上骨折や手指の内旋変形など）

が有用である．
- 小児の骨は弾性力に富み，単純な骨折型が多い（若木骨折，膨隆骨折，塑性変形）．
- 骨膜は厚く，仮骨を形成する能力が高い．年齢が若いほど自家矯正は旺盛で，骨折の治療は保存治療が優先される．
- 手術療法の適応は，開放骨折，gapが残存する関節内骨折，骨端線損傷（Salter-Harris type Ⅲ以上），自家矯正が期待できない症例（表3）などである．
- 小児肘関節周辺骨折では骨端核発現に個人差があり骨折の診断が困難なため，必ず対側2方向を撮影し比較する．

❷ 保存療法

A. 徒手整復＋外固定
- 適切な麻酔の下で徒手整復し，整復位を保持するためにギプス包帯などで外固定を行う．
- 基本的な手技は透視下で骨片を長軸方向・遠位へ牽引し，受傷機序とは逆の順に力を加えて整復する．

B. 持続牽引

表4：小児骨折に対する持続牽引

	介達牽引	直達牽引
対象	乳幼児	年長児
重錘	1～3 kg	2～5 kg
管理	～2週：アライメントの調整：回旋変形に注意 2～4週：仮骨形成後ギプス療法へ移行	
合併症	循環障害，皮膚の炎症・水疱	神経損傷，刺入部感染

- 滑車や重錘を用いて持続的な牽引をかけて徐々に整復し，その保持を行うもので，介達牽引と直達牽引がある（表4）．

❸ 手術適応となりやすい小児骨折

A. 上腕骨顆上骨折
- 小児で最も頻度の高い肘関節周辺骨折である．徒手整復・ギプス固定や持続牽引による保存治療が適応されるが，長期入院となるため経皮鋼線固定を選択する例が多くなっている．絶対的な

手術適応は神経血管損傷合併例，整復不能例，不安定例である．Volkmann拘縮が最も重篤な合併症であり，切迫Volkmann拘縮の時点で直ちに治療が必要である．整復位が不十分で内旋変形が残存すると内反変形を生じる．

B.上腕骨外側顆骨折
●上腕骨外側顆骨折は関節内骨折・骨端線損傷であり，外側顆には伸筋群が起始しているため，不顕性骨折や受傷時の転位が小さくとも外固定中に進行してくることが多いので1週以内に再度X線撮影を行う．手術治療が必要になる小児骨折の1つであり，2mm以上の転位は成長障害や偽関節になりやすく手術適応である．

C.Monteggia骨折

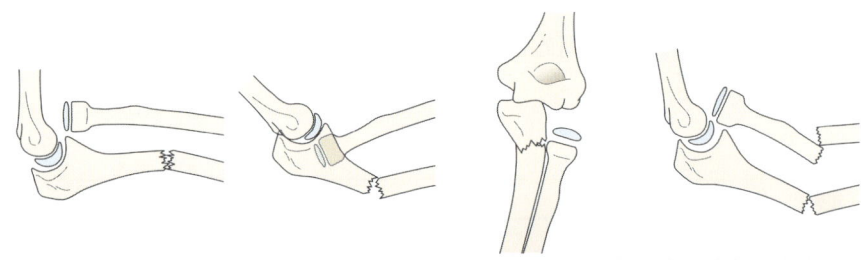

	typeⅠ	typeⅡ	typeⅢ	typeⅣ
橈骨頭脱臼	前方	後方，後外側	外方，前外方	前方
尺骨骨折	骨幹部前方凸	骨幹部後方凸	近位骨幹端	橈・尺骨近位1/3

図3：Bado分類

●保存療法が原則：(1)尺骨骨折の整復(長軸方向への牽引)，(2)橈骨頭脱臼の整復(Bado分類typeⅠは回外位，typeⅡは回内位，肘屈曲＞90°)，(3)外固定による再転位防止．通常，尺骨骨折の整復により，橈骨頭も整復される．尺骨骨折が若木骨折の場合は尺骨を過矯正としないと橈骨頭は再脱臼する．手術適応は整復不能例，受傷後2週間以上経過例，Bado分類typeⅣである(図3)．

D.大腿骨骨折
●大腿骨骨幹部骨折において10歳以下では自家矯正能，成長終了時の過成長(1〜2cm)を考慮し，1cmの短縮は許容範囲である．10歳以上では解剖学的整復が必要である．大腿骨遠位部骨折は牽引法では転位を生じやすいことや大腿骨近位部骨折は血行問題のため年齢に関係なく手術が望ましい．

> **Pitfalls** ▶▶▶ 小児骨折のピットフォール
> - 小児骨折でも回旋変形は矯正されないため慎重に整復を行う．
> - Monteggia骨折の橈骨頭脱臼は見逃しが多い．前腕骨骨折のX線撮影では見逃しを防ぐためrule of 2を守る．2関節(肘，手)を含む2方向撮影を2回(受傷時，受傷後1〜2週後)行う．

3. 高齢者骨折の治療

❶ 高齢者骨折の特徴

表5：骨粗鬆症性骨折の部位

体幹	脊椎圧迫骨折，肋骨骨折
上肢	上腕骨頸部骨折，上腕骨通顆骨折，橈骨遠位端骨折
下肢	大腿骨近位部（頸部，転子部）骨折，大腿骨顆上骨折，脛骨顆部骨折，足関節骨折

- 低エネルギー損傷が多く，骨粗鬆症が基盤にある．
- 高齢者骨折治療の目標は速やかに受傷前の生活レベルに戻すことである．
- 手術が必要な場合，全身状態や基礎疾患の把握が必要である．
- 骨粗鬆症性骨折のうち大腿骨近位部骨折と椎体骨折は生命予後に影響しており，寝たきり状態を作ってはならない．一方，最も発症数の多い橈骨遠位端骨折は生命予後とは関係なく早期機能回復が重要である．

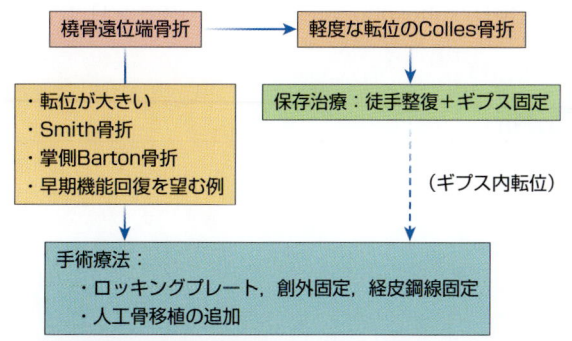

❷ 橈骨遠位端骨折

図4：橈骨遠位端骨折の治療

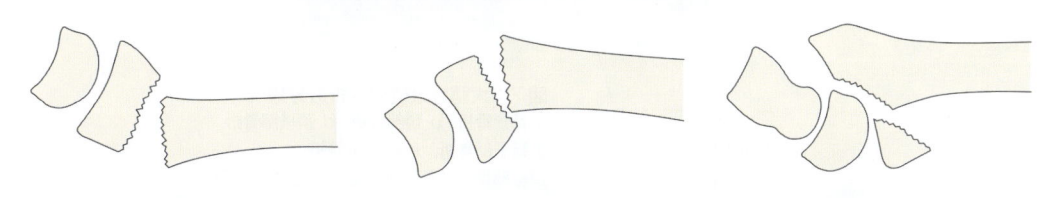

図5：骨折のタイプ
Colles 骨折　　Smith 骨折　　掌側 Barton 骨折

- 関節外背屈型骨折（Colles骨折），次いで関節内粉砕骨折の頻度が高い．
- 背側骨皮質の粉砕や整復後骨折空隙（fracture void）ができるため，徒手整復できても保持が困難である（unstable）．
- 早期機能回復を希望する高齢者の増加に伴い，手術適応が拡大している（図4，5）．

❸……脊椎圧迫骨折

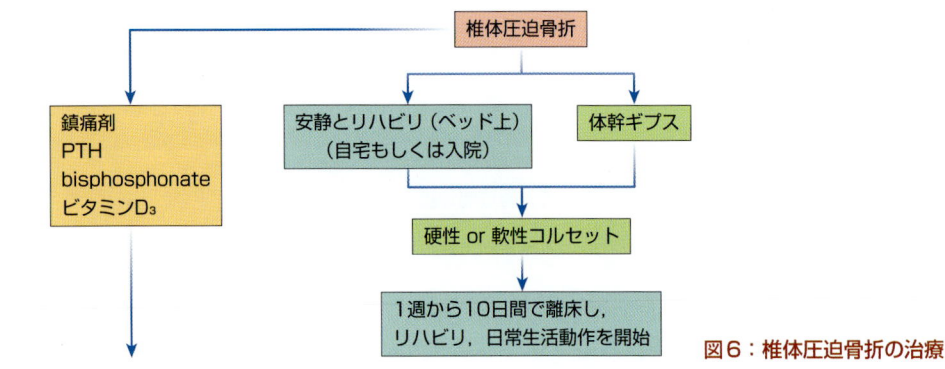

図6：椎体圧迫骨折の治療

- 骨粗鬆症が高度な場合は，外傷の既往がなくとも多椎体骨折が生じることがある．
- X線画像では新鮮か陳旧性の判断は難しく，叩打痛や棘突起の圧痛など臨床所見が大切であり，鑑別診断にはMRIが最も有効である．
- 1週間ほどの安静後（可能な限りベッド上リハビリを行う），体幹コルセット（硬性または軟性）を装着し，リハビリを開始する（図6）．
- 固定が不十分な場合は偽関節となることがある．
- 高度な円背や亀背，椎体後方の硬膜圧迫などで遅発性脊髄神経麻痺を発症することがある．
- 骨粗鬆症に対する薬物治療（bisphosphonate，PTH，ビタミンD_3など）も並行して行う．

❹……大腿骨近位部骨折

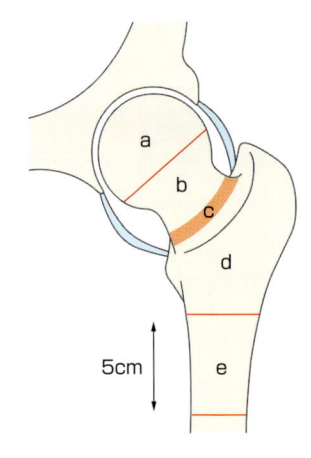

図7：大腿骨近位部骨折の分類
a.骨頭骨折，b.頚部骨折，c.頚基部骨折，d.転子部骨折，e.転子下骨折
頚基部骨折は転子部の亜型として考えられる．

- 高齢者が転倒して歩行不能になり，搬送されることが多い．X線像で骨折線がはっきりしなくても歩行不能であれば大腿骨近位部骨折を疑う．高度な骨粗鬆症による脆弱性骨折では，転倒のエピソードがなく歩行可能，膝に痛みを訴える例もある．股関節部の圧痛，他動時痛などの所見が大切である．
- X線像ではっきりしない不顕性骨折では，MRIによる診断が有用である．

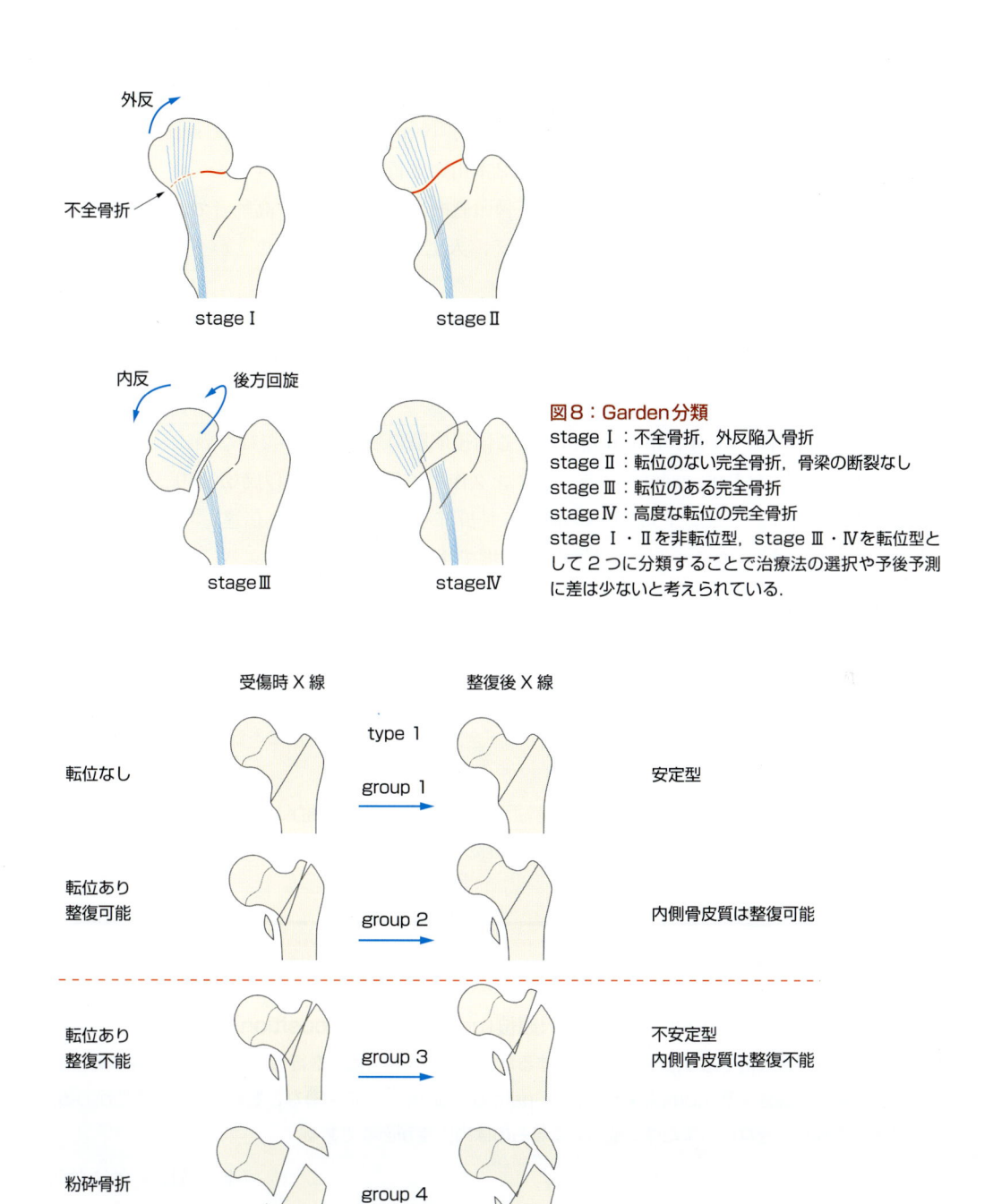

図8：Garden分類
stageⅠ：不全骨折，外反陥入骨折
stageⅡ：転位のない完全骨折，骨梁の断裂なし
stageⅢ：転位のある完全骨折
stageⅣ：高度な転位の完全骨折
stageⅠ・Ⅱを非転位型，stageⅢ・Ⅳを転位型として2つに分類することで治療法の選択や予後予測に差は少ないと考えられている．

図9：Evans分類

- 合併症や生存率などの観点から早期の手術が望ましい．
- 大腿骨近位部骨折（図7）のうち，頚部骨折にはGarden分類（図8），転子部骨折にはEvans分類（図9），Jensen分類やAO分類が用いられている．

A. 大腿骨頸部骨折

- Garden分類のstage Ⅰ，Ⅱは骨接合の適応である．cannulated cancellous screw(CCS)を3本，またはHansson pin(フック付きのピン)を2本用いて行うことが多い．
- Garden分類のstage Ⅲ，Ⅳは骨接合か人工骨頭置換術を選択する．高齢者では術後の偽関節や大腿骨頭壊死の合併症，早期の歩行訓練を考え，人工骨頭を選択することが一般的である．

B. 大腿骨転子部骨折

- sliding hip screw(CHS，DHS)やshort femoral nail(gamma nail，PFNA)を用いた骨接合が行われる．
- sliding hip screwとshort femoral nailによる術後成績の差は明らかではない．
- sliding hip screw：lag screwのスライディング作用で骨折部へ圧迫力がかかり，骨癒合を促すことを期待したインプラント(骨頭への荷重は骨折部を通して骨幹部へ伝達)．
- short femoral nail：スライディング作用は軽度でネイルで骨折部を支えるインプラント(骨頭への荷重はインプラントを通して骨幹部へ伝達)．

> **Pitfalls ▶▶▶ 術前の注意点**
>
> - 高齢者は複数の合併症をもつことが多いが，心不全，ワーファリンの服薬を除き早期に手術を行う．
> - 高齢者の骨折では転移性骨腫瘍による病的骨折も常に念頭に置く必要がある．
> - 常用している内服薬(抗凝固薬，抗血小板薬)を確認し，手術に備えて変更，中止をする．

整形外科 Q&A

Q …… Colles骨折の固定肢位は手関節掌屈尺屈位(cotton loader position)とするか？

A …… この肢位は整復肢位であり，骨折部を保持するためにそのまま外固定を行うと関節拘縮，正中神経障害，複合性局所疼痛症候群(complex regional pain syndrome：CRPS)などを続発する可能性がある．整復位を保持できない，または転位してくるものは内固定が必要である．

(金城政樹・金谷文則)

外傷の治療原則

2. 脱臼の治療原則

1. 脱臼の定義

- 関節面の相互の位置関係が失われている状態を脱臼という．
  - (1) 一部分接触を保っている：亜脱臼
  - (2) 完全に接触を失っている：脱臼

2. 脱臼の治療にあたって(図1)

```
┌─────────────────────────────────────────┐
│ 正確な診断のため，既往歴（人工関節置換術などの │
│ 手術歴）・受傷機転・診察所見から部位を確定する． │
└─────────────────────────────────────────┘
                  ↓
┌──────────────────────────────┐    ┌──────────────┐
│ 部位の確定ができたらX線撮影（少なくとも2方向）│ →  │ 診断困難     │
│ を行い，確定診断を得る．              │    │ CT検査を追加 │
└──────────────────────────────┘    └──────────────┘
                  ↓
┌─────────────────────────────────────────┐
│ 起こりやすい合併症（血管・神経損傷など）をチェックする． │
└─────────────────────────────────────────┘
                  ↓
┌─────────────────────────────────────────┐
│ 脱臼の初期治療原則は，早期整復（整形外科的緊急疾患）である． │
│ Triage                                    │
│   A. 緊急性が高く，合併症が多い脱臼           │
│   B. 緊急性は高いが，合併症が比較的少ない脱臼   │
│   C. 緊急性が低く，合併症が比較的少ない脱臼    │
└─────────────────────────────────────────┘
                  ↓
┌─────────────────────────────────────────┐
│ 整復後は，RICE療法（rest：安静, icing：冷却, compression：圧迫, │
│ elevation：挙上）に準じて初期治療を行う．    │
└─────────────────────────────────────────┘
```

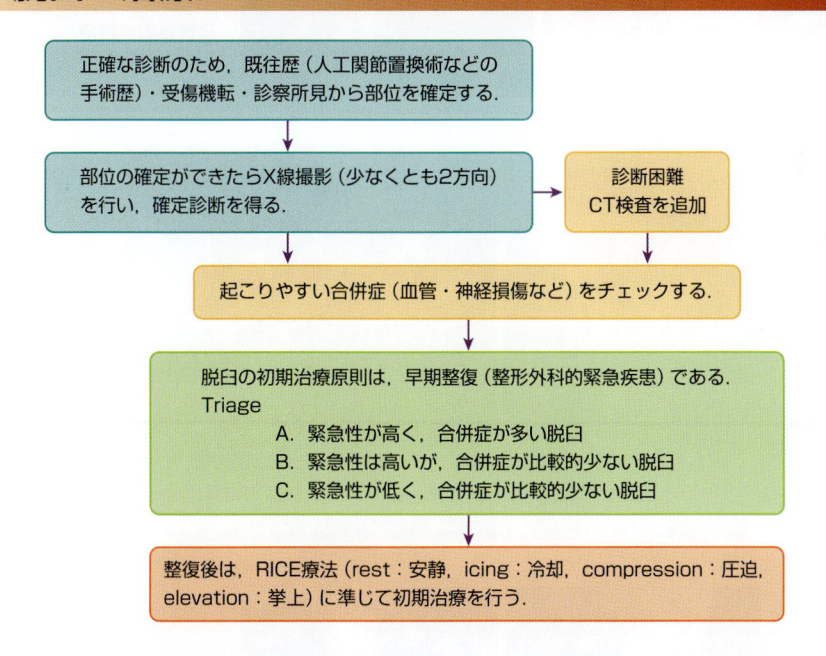

図1：脱臼の治療にあたって

- 正確な診断のため，既往歴（人工関節置換術などの手術歴）・受傷機転・診察所見から部位を確定する．
- 部位の確定ができたらX線撮影（少なくとも2方向）を行い，確定診断を得る．
- 起こりやすい合併症（血管・神経損傷など）をチェックする．
- 脱臼の初期治療原則は，早期整復（整形外科的緊急疾患）である．
- 整復後は，RICE療法（rest：安静, icing：冷却, compression：圧迫, elevation：挙上）に準じて初期治療を行う．

Pitfalls ▶▶▶ 見逃されやすい脱臼

単純X線像で診断困難な脱臼（月状骨周囲脱臼，肩関節後方脱臼，橈骨頭脱臼（下図）など）もあるため，必要に応じて緊急CTを行う．

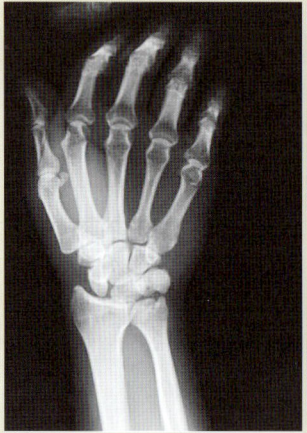

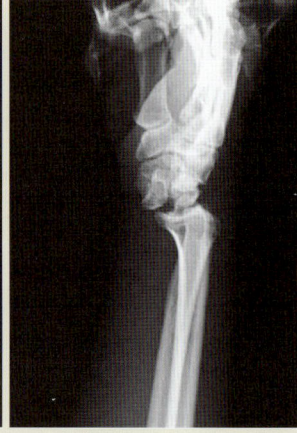

月状骨周囲脱臼
側面像で掌側に転位した月状骨を認める．

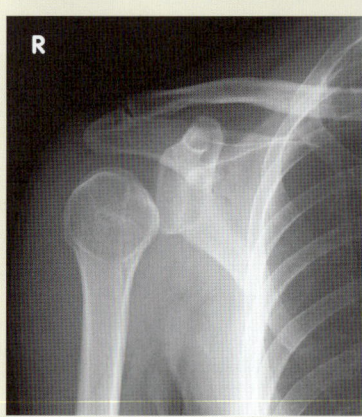

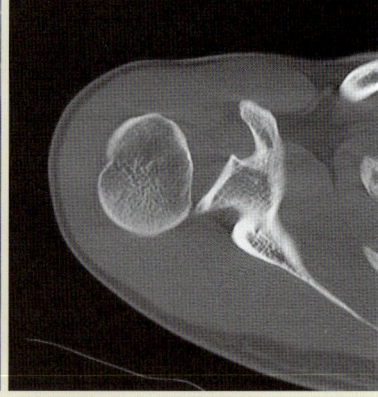

肩関節後方脱臼

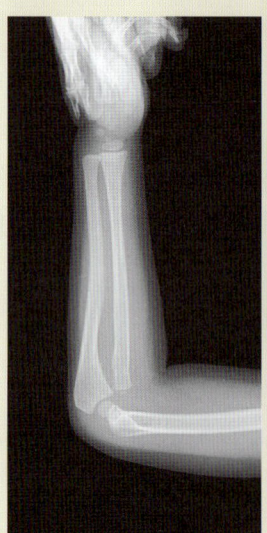

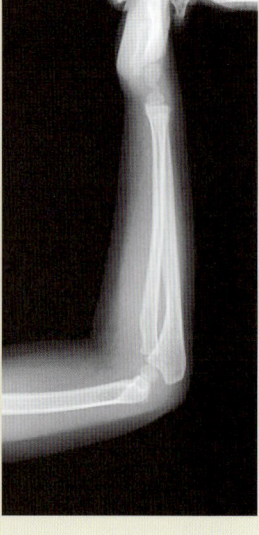

橈骨頭脱臼
橈骨頭脱臼（左）を認め，右と比較すると左尺骨可塑性変形が明らかである（anterior bow sign；陽性）．

> **ワンポイントアドバイス** [小児外傷の単純X線像]
>
> 単純X線像では脱臼・骨折のほかに，骨端線損傷・離開にも注意する．特に肘関節では骨端核の骨化は年齢によって異なるため，必ず対側の2方向撮影を行い比較する．

3. 脱臼治療の緊急性について（triage）

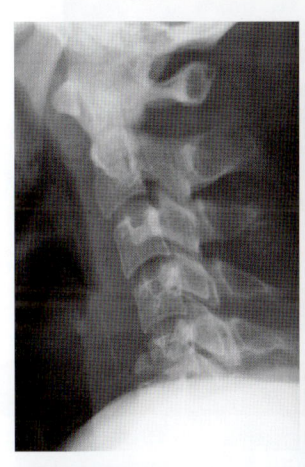

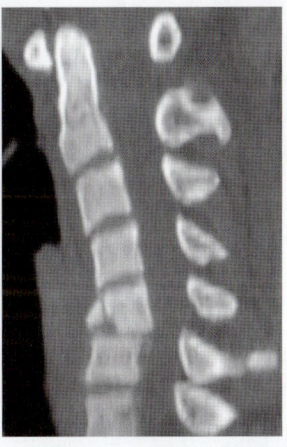

図2：第5頸椎脱臼骨折
いかり肩の男性では，単純X線で下位頸椎の骨折がわかりにくい．

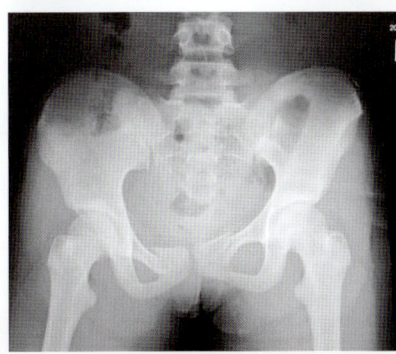

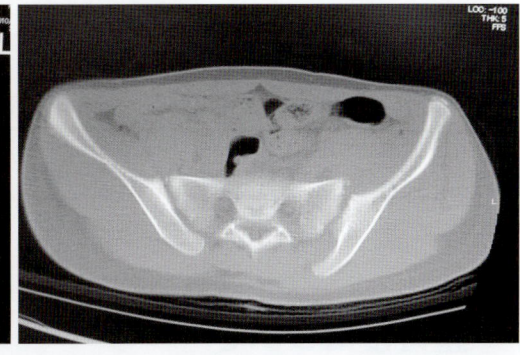

図3：左仙腸関節脱臼（恥坐骨骨折合併）

● 診断・治療の遅れが生命・機能予後を左右する．

A．緊急性が高く，合併症が多い脱臼

　脊椎椎間関節（脊髄損傷）（図2），仙腸関節（骨盤骨折・内腸骨動脈損傷）（図3），股関節（坐骨神経麻痺・骨盤骨折），膝関節（膝窩動脈損傷），肩関節（腋窩神経麻痺）

B．緊急性は高いが，合併症が比較的少ない脱臼

　足・足趾関節，手関節，手指関節，肘関節

C．緊急性が低く，合併症が比較的少ない脱臼

　肩鎖関節，胸鎖関節

> **ワンポイントアドバイス** ［人工関節術後脱臼・その周辺骨折］
>
> 骨粗鬆症を伴う高齢者の脱臼や人工関節手術後脱臼を整復する場合は，整復操作により骨折を誘発する可能性があるため特に愛護的に行わなければならない（下図） 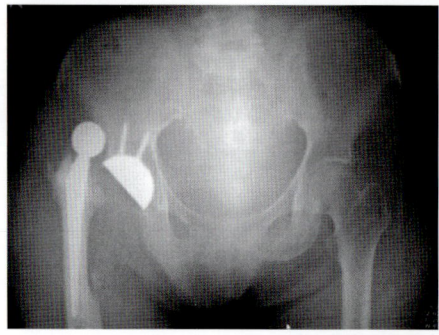 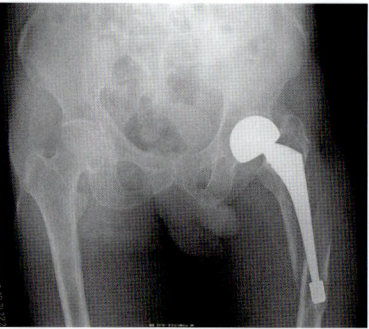
>
> 人工関節置換術後脱臼（左）および人工骨頭置換術後脱臼の整復操作による骨折（右）

4. 脱臼整復について

- 適切な麻酔下に疼痛と筋緊張を取り除いた状態で非観血的に整復する．
- 整復方法，肢位は，関節によって異なる．
- 観血的整復術を要する例（重要）を以下に示す．
  (1) 整復不能例（unreductable）：整復阻害として軟部組織や骨軟骨片など．
  (2) 不安定例（unstayable）：安定性を保持するため骨片など整復・固定が必要．
  (3) 整復後に運動・感覚神経の麻痺が明らかになった場合．
  (4) 整復前から循環障害が明らかで，整復後も改善しない場合．

5. 整復後について

- 損傷された関節包が修復するまで約3週間の保護が必要である．
- 一方，高齢者では固定により拘縮をきたしやすいため脱臼しない方向の運動を奨励する（例；指PIP関節脱臼後のbuddy taping）．
- 固定方法・肢位は，関節によって異なる．

6. 続発症

- 血管損傷
  (1) 肘関節脱臼：上腕動脈損傷
  (2) 膝関節脱臼：膝窩動脈損傷
  (3) 肩甲骨脱臼：鎖骨下動脈損傷

● 神経損傷
　(1) 肩関節前方脱臼：腋窩神経麻痺
　(2) 肘関節脱臼，月状骨脱臼：正中神経麻痺
　(3) 股関節脱臼：坐骨神経麻痺
● 拘縮：整復後に関節可動域が制限される状態➡肘関節に多く，早期可動域訓練が必要．
● 反復性脱臼：軽度な外力や関節運動によって繰り返し脱臼する状態➡肩関節に多い．
● 動揺関節：正常範囲を越えた可動域を示したり，動いてはならない方向へ異常な運動を示す状態➡肩関節・足関節に多い．晩期には，二次性変形性関節症に移行する．

整形外科 Q&A

Q......なぜ，新鮮脱臼は可能な限り早く整復する必要があるのか？

A......関節軟骨，関節包，靱帯，骨への血行不全による合併症のリスクを軽減するためである．

（山口　浩・金谷文則）

外傷の治療原則

3. 捻挫の治療原則

1. 捻挫の治療にあたって

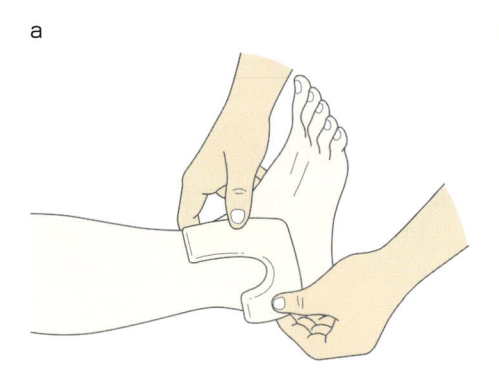

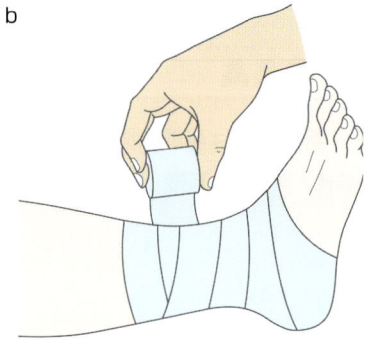

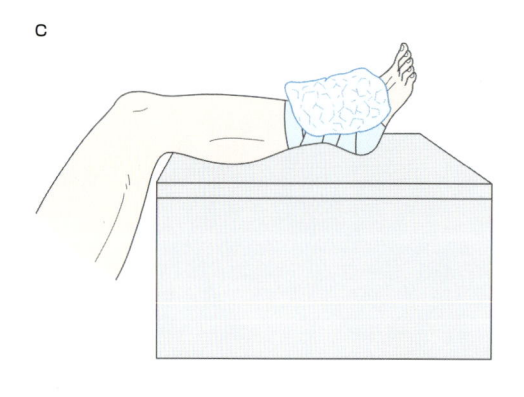

図 1：足関節捻挫に対する RICE 療法
a． パッドで患部を圧迫する．
b． 弾力包帯で固定する．
c． 氷を詰めたビニール袋で冷却し患部を挙上する．

● 捻挫の治療では，損傷された関節構成体(靱帯や半月板など)の部位と程度を確定し，そのうえで適切な治療方針を選択する．
● 捻挫の急性期には，できるだけ早くRICE療法(Rest：安静，Icing：冷却，Compression：圧迫，Elevation：挙上)を行い，出血，腫脹の抑制をはかる(図1)．

Pitfalls ▶▶▶ 診断確定が適切な治療の第1歩

捻挫の急性期では疼痛や腫脹のために十分な診察が困難な場合もあるが，漫然とシーネ固定を続けるのではなく，短期間の固定により症状が軽快した時点で改めて詳細な診察を行い診断を確定するべきである．

2. 膝関節の捻挫

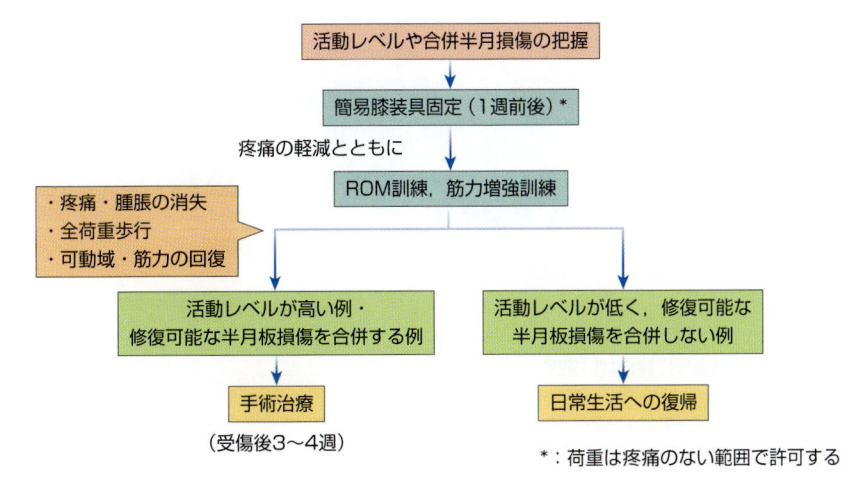

❶ 靱帯損傷

```
活動レベルや合併半月損傷の把握
            ↓
    簡易膝装具固定（1週前後）*
            ↓  疼痛の軽減とともに
      ROM訓練，筋力増強訓練
            ↓
・疼痛・腫脹の消失
・全荷重歩行
・可動域・筋の回復
      ↓                    ↓
活動レベルが高い例・      活動レベルが低く，修復可能な
修復可能な半月板損傷を合併する例  半月板損傷を合併しない例
      ↓                    ↓
   手術治療              日常生活への復帰
 （受傷後3〜4週）
```
*：荷重は疼痛のない範囲で許可する

図2：ACL損傷（新鮮例）の治療

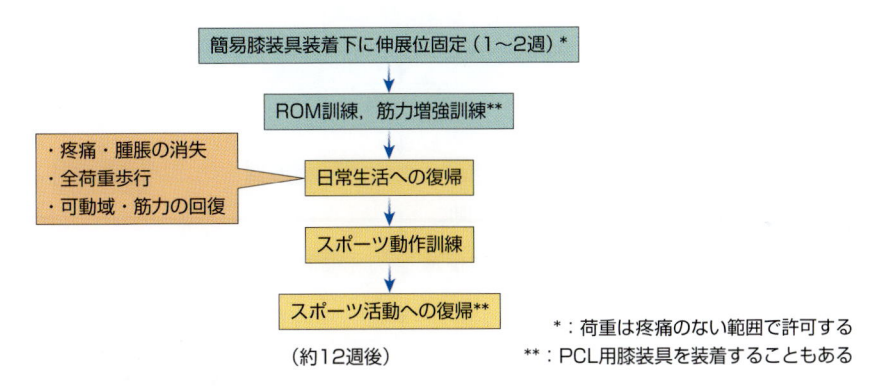

```
簡易膝装具装着下に伸展位固定（1〜2週）*
            ↓
    ROM訓練，筋力増強訓練**
            ↓
・疼痛・腫脹の消失 → 日常生活への復帰
・全荷重歩行         ↓
・可動域・筋の回復  スポーツ動作訓練
                    ↓
              スポーツ活動への復帰**
                 （約12週後）
```
*：荷重は疼痛のない範囲で許可する
**：PCL用膝装具を装着することもある

図3：PCL損傷（新鮮例）の治療

- 初めての捻挫（新鮮例）では，高度の不安定性を有する複合靱帯損傷（後外側支持機構Ⅲ度損傷を含む）を除いて急性期での手術の適応はない．
- 前十字靱帯損傷（新鮮例）や捻挫を繰り返している例（陳旧例）では，急性期の症状が消退し基本的な膝関節機能（可動域，筋力）が回復した時点で，靱帯再建術を考慮する．

A. 前十字靱帯（ACL）損傷
- 活動レベルが高い例や修復可能な半月損傷を合併する例は靱帯再建術の適応となる（図2）．

B. 後十字靱帯（PCL）損傷
- 損傷されたPCLは保存的にある程度修復され，単独損傷の機能的予後は良好な場合が多い（図3）．

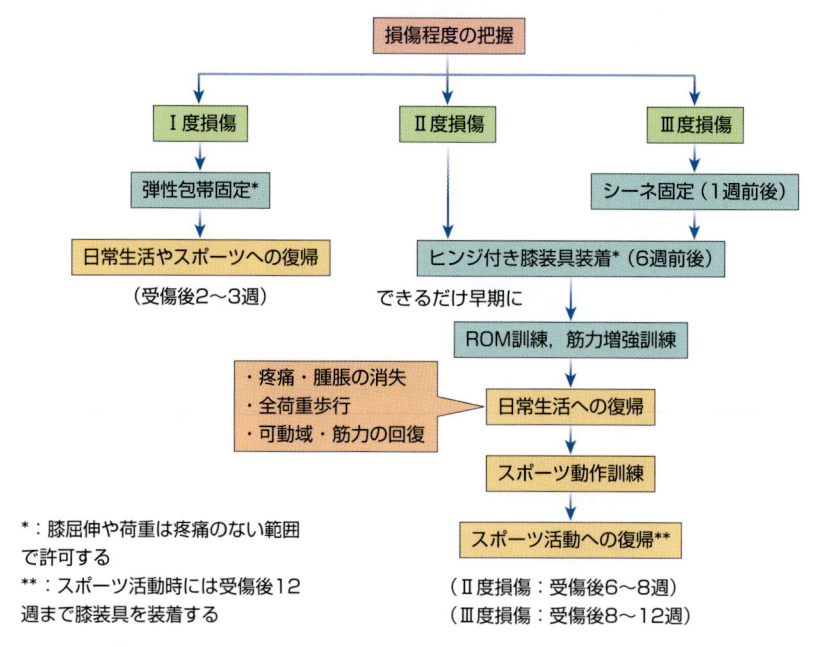

図4：MCL損傷（新鮮例）の治療

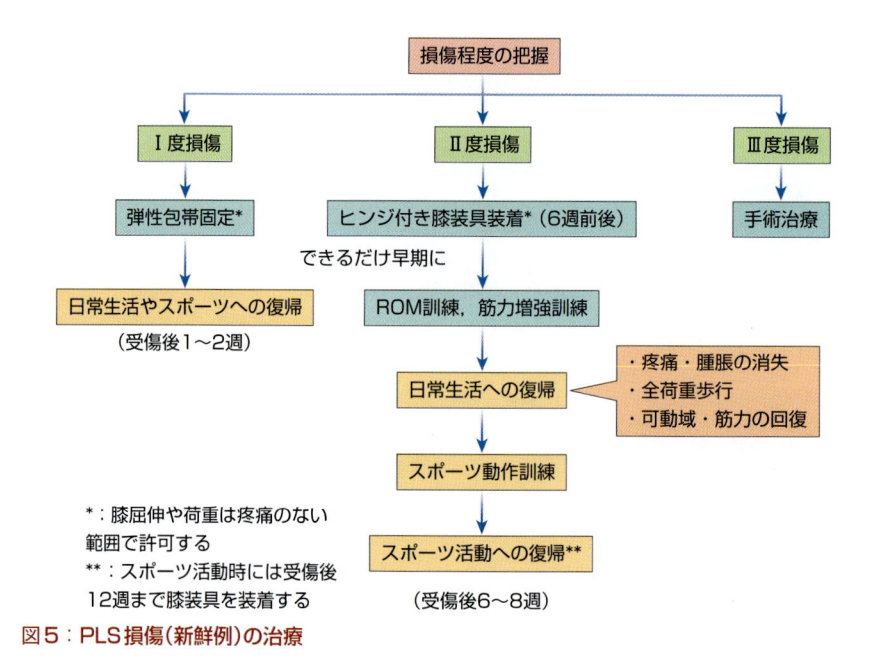

図5：PLS損傷（新鮮例）の治療

- 10mmを超す高度の後方不安定性を有する例では，後外側不安定性などを合併する場合が多く，手術的治療を選択する施設もある．

C. 内側側副靱帯（MCL）損傷

- MCLは修復能力が高く，損傷程度にかかわらず早期運動療法によりある程度の治癒が期待できる（図4）．

- 手術が必要なACL損傷を合併した例では，MCLを保存的に修復した後にACL再建術を行う．

D. 後外側支持機構（PLS）損傷
- 伸展位でも不安定性を認めるⅢ度損傷（新鮮例）では，ほとんどが十字靱帯の損傷を合併し，また確立したPLS再建術もないため，手術の適応となる（図5）．

3. 足関節の捻挫（図6）

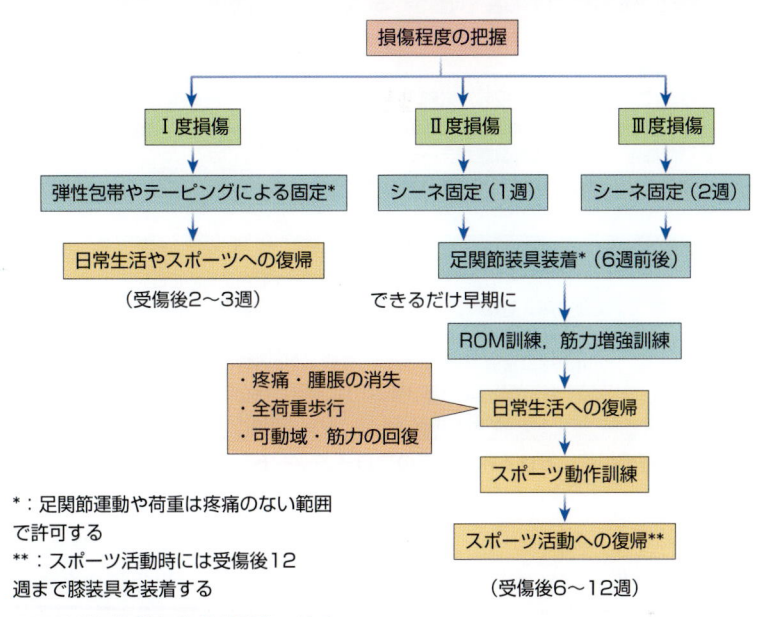

```
                    損傷程度の把握
        ┌──────────────┼──────────────┐
     Ⅰ度損傷         Ⅱ度損傷         Ⅲ度損傷
        │              │              │
  弾性包帯やテーピング  シーネ固定（1週）  シーネ固定（2週）
  による固定*            │              │
        │         足関節装具装着*（6週前後）
  日常生活やスポーツ    できるだけ早期に
  への復帰               │
  （受傷後2～3週）   ROM訓練，筋力増強訓練
                         │
  ・疼痛・腫脹の消失    日常生活への復帰
  ・全荷重歩行           │
  ・可動域・筋力の回復  スポーツ動作訓練
                         │
                   スポーツ活動への復帰**
                   （受傷後6～12週）
```

*：足関節運動や荷重は疼痛のない範囲で許可する
**：スポーツ活動時には受傷後12週まで膝装具を装着する

図6：足関節外側靱帯損傷（新鮮例）の治療

- 外側靱帯損傷の頻度が高い．
- 新鮮外側靱帯損傷でⅢ度の例に対しては，縫合術を推奨する意見もあるが，最近では保存療法が第一選択とされている．

整形外科 Q&A

Q 膝を固定しているときに行うべき訓練は？

A シーネや装具で固定している期間も筋力の低下をできるだけ防止することが大切である．このため，大腿四頭筋を中心とした膝関節周囲筋の等尺性訓練（四頭筋セッティングや下肢伸展挙上訓練など）を早期から指導する．

（水田博志）

外傷の治療原則

4. 脊椎・脊髄外傷の治療原則

1. ▶▶▶ 脊椎・脊髄損傷の治療にあたって(図1)

```
1. 移送・体位変換・検査
   全脊椎固定下に損傷部を可動させることなく，身体を一塊として運ぶ．

2. 全身管理
   ① 呼吸抑制・麻痺：酸素投与，気管内挿管，気管切開による呼吸管理．
   ② 血圧低下・徐脈：静脈路確保・輸液，必要に応じてドーパミン，硫酸アトロピン．
   ③ 排尿障害      ：膀胱留置カテーテルによる持続導尿．
   ④ 褥瘡予防      ：エアーマット使用，体位変換．

3. 診断
   ①問診        ：受傷時の患者の姿勢や外力の加わった方向から受傷機転を推測する．
   ②神経学的検査  ：運動麻痺，知覚障害，反射異常，膀胱直腸障害の有無を調べて，脊髄損傷
                  レベルを決定する．
   ③画像検査     ：a. 単純X線検査（上位頚椎から骨盤までの撮影が原則．機能撮影は禁忌）
                  b. CT（脊椎損傷の診断，不鮮明な骨折や脊柱管内の骨片の転位の確認）
                  c. MRI（脊髄損傷の診断，椎間板の脱出や椎骨動脈損傷の有無のチェック）
```

図1：脊椎・脊髄損傷における初期対応のフローチャート

- 脊椎・脊髄損傷の診断と治療の前に，バイタルサインをチェックし，救命処置を最優先する．
- 移送や検査時には，脊椎・脊髄に対して愛護的に処置を行い，二次損傷の発生を予防する．

2. ▶▶▶ 脊髄損傷の評価

表1：Frankel分類

A.	complete[完全麻痺]，損傷高位以下の運動知覚完全麻痺．
B.	sensory only[知覚のみ]，運動完全麻痺で，知覚のみある程度保存．
C.	motor useless[運動不全]，損傷高位以下の筋力は少しあるが，実用性がない．
D.	motor useful[運動あり]，損傷高位以下の筋力の実用性がある．補助具の要否にかかわらず歩行可能．
E.	recovery[回復]，筋力弱化なく，知覚障害なく，括約筋障害なし，反射の異常はあってもよい．

- 脊髄損傷の有無，程度，レベルを検索する．
- 麻痺の評価にはFrankel分類が広く用いられている(表1)．
- 不全麻痺であれば，神経機能の回復の可能性があるので脊椎損傷に対して早期の積極的治療を行う．
- 完全麻痺は回復不能であり，バイタルサインに注意する．

Pitfalls ▶▶▶ 脊髄ショック

脊髄ショックを呈している場合には，完全型脊髄損傷か不完全型脊髄損傷かの診断はできない．脊髄ショックとは，脊髄損傷レベル以下のすべての脊髄反射機能が一過性に消失する現象であり，弛緩性麻痺，感覚障害，腱反射消失となる．脊髄ショックの離脱徴候として，通常，24時間以内に球海綿体反射や肛門反射が出現するので，この反射の回復を待って完全麻痺か不全麻痺かの決定を行う．

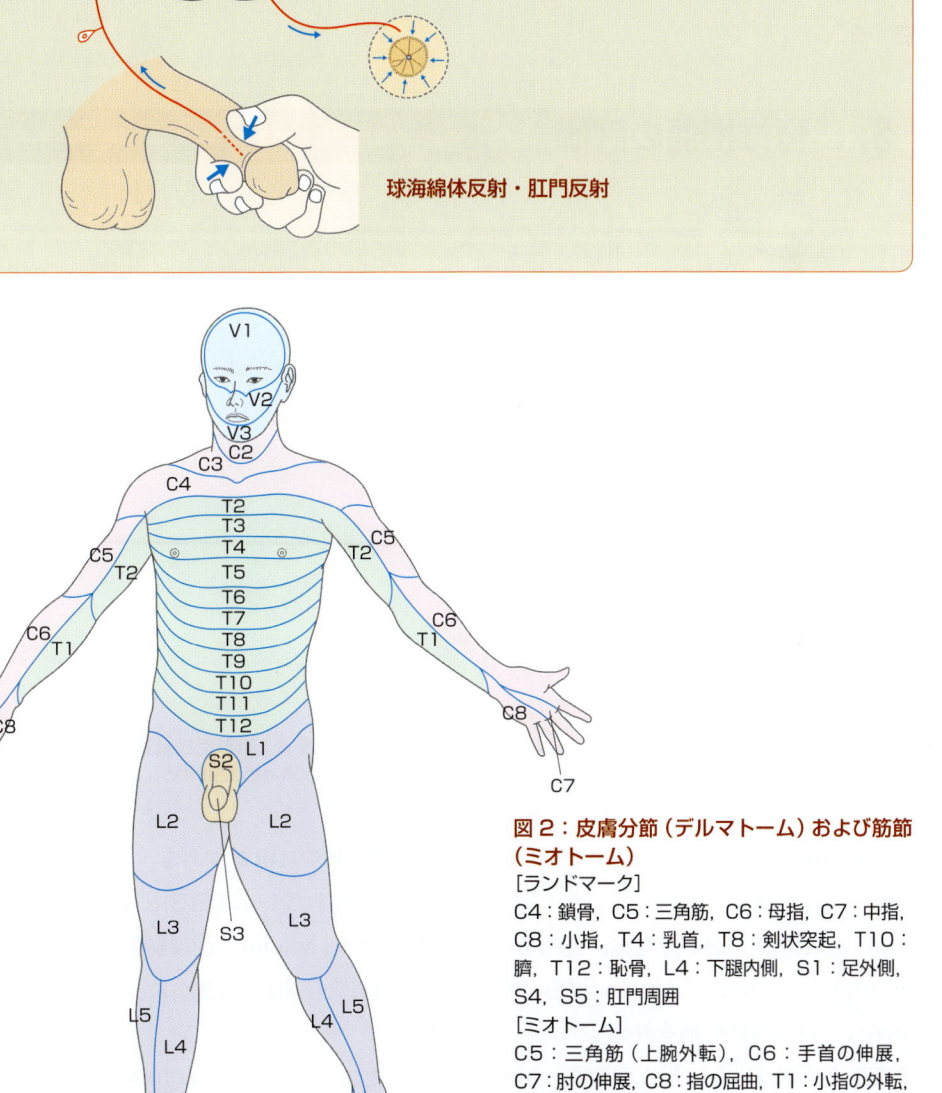

球海綿体反射・肛門反射

図2：皮膚分節（デルマトーム）および筋節（ミオトーム）

[ランドマーク]
C4：鎖骨，C5：三角筋，C6：母指，C7：中指，C8：小指，T4：乳首，T8：剣状突起，T10：臍，T12：恥骨，L4：下腿内側，S1：足外側，S4，S5：肛門周囲

[ミオトーム]
C5：三角筋（上腕外転），C6：手首の伸展，C7：肘の伸展，C8：指の屈曲，T1：小指の外転，L2：股関節の屈曲，L3：膝の伸展，L4：足関節の背屈，L5：爪先の伸展

[反射中枢]
上腕二頭筋反射：C5-6，上腕三頭筋反射：C6-7，膝蓋腱反射：L2-4，アキレス腱反射：S1-2

> **ワンポイントアドバイス** [sacral sparing]
>
> 不完全な脊髄損傷を示す神経学的所見として有用なのはsacral sparingである．肛門周囲は体表で最も低位の体分節であるため，損傷高位がどこにあっても，麻痺が完全型か不完全型かを一番簡単に鑑別できる．肛門周囲の感覚と随意的な肛門括約筋の収縮の残存をチェックする．

- 麻痺レベルのチェックは一定時間ごとに行う．初診時，皮膚分節上に脊髄障害レベルをマーキングして，以後のモニタリングの指標とする（図2）．
- 完全麻痺でも，麻痺の上行がみられる場合は，二次的脊髄損傷を予防する目的で緊急手術を考慮する．

3. 脊椎損傷の評価

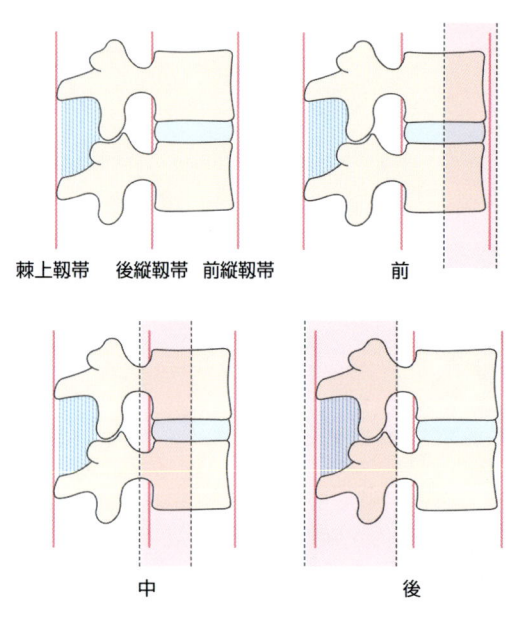

棘上靱帯　後縦靱帯　前縦靱帯　　前

中　　　　　　　　　　後

図3：脊椎支持機構における three column theory

- 脊椎損傷の安定・不安定性の評価は治療のうえでも非常に重要である．
- 脊椎の安定性をみる指標として，Denis分類が頻用されている（図3）．脊椎を，anterior column（前縦靱帯，前方線維輪，椎体前方1/2），middle column（後縦靱帯，後方線維輪，椎体後方1/2），posterior column（椎弓，椎間関節，後方支持組織）の3つに分類するthree column theoryで脊椎支持機構を評価する．
- 脊椎支持機構として最も重要なmiddle columnを含む2つ以上のcolumn破綻で不安定性が生じるとされる（表2）．
- 脊髄損傷は骨折や脱臼を伴う不安定型損傷に合併しやすい（図4）．
- 高度な脊髄圧迫が潜在する症例（靱帯骨化症や脊柱管狭窄例）では脊椎損傷を伴わなくても軽微な外傷で生じ，非骨傷性脊髄損傷とよばれる．

表2：Denis分類

骨折型	損傷部位		
	anterior	middle	posterior
圧迫骨折	○		
破裂骨折			
type A　上下終板損傷	○	○	
type B　上方終板損傷	○	○	
type C　下方終板損傷	○	○	
type D　椎体破裂＋椎弓垂直骨折	○	○	○
type E　椎体破裂の楔状化＋側弯変形	○	○	○
シートベルト損傷（Chance骨折）		○	○
脱臼骨折	○	○	○

脊椎支持機構として最も重要なmiddle columnを含む2つ以上のcolumn破綻で不安定性が生じるとされる．

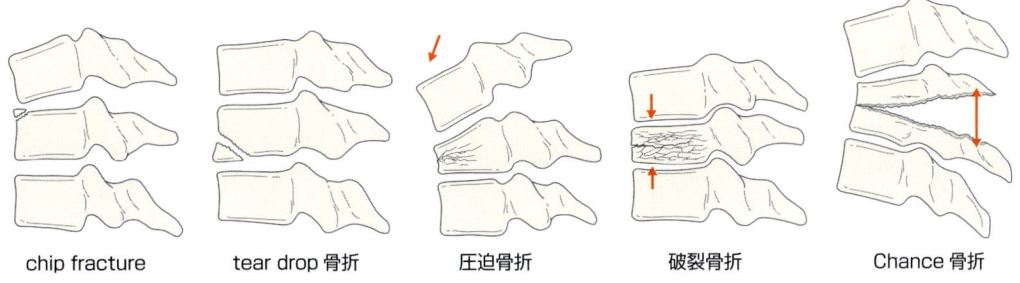

chip fracture　　tear drop骨折　　圧迫骨折　　破裂骨折　　Chance骨折

図4：骨折の形態

4. 治療の原則（表3）

表3：治療の原則

・保存的治療
　―頸椎：
　　・頭蓋直達牽引（Crutchfield，Gardner），介達牽引（Glisson）
　　・装具（フィラデルフィアカラー，オルソカラー，SOMI装具など）による外固定，ハローベスト固定
　―胸・腰椎：
　　・圧迫骨折の場合は，反張位による安静臥床
　　・体幹ギプス（Böhlor法）や硬性・軟性装具による外固定
・手術的治療
　―緊急手術：脱臼骨折整復不能例，不全麻痺例，完全麻痺における麻痺上行例
　―待機的手術：麻痺を伴わない脱臼や不安定型骨折

● 脊椎・脊髄損傷の治療の目的は，神経組織の除圧・保護を図り，脊柱支持性を獲得することである．
● 脱臼がある場合は，可及的速やかに整復すべきである．

●頭蓋直達牽引は，意識下でX線コントロールをしながら，10〜15kgまで徐々に増量し脱臼の整復を行う．
●介達牽引は，安静とアライメントの保持を目的として2kg前後で行う．
●手術は麻痺がなくても，脊椎アライメントの整復や支持性の獲得，早期離床の観点から選択されることが多い．

整形外科 Q&A

Q ステロイドの大量療法（受傷後8時間以内にメチルプレドニゾロン30mg/kgを15分間で投与し，その45分後より5.4mg/kg/時で23時間点滴静注を持続する）は，必ず行うべきか？

A ステロイドの大量療法が脊髄損傷の初期治療に有効とされているが，EBMとしては十分なコンセンサスが得られていない．高齢者や全身状態不良例では，しばしば副作用が問題となるので，その功罪を十分に鑑みて使用すべきである．

（山田　宏・吉田宗人）

外傷の治療原則

5. 手の外傷の治療原則

1. ▶▶▶ 手の外傷の治療にあたって（図1）

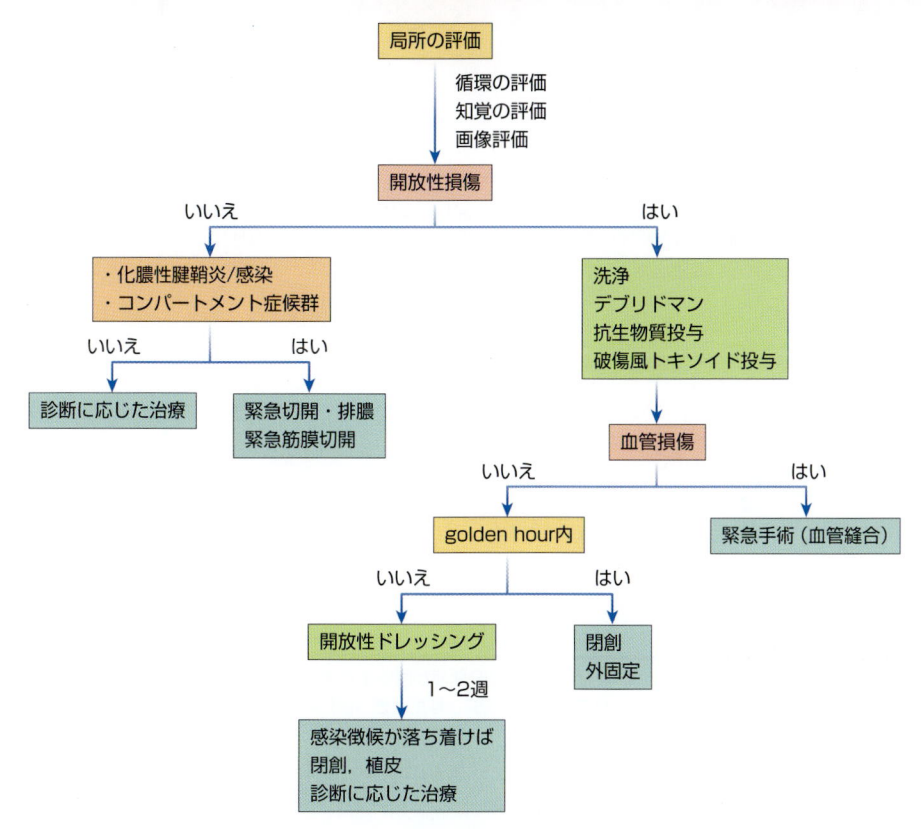

図1：治療の流れ

2. ▶▶▶ 治療開始前のチェック項目

- 手の肢位：腱断裂，神経麻痺の診断．
- 血流の確認：橈骨・尺骨動脈拍動の触知，capillary refill（正常2秒以内，Allenテスト（flushing正常5秒以内）（図2）．
- 感覚検査：外傷性神経損傷の診断には2点識別覚（2PD正常5mm以下）が有用．
- 自動運動による腱断裂：FDSテスト，FDPテスト（図3）．
- 動的腱固定効果による腱の連続性の確認：動的腱固定効果（+）；腱の連続性あり，動的腱固定効果（−）；腱の連続性なし→腱断裂（図4）．
- X線2方向撮影：骨折・脱臼の有無．

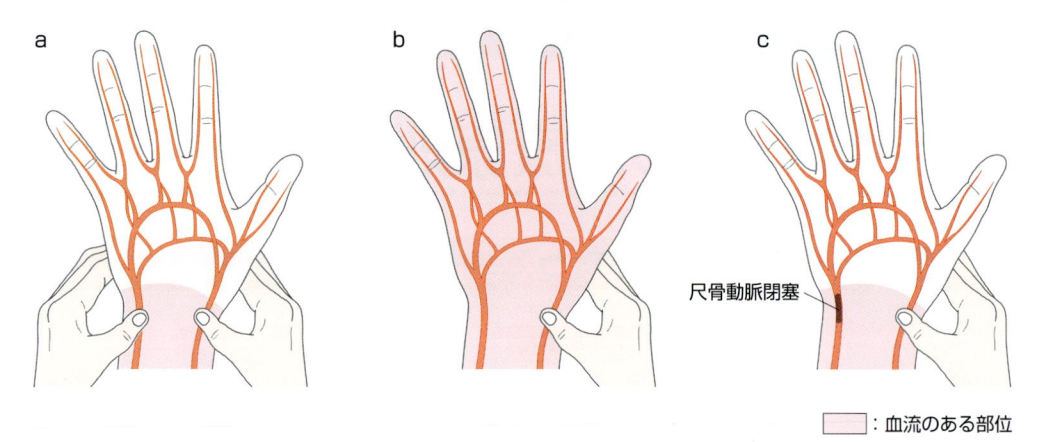

図2：Allen テスト（尺骨動脈閉塞例）
a. 手関節部で橈骨・尺骨動脈を圧迫し，数回手の開閉により手の血液を駆出する．
b. 尺骨動脈の圧迫を解除すると正常では5秒以内に血行が再開し指の色調が赤くなる（flushing）．
c. 尺骨動脈閉塞では尺骨動脈の圧迫を解除しても指の色調は回復しない（Allenテスト陽性）．

尺骨動脈閉塞

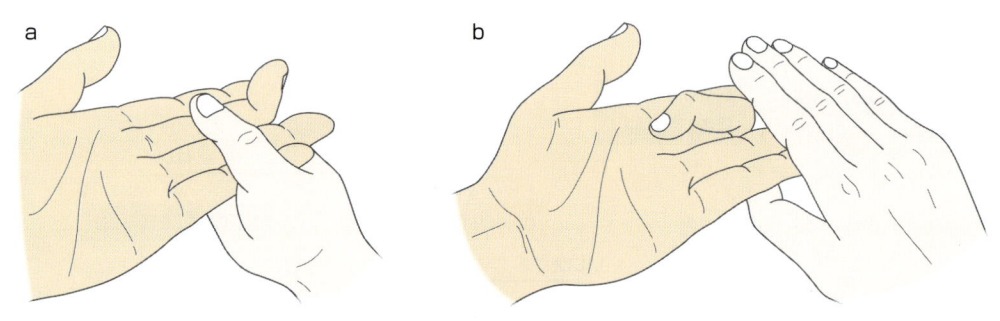

：血流のある部位

図3：FDPテストとFDSテスト
a. FDPテスト：PIP関節を保持し指を屈曲させたとき，DIP関節が屈曲すれば深指屈筋腱の連続性は保たれている．
b. FDSテスト：他の指を伸展位に保持し，検査する指を屈曲させたとき，PIP関節が屈曲すれば浅指屈筋腱の連続性は保たれている．

指伸展不能

手関節屈曲→指伸展＋
（橈骨神経麻痺）

手関節屈曲→指伸展−
（伸筋腱断裂）

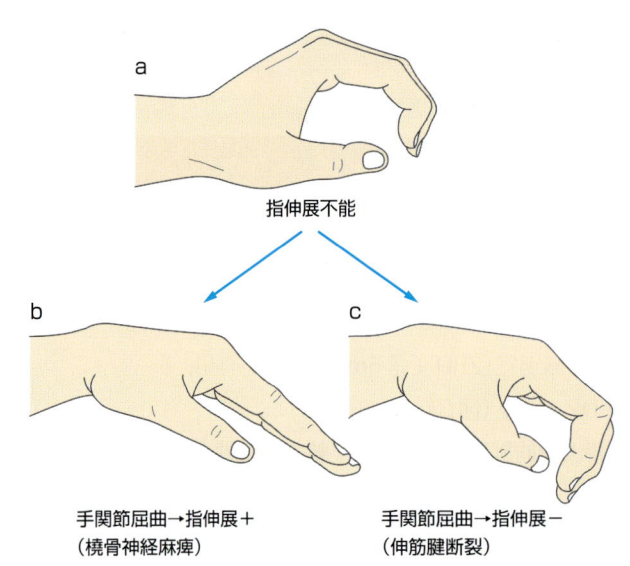

図4：動的腱固定効果
腱が連続していれば近位の関節運動により遠位の関節角度が変化する現象．自動運動が不能な場合，動的腱固定効果がなければ腱断裂，あれば神経麻痺を考える．
a. 指自動伸展不能：伸筋腱断裂また橈骨・後骨間神経麻痺
b. 手関節屈曲→指伸展：腱断裂なし（橈骨神経麻痺）
c. 手関節屈曲→指屈曲のまま：伸筋腱断裂

> **Pitfalls** ▶▶▶ 見落としてはいけない感染
>
> 急性化膿性屈筋腱腱鞘炎，化膿性関節炎は診断・治療が遅れると重篤な障害を残す．抗生物質を投与し，軽快しなければ直ちに切開排膿を行う．

3. ▶▶▶ 緊急手術が必要な場合

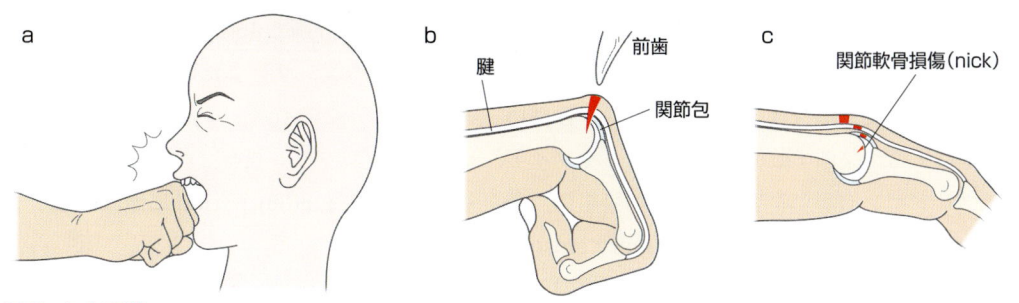

図5：ヒト咬創
a. けんかの際に相手の前歯で受傷することが多く，受傷機転を隠すことが多い．MP関節部の挫創ではヒト咬創の可能性を念頭に置く．
b. 前歯が皮膚・腱・関節包を穿通し関節内に達すると，口腔内細菌叢による化膿性関節炎を併発し重篤な後遺症を残す．
c. 伸展位で診察すると皮膚の創からは関節損傷が見えない．

- 手指の循環障害：6P徴候　pain(疼痛)，pulslessness(脈拍消失)，pallor(蒼白)，paralysis(運動麻痺)，paresthesia(錯感覚)，prostration(循環虚脱)．
- 前腕・手のコンパートメント症候群：5P+T徴候　pain(疼痛)，pain with stretch(伸展時痛)，paralysis(運動麻痺)，paresthesia(錯感覚)，pulslessness(脈拍消失：末期まで出現しないので注意)，tens and blister(緊満感と水疱形成)．
- 開放骨折：golden period(6〜8時間以内)のデブリドマンと骨接合．
- 脱臼：骨頭の血流障害回避と疼痛緩和のため直ちに整復．
- 急性化膿性屈筋腱腱鞘炎：Kanavel 4徴候(指のびまん性腫脹，屈曲位，腱鞘に沿った圧痛，他動伸展時痛)．
- 急性化膿性関節炎：ヒト咬創(けんか時の前歯による受傷)(図5)．
- 高度汚染創．

4. ▶▶▶ 準緊急手術が必要な場合

- 開放創を伴う腱，神経断裂：可能であれば緊急手術．
- 手の循環障害を伴わない動脈断裂：結紮または動脈吻合．

> **ワンポイントアドバイス**　[判断に迷ったら]
>
> 血管，神経縫合はマイクロサージャリー，屈筋腱損傷は手外科の専門技術を要する．躊躇せず手外科専門医に紹介する．

5. 解放創の治療

- 創の評価：創の深達度(開放骨折，神経・血管損傷，腱損傷)の評価と止血・固定．
- 感受性のある抗生物質の投与：黄色ブドウ球菌が多いのでペニシリンまたは第一世代セフェム，汚染が高度な場合はアミノグリコシドの併用．
- 土壌による汚染創：破傷風の予防にトキソイド，ヒト免疫グロブリン投与．
- デブリドマン(創縁郭清)：異物，汚染組織，壊死組織の切除．golden period に徹底的なデブリドマンを行えば創の一時閉鎖(primary closure)は可能．
- ブラッシング：油による汚染や広範な擦過傷に対して有効．
- golden period 内であれば，開放骨折，神経・血管・腱損傷の一次修復を行う．
- 皮膚欠損を伴い併走できない場合は，皮弁・植皮を用いて創を閉鎖する．小範囲であれば創被覆材でもよい．
- 筋膜切開後などに創の緊張が強く一時閉鎖不能な場合は，wet dressing を行い2～3日後に腫脹の消退を待って閉創する(繰り延べ一次創閉鎖 delayed primary closure)．
- golden period を過ぎた開放創：創を解放として感染がないことを確認して二次的に創を閉鎖する(secondary closure)．小範囲であればVAC(vacuum assisted closure)療法も有用である．

整形外科 Q&A

Q …… golden hour を過ぎた腱損傷は受傷後いつまで手術可能か？

A …… 1～3週経過後に遷延一次縫合(delayed primary repair)を施行しても早期運動療法を行えば一次縫合と成績に差はないので，感染がないことを確認してから3週間以内に腱縫合を行う．

(小浜博太・金谷文則)

外傷の治療原則

6. 骨・関節感染症の治療原則

1. ▶▶▶ 骨・関節感染症の治療にあたって(図1, 2)

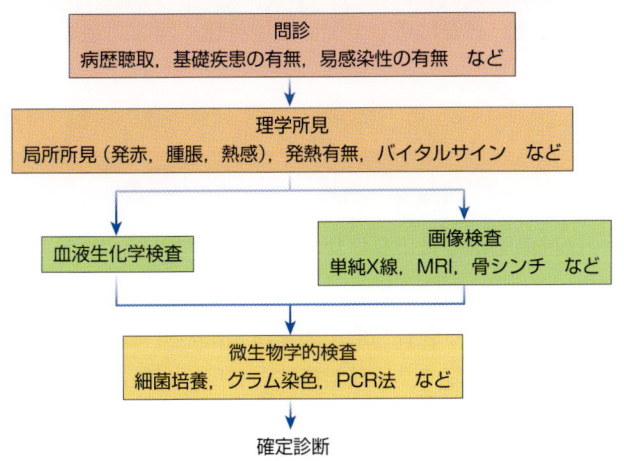

```
問診
病歴聴取, 基礎疾患の有無, 易感染性の有無  など
        ↓
理学所見
局所所見(発赤, 腫脹, 熱感), 発熱有無, バイタルサイン  など
        ↓
血液生化学検査    画像検査
                 単純X線, MRI, 骨シンチ  など
        ↓
微生物学的検査
細菌培養, グラム染色, PCR法  など
        ↓
確定診断
```

図1：骨・関節感染症診断のフローチャート

- 骨・関節感染症治療の第一は確実な診断と起炎菌の同定である．診断が不確実な状態で漫然と抗菌薬治療を開始することは，その後の診断を困難とし，耐性菌の出現や治療の遷延化につながる．
- 確定診断は細菌培養をはじめとする微生物学的検査によるが，必ずしもこれにより細菌感染が証明されるとは限らない．
- 微生物学的検査により確定診断が得られない場合でも種々の検査所見より感染症が疑われる場合には速やかに抗菌薬治療を開始し，必要に応じて手術治療に踏み切る必要がある．
- あらゆる骨・関節感染症治療では適切な抗菌薬治療を基本とする．
- 抗菌薬の使用においては薬剤感受性，投与量(有効血中濃度)，局所移行性，耐性菌の可能性，投与期間などに十分留意して使用する．
- 抗菌薬治療に抵抗性の場合や，疾患の種類により(乳児化膿性股関節炎など)可及的早期に手術治療に踏み切る．

Pitfalls ▶▶▶ **細菌培養陰性の感染が存在する**

確定診断は細菌培養検査による起炎菌の同定が基本であるが，実際には細菌培養が陰性の感染が存在する．特に遅発性の人工関節周囲感染では確定診断が困難な場合も多く，細菌培養以外にも病理組織所見は特異性が高く有用である．また最近では分子生物学的手法として polymerase chain reaction(PCR)法の臨床応用も試みられている．

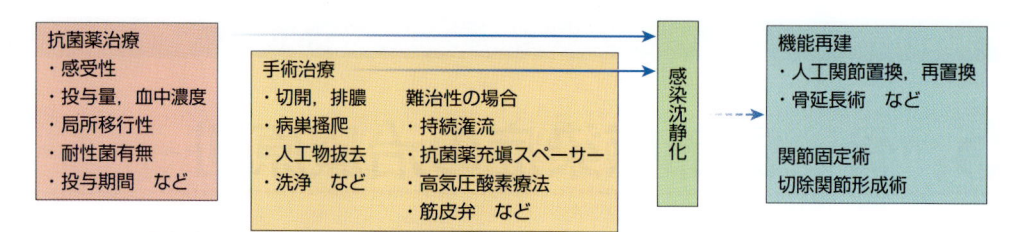

```
[抗菌薬治療]              [手術治療]                              → [感染] → [機能再建]
・感受性                  ・切開，排膿    難治性の場合              沈静化    ・人工関節置換，再置換
・投与量，血中濃度         ・病巣掻爬     ・持続灌流                          ・骨延長術　など
・局所移行性              ・人工物抜去    ・抗菌薬充塡スペーサー
・耐性菌有無              ・洗浄　など    ・高気圧酸素療法                    関節固定術
・投与期間　など                        ・筋皮弁　など                      切除関節形成術
```

図2：骨・関節感染症治療の原則

- 感染の沈静化が得られた後，必要に応じて関節機能再建，関節固定または切除関節形成術などを施行する．

2. 骨髄炎

- 急性化膿性骨髄炎では抗菌薬治療により症状の軽快が得られない場合，手術による切開，排膿を行う．
- 慢性骨髄炎では，手術治療による腐骨切除，病巣掻爬が必須である．
- 難治性の慢性骨髄炎では持続灌流や高圧酸素療法の有用性が報告されている．

> **ワンポイントアドバイス**　［骨髄炎，インプラント周囲感染における画像診断］
>
> MRIは診断能力が高く有用であるが，インプラント存在下ではアーチファクトの影響で読影が困難な場合がある．骨シンチグラフィーは骨髄炎や人工関節周囲感染において高集積像を示し，アーチファクトの影響を受けない．また最近ではPET検査の有用性も報告されている．

3. 化膿性関節炎

- 乳児化膿性股関節炎では可及的早期の切開，排膿が原則である．時期を逸すると高度な遺残変形を残すこととなる．
- 成人急性化膿性関節炎では可及的早期の切開，洗浄が原則である．関節鏡視下に洗浄，デブリドマンを行う方法も有効である．
- 化膿性関節炎後の関節症性変化に対しては，十分な待機期間の後に関節固定術か，切除関節形成術を行う．最近では感染の沈静化を慎重に判断した後に人工関節置換術による再建も行われている．

4. 化膿性脊椎炎

表1：化膿性脊椎炎，結核性脊椎炎の鑑別

	結核性脊椎炎	化膿性脊椎炎
椎体破壊	高度	軽度
罹患椎体数	約半数が3椎体以上	多くは2椎体
膿瘍形成	多い，大きい	少ない，小さい
MRI造影効果	辺縁増強	均一に増強

- 化膿性脊椎炎では安静と抗菌薬投与による保存的治療が原則だが，進行性の麻痺症状を認める際や保存的治療で効果が得られない場合は早急な外科的治療を行う．
- 鑑別診断としては結核性脊椎炎，転移性脊椎腫瘍があげられ，単純X線像のほかMRIが有用である（表1）．

5. 結核性骨関節炎の治療

- 脊椎に最も多く，股関節，膝関節などにみられる．急性の炎症反応を示さないことが多く，骨破壊が進行するまで診断されない場合がある．
- いずれも抗結核薬の多剤併用による化学療法を基本とし，投与は症状が消失し各種検査データが正常化した後も十分な期間継続する（通常6～12ヵ月）．
- 画像診断により膿瘍や腐骨の存在が確認され，化学療法に抵抗性の場合には手術による徹底した病巣掻爬を行い，さらに化学療法を十分な期間継続する．

> **Pitfalls** ▶▶▶ 骨・関節の破壊性病変では必ず結核性病変を疑う
>
> 慢性の経過をたどる骨関節の破壊性病変では，必ず結核性による病変の可能性を念頭に置き，血液生化学検査および胸部単純X線を含む各種画像診断のほか，ツベルクリン反応や生検が可能であれば抗酸菌培養を行うべきである．

6. インプラント周囲感染の治療（図3）

- 術後早期感染ではインプラントを温存し，徹底したデブリドマンと洗浄により一期的に感染の沈静化が得られる場合がある．
- 遅発性感染ではインプラントの抜去が原則である．人工関節周囲感染では抗菌薬含有セメントやハイドロキシアパタイトブロックを留置し，待機期間の後に二期的再置換術を施行する．
- 人工関節周囲感染では無菌性弛みとの鑑別が困難な場合があり，診断には細菌培養のみではなく，種々の画像検査や病理組織学的検査など複数の所見をあわせて慎重に行う必要がある．

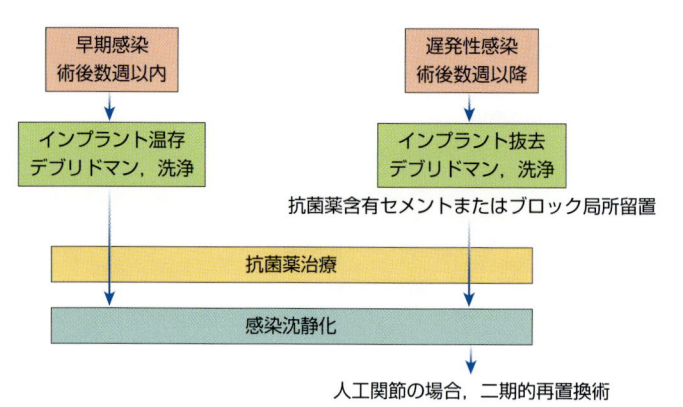

```
早期感染            遅発性感染
術後数週以内         術後数週以降
    ↓                  ↓
インプラント温存      インプラント抜去
デブリドマン，洗浄    デブリドマン，洗浄
                    抗菌薬含有セメントまたはブロック局所留置
            抗菌薬治療
            感染沈静化
                              ↓
                    人工関節の場合，二期的再置換術
```

図3：インプラント周囲感染における治療

> **ワンポイントアドバイス**　[骨・関節感染症に適した抗菌薬]
>
> 感受性試験の結果に基づくことは原則であるが，そのなかでも局所移行性のよい薬剤を選択する．特にMRSA感染の場合，骨，軟部組織への局所移行性が優れたリネゾリドやテイコプラニンは有効性が高い．

> **ワンポイントアドバイス**　[抗菌薬の予防投与法について]
>
> 抗菌薬の予防投与法として，セフェム系またはペニシリン系薬を術前の2時間以内，術中は3時間ごとの追加投与を行い，術後は24～48時間までの投与を継続することが一般的に推奨されている．

整形外科 Q&A

Q……骨・関節感染症における最も多い起炎菌は？

A……*Staphylococcus aureus*，*Staphylococcus epidermidis* をはじめとする *Staphylococcus* 属が最も多い．臨床的にはメチシリン耐性菌が問題となる．化膿性脊椎炎ではグラム陰性桿菌も少なくない．

（小林直実・齋藤知行）

骨の基本手術

1. 骨折

1. ▶▶▶ プレート固定

❶ プレート固定とは

- 金属または吸収素材で形成されたプレートを骨表面に設置し，スクリューで固定することにより骨折部を安定化させる方法である．
- 一般に解剖学的整復が重要な骨端や骨幹端部の骨折に用いる．前腕骨骨幹部骨折の変形治癒は回旋障害をきたすことからプレート固定の適応になることが多い．
- 金属の種類にはステンレス，コバルト–クロム合金，チタン合金などがあり，最近ではポリ–L–乳酸を素材とする吸収性プレートもある．

❷ プレートの分類（図1，2）

A. 形状による分類

円筒型プレート

ダイナミックコンプレッションプレート（DCP）

コブラ型プレート

T型プレート

T型バットレスプレート

L型バットレスプレート

スプーン型プレート

130度アングルプレート

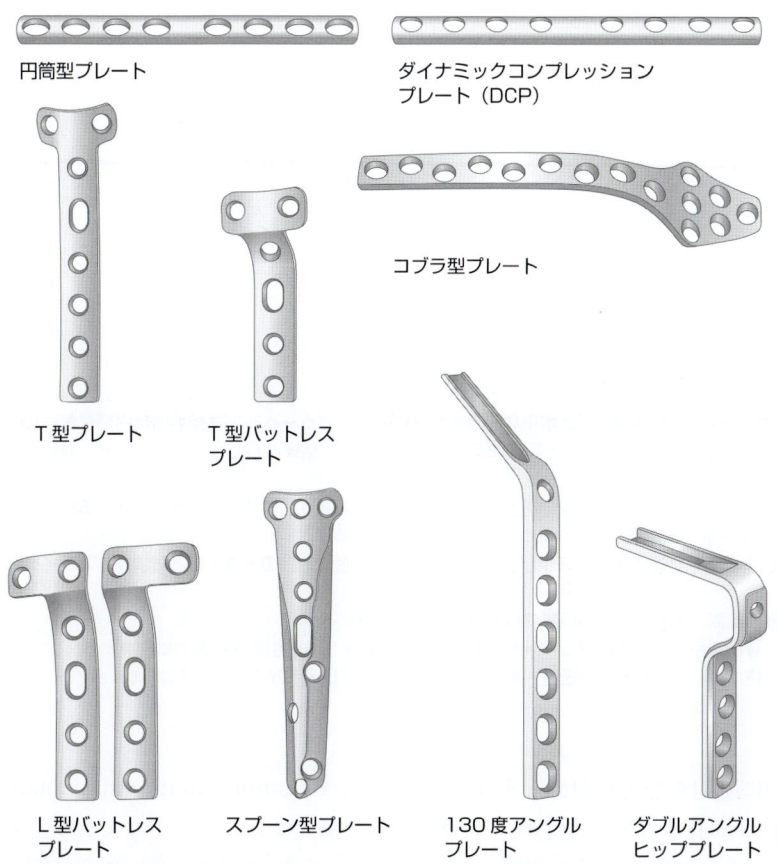

ダブルアングルヒッププレート

図1：各種プレート

●プレートは形状からストレートプレート（L・T字プレート，チューブラープレート，リコンストラクションプレート），アングルプレート，アナトミカルプレート（解剖学的形状）などがある．

B. 機能による分類

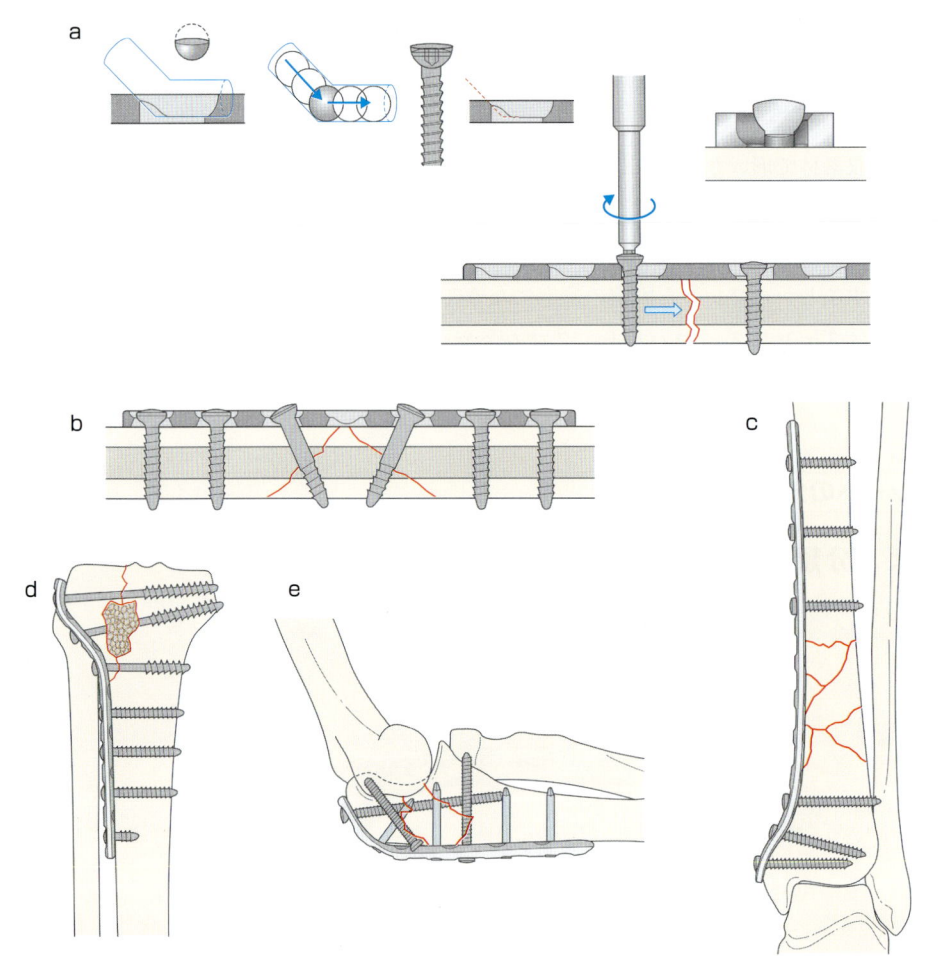

図2：プレートの機能による分類
a. 圧迫プレート*（DCP）：スクリュー孔の形は傾斜部と水平な円筒部を有し，スクリューヘッドは傾斜した円筒をボールのように滑り降りる．ヘッドが水平方向に動くとスクリュー孔の傾斜面に押しつけられ結果として骨片がプレートに対して相対的に移動し，骨折部に圧迫が加わる．
b. 中和（保護）プレート*：ラグスクリューで骨片間に圧迫を加え，骨折部にかかる曲げ強度や回旋力を中和させるために使用する．図ではプレートのスクリューホールを通してラグスクリューを挿入している．
c. 架橋プレート：骨折部を長いプレートで架橋する．スクリューは近位，遠位の主骨片にのみ挿入しおおまかなアライメントを維持する．
d. 支持プレート：骨端や骨幹端の剪断，分割骨折においてプレートで骨片を支持する．
e. テンションバンドプレート：骨折の引っ張り側にプレートを設置し，反対側に生じる牽引力を圧迫力に変換する．
＊：プレートにどのような機能を持たせるかであって，圧迫・中和プレートというプレートがあるわけではない．

●圧迫プレート：骨折部に圧迫を加え絶対的安定性を提供する．dynamic compression plate（DCP）は傾斜のある楕円形の孔をもち，偏心性にスクリューを挿入することによりスクリューを締めるとともにプレートが徐々に移動し骨折部に圧迫をかけることができる．

- 中和(保護)プレート：ラグスクリューなどで骨折部に圧迫力をかけた後，骨折部にかかる曲げ強度や回旋力を中和させるために用いる．
- 架橋プレート：粉砕の強い長管骨骨折などで上下の主骨片間を固定しアライメントを維持する方法である．これを経皮的に行うのがMIPO法(minimally invasive plate osteosynthesis)で，骨折部を展開せず軟部組織を温存し骨折部の血行を障害しないで骨の長さ，軸，回旋を整復保持する．
- 支持プレート：骨端や骨幹端の剪断，分割骨折において骨質が脆弱な骨端部や移植骨を保護するために用いる．脛骨プラトー骨折などで用いる．
- テンションバンドプレート：骨折の引っ張り側にプレートを設置し，反対側に生じる牽引力を圧迫力に変換する．主に肘頭骨折で用いる．

C.ロッキングプレート

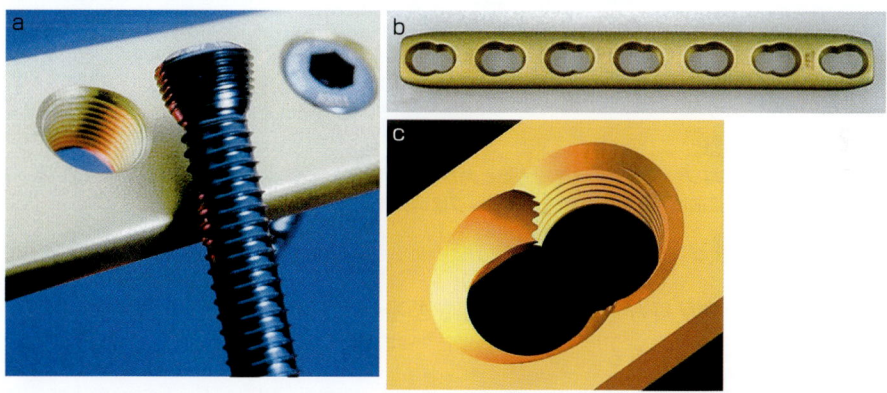

図3：ロッキングプレート(Synthes社)
a. locking head screwとlocking hole：スクリュー孔とスクリューヘッドに溝が切ってある．
b, c. LCP(locking compression plate)：locking holeと従来のdynamic holeを組み合わせたcombination holeを有する．
(最新整形外科学大系 5．越智隆弘総編集 運動器の外傷学．2007，中山書店，p176より)

- ロッキングヘッドスクリュー(スクリューヘッドがプレートにロック)がプレートにロックすることにより角度安定性が得られる．骨質が弱くても比較的良好な結果が得られる(図3)．

❸……術前計画

- どのように整復し，どのプレートを用いて固定するか．どの位置にプレートを当てるか(骨片がずれる方向：支持プレート，張力がかかる方向：テンションバンドプレート)．プレートの長さ(近位・遠位骨片に2本ずつのスクリューが最低限必要)．

❹……基本的手術手技(DCP/LCP)

- アプローチ：原則として神経間領域(internervous plane)からアプローチする．軟部組織の剥離は最小限とし骨の血流を温存する．

> **Pitfalls** ▶▶▶ [骨癒合を得るカギ]
>
> 軟部組織を剥離するほど，整復は容易になるが骨片の血流が不良になり偽関節や感染をきたしやすい．骨片の血流を阻害せずに骨片を整復（biological fixation）する技術に習熟しなければならない．

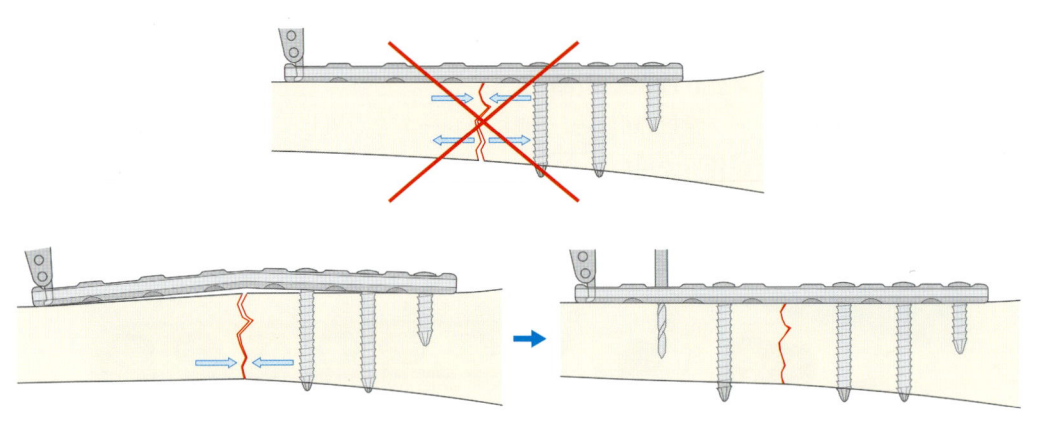

図4：オーバーベンディング
まっすぐな骨の上でまっすぐなプレートで圧迫を加えると力が偏心的に働き反対側の皮質骨にギャップが生じる．あらかじめプレート中央部で1mm程度曲げておくと反対側のギャップは消失する．

- 整復：かかった外力の反対方向に牽引を加えることが原則，観血整復には骨整復鉗子，ホーマン鉤，伸展器があると便利である．
- 骨の形状に合うようにプレートをベンディングする．プレートはオーバーベンディング（プレート中央部で1mm隙間）したほうが良好な圧迫が得られる（図4）．
- DCP/LCPプレートでは楕円孔に偏心性にスクリューを挿入すると骨折部に圧迫がかかる．
- LCPプレートでは圧迫スクリューで骨折部を固定してからロッキングスクリューを挿入する．

2. ▶▶▶ 髄内固定

❶ 髄内固定とは

- 長管骨の骨髄腔内にnail，pin，rodなどを挿入して骨接合を図る方法である（図5）．
- 骨折部を展開しないため骨折血腫を温存でき旺盛な外仮骨形成が期待できる．
- 骨折部に対する安定性は相対的安定性であり，骨折部に生じるmicromotionも外仮骨形成を助ける．
- 髄内釘のみでは回旋や短縮に対する固定性は不十分であったが，横止め髄内釘（interlocking nail）が開発され現在の主流となっている．

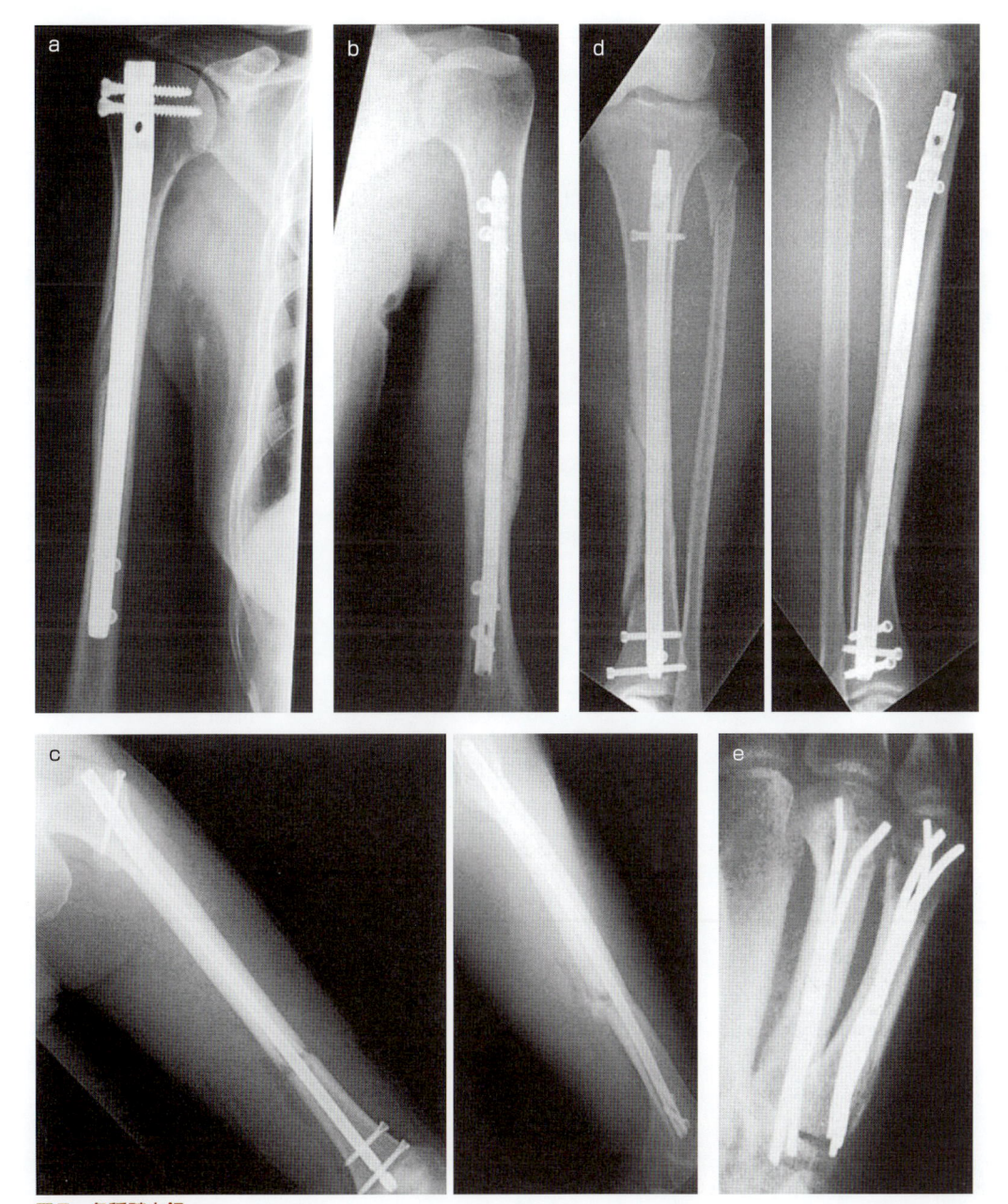

図5:各種髄内釘
a. 上腕骨順行性髄内釘
b. 上腕骨逆行性髄内釘
c. 大腿骨順行性髄内釘
d. 脛骨順行性髄内釘
e. 中手骨骨折に対するKirschner鋼線を用いた髄内釘
(a, b 金谷文則:OS NOW instruction 2, メジカルビュー社, 2007, p40, c 安田和則:OS NOW instruction 3, メジカルビュー社, 2007, p78, d 安田和則:OS NOW instruction 3, メジカルビュー社, 2007, p111, e 金谷文則:OS NOW instruction 2, メジカルビュー社, 2007, p248より)

❷……髄内固定の適応

- 一般に長管骨の骨幹部骨折に対して適応となる．前腕骨では回旋安定性を得るためプレートを用いることが多い．
- 上腕骨，大腿骨，脛骨の骨幹部骨折に対してはinterlocking nailが，中手骨や中足骨の骨幹部骨折に対してはKirschner鋼線を用いた髄内固定が行われることが多い．
- interlocking nailが開発され回旋や短縮に対する固定性が強化されたことから，粉砕骨折や骨幹端骨折にも適応が拡大されている．

❸……基本手術手技

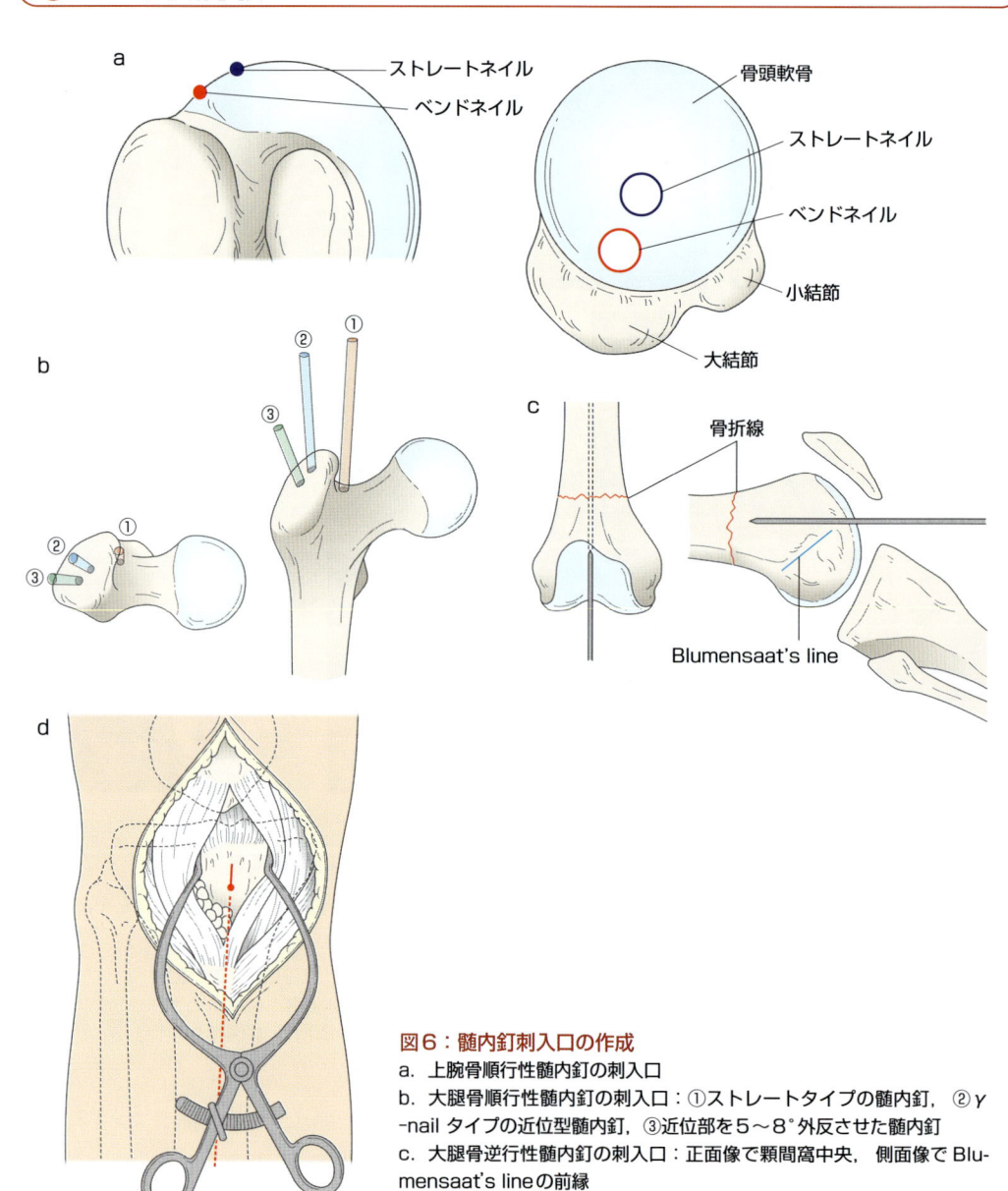

図6：髄内釘刺入口の作成
a. 上腕骨順行性髄内釘の刺入口
b. 大腿骨順行性髄内釘の刺入口：①ストレートタイプの髄内釘，②γ-nailタイプの近位型髄内釘，③近位部を5〜8°外反させた髄内釘
c. 大腿骨逆行性髄内釘の刺入口：正面像で顆間窩中央，側面像でBlumensaat's lineの前縁
d. 脛骨順行性髄内釘の刺入口：脛骨粗面のやや内側，1〜2横指近位

- 解剖学的な整復が重要であり大腿骨では牽引手術台やfemoral distractionなどを用いて整復を行う．
- 次に正しい髄内釘刺入口を作成する(図6)．
- 上腕骨順行性髄内釘では髄内釘の形状(ストレート，ベンド)によって，上腕骨軸上の骨頭軟骨部または腱板付着部のすぐ内側に作成する(図6a)．
- 上腕骨逆行性髄内釘では上腕骨後方(肘頭窩のすぐ近位)に作成する．肘頭窩に少しかかるくらいの位置のほうが髄内釘挿入は容易である．
- 大腿骨順行性髄内釘では，梨状窩もしくは大転子に作成する．現在では外反角をもった大転子挿入型の髄内釘が主流である(図6b)．
- 大腿骨逆行性髄内釘では正面像で顆間窩中央，側面像でBlumensaat's lineの前縁に作成する(図6c)．
- 脛骨順行性髄内釘では脛骨粗面のやや内側で1～2横指近位に作成する(図6d)．脛骨の骨軸は脛骨粗面上ではなく，膝蓋腱内側～中1/3であるので刺入口は脛骨粗面部直上ではなく内側寄りに作成する．
- 髄内釘を挿入し横止めスクリューで固定する．近位はデバイスを用い遠位はラジオルーセントドリルを使用するのが一般的である．

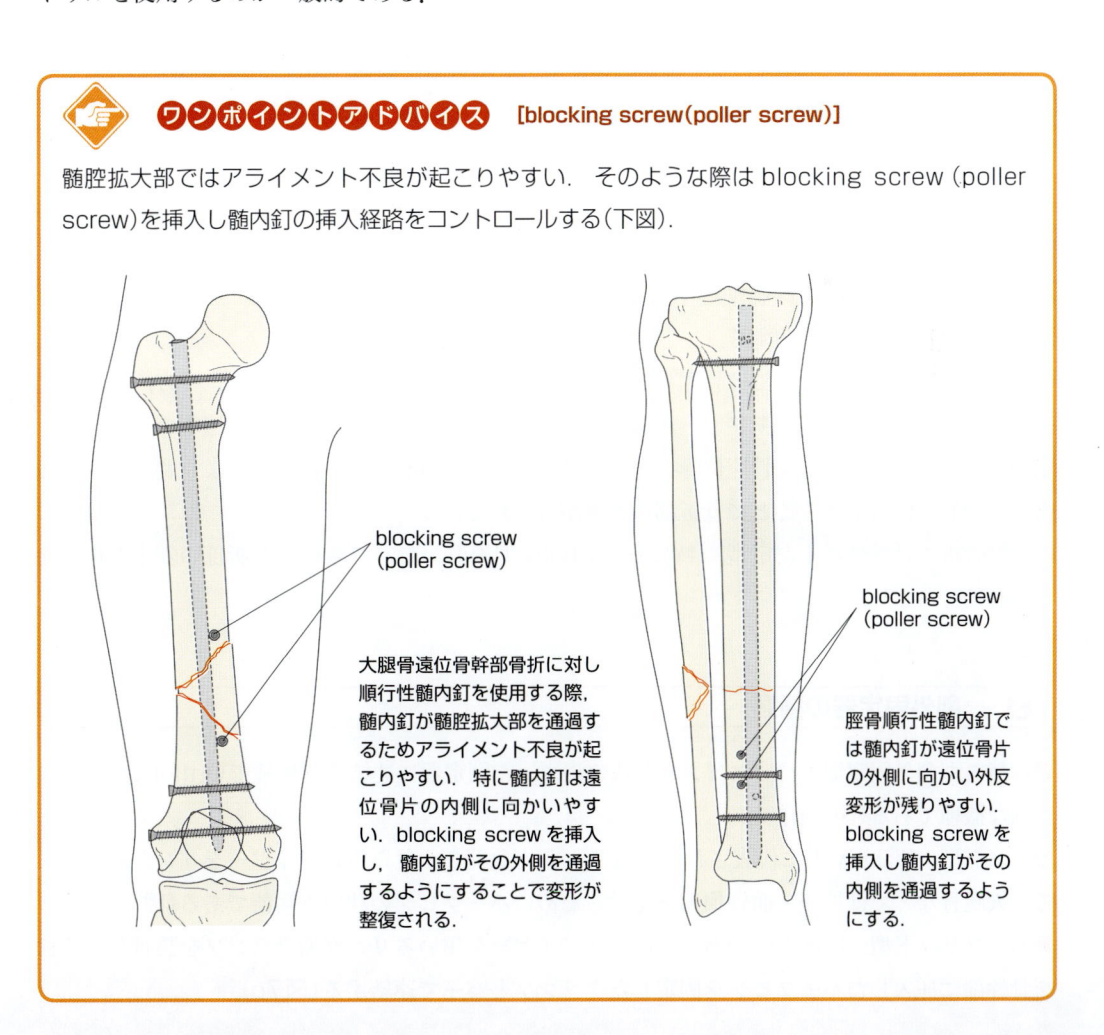

ワンポイントアドバイス [blocking screw(poller screw)]

髄腔拡大部ではアライメント不良が起こりやすい．そのような際はblocking screw(poller screw)を挿入し髄内釘の挿入経路をコントロールする(下図)．

blocking screw (poller screw)

大腿骨遠位骨幹部骨折に対し順行性髄内釘を使用する際，髄内釘が髄腔拡大部を通過するためアライメント不良が起こりやすい．特に髄内釘は遠位骨片の内側に向かいやすい．blocking screwを挿入し，髄内釘がその外側を通過するようにすることで変形が整復される．

blocking screw (poller screw)

脛骨順行性髄内釘では髄内釘が遠位骨片の外側に向かい外反変形が残りやすい．blocking screwを挿入し髄内釘がその内側を通過するようにする．

> **Pitfalls** ▶▶▶ 髄内釘の術前計画
>
> 術前計画が重要であり，適切な髄内釘の前後1サイズは準備しておく．interlocking screwは原則として近位・遠位とも2本ずつ挿入する．横骨折ではinterlocking screw刺入時は骨折部に間隙を残さない．

3. ▶▶▶ 創外固定

❶ 創外固定とは

- 骨折部または骨切り部から離れて近位，遠位の骨片にワイヤーまたはスクリューを刺入し，それらを固定器を用いて体外で連結させて固定する方法である．
- 成人の開放骨折では骨膜・軟部組織が損傷されているため，創外固定のみでは骨癒合は遷延することが多く，プレートまたは髄内釘への転換（conversion）が必要である．一方，小児の閉鎖骨折では骨形成が旺盛なため創外固定のみで骨癒合を得ることが可能である．

❷ 創外固定の適応

- 開放骨折：Gustilo分類のⅢ-A型までは受傷後golden hour内に十分なデブリドマンを行えば，一期的な内固定術が可能であるが，感染を合併する可能性が高いⅢ-B型以上では創外固定が第一選択になる．
- 多発外傷：全身状態不良な多発外傷患者の骨折の一時的な固定として用い，通常は全身状態の回復を待って内固定に転換する．
- 小児骨折：小児の長幹骨では骨端線が開存しているため，髄内釘が使えない．一方，成人に比べて骨形成が良好なため，ギプス・牽引では整復位が維持できない場合は良い適応である．
- 関節近傍の粉砕骨折：橈骨遠位骨折などでは靱帯性整復（ligamentotaxis）により関節周囲の靱帯を持続的に緊張させることで骨折部の整復が得られる．
- 骨盤骨折：骨盤骨折不安定型，特にopen book型損傷が適応であり，骨折部の安定と止血効果に有効である．

❸ 創外固定器の種類

- 片持ち型創外固定器：ハーフピンを形状の決まった固定器に連結する機種でOrthofixなどが代表的な機種である（図7a）．
- リング型：Ilizarov型に代表される機種で，張力負荷をかけた貫通ワイヤーをリングに固定する．大腿骨などでは神経・血管損傷を避けるためにハーフピンの利用も可能である（図7b）．
- ハイブリッド型：関節近傍の海綿骨部にはワイヤーを用いるリング型クランプを装着し，これを骨幹部に挿入したハーフピンを固定したクランプとバーで連結する（図7c）．

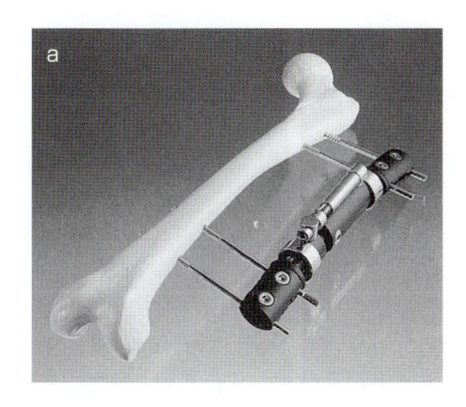

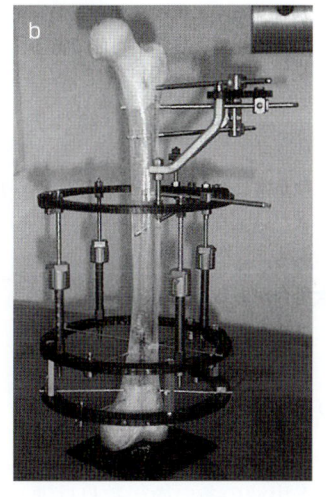

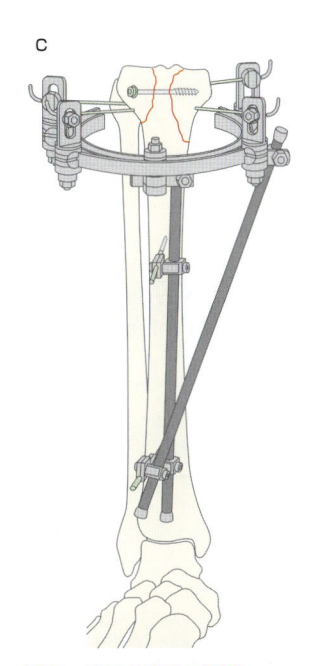

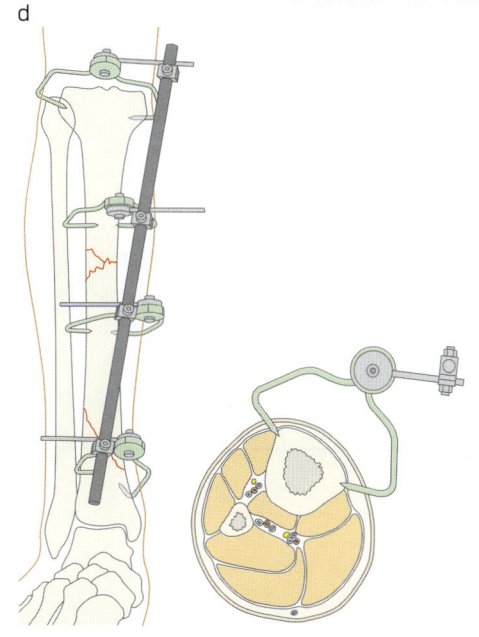

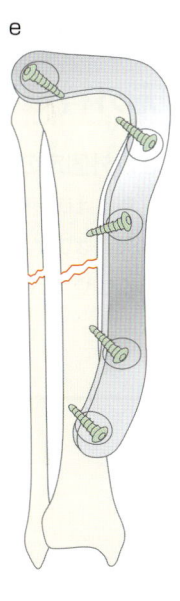

図7：創外固定器の種類
a. Orthofix 創外固定器
（冨士川恭輔，鳥巣岳彦：骨折・脱臼　改訂2版．南山堂，p88より）
b. Ilizarov創外固定器
（冨士川恭輔，鳥巣岳彦：骨折・脱臼　改訂2版．南山堂，p89より）
c. ハイブリッド 創外固定器
d. ピンレス創外固定器
e. レジン創外固定器

> **Pitfalls** ▶▶▶ 創外固定のピットフォール
>
> - ワイヤーやスクリューを挿入する際は四肢横断面の解剖をしっかり頭に入れておき，腱，神経，血管を損傷しないよう注意が必要である．
> - 成人の脛骨や大腿骨骨折（特に開放骨折）では創外固定のみで骨癒合を得るのは困難であり，内固定に転換することが多い．

1. 骨折

- ピンレス型：骨を貫通せず特殊な爪（hook）を骨の表面に突き刺して固定するもので主に脛骨骨折が適応となる．二次的髄内釘固定に変換する際の深部感染のリスクを減らすことが目的である（図7d）．
- レジン創外固定器：骨片にハーフピンやスクリューを挿入し，それらをコイルワイヤーで連結し歯科用アクリルセメント樹脂（レジン）を用いて固定する（図7e）．

❹ 基本手術手技

- ワイヤー，スクリューの挿入：腱，神経，血管の走行を熟知しそれらを避けるように挿入する．
- フレームの構築：ワイヤーやスクリューを固定器に固定し創外固定を行う．固定器を整復操作に用いることもできる．
- 術後管理：滲出液の多い術後数日は連日 pin site care を行う．ピン刺入部が乾燥すればシャワー浴による管理で十分である．

整形外科 Q&A

Q 創外固定の利点・欠点は？

A 利点は低侵襲で骨折部または骨切り部を傷害せずに比較的安定した固定が得られることである．一方，欠点はワイヤーやスクリューが体外に露出しているためにピン刺入部感染（pin tract infection）を起こしやすいことである．

（堀切健士・金谷文則）

骨の基本手術

2. 骨移植

1. 骨移植とは

- 種々の手術に合わせて用いられる手技で自家骨移植，同種骨移植，人工骨移植がある．
- 骨新生を誘発させて骨癒合を促進させ，偽関節手術や関節固定術，脊椎固定術などに伴って行われる．
- 骨欠損部を充填させ，骨腫瘍や骨髄炎，外傷などで生じた骨欠損部および人工関節置換術や再置換術に伴って行われる．
- 自家骨移植には海綿骨移植，皮質骨移植，骨軟骨移植，血管柄付き骨移植がある．
- 同種骨移植とは他人の骨(主に大腿骨頭)を移植する方法である．日本整形外科学会が定めたガイドラインに準じて管理，使用しなければならず，施設によってはその使用が限られる．
- 人工骨には非置換材料(HA)，吸収置換型材料(β-TCP)，硬化型材料(α-TCP，TeCP)がある．

2. 骨移植に必要な器材

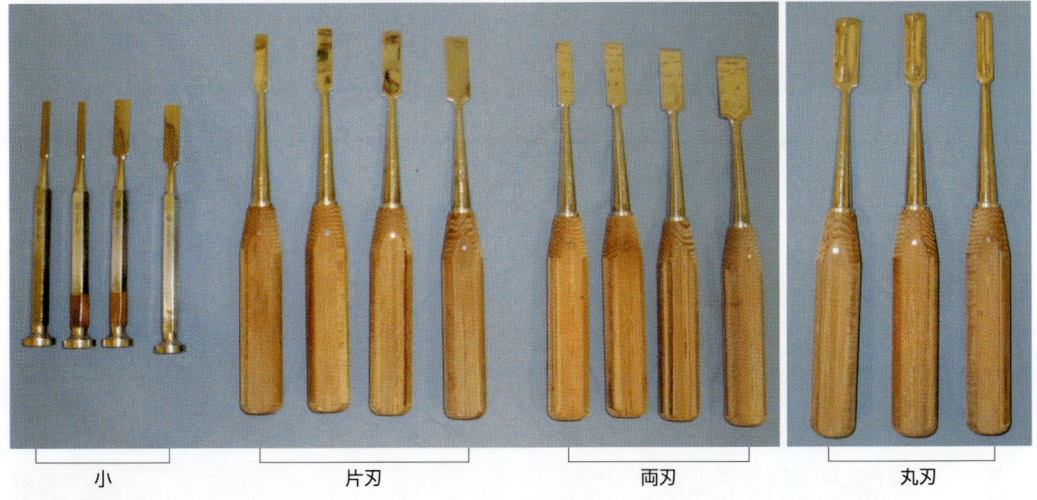

図1：骨用ノミ
皮質骨を採取または開窓する際に用いる．丸刃ノミは海綿骨を柵状に採取する際に使用すると便利である．

- 骨用ノミ，ボーンソー(図1，2)：皮質骨移植の採取，または皮質骨を開窓する際に使用する．移植骨のサイズに合わせて使用する．柵状の皮質骨を採取する場合は丸刃骨ノミを使用すると便利である．
- 鋭匙(図3)：チップ状の海綿骨を採取する際に使用する．曲を用いると広い範囲の海綿骨を採取できる．
- Kirschner鋼線：採取骨ライン上に骨孔を作成するために用いる．

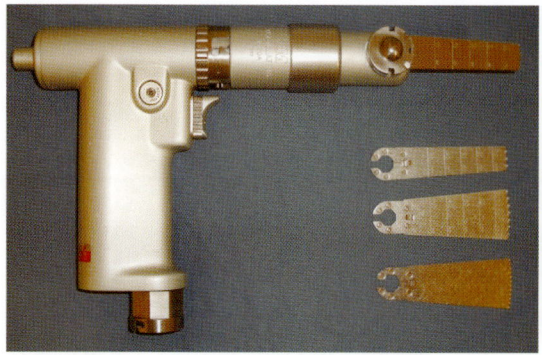

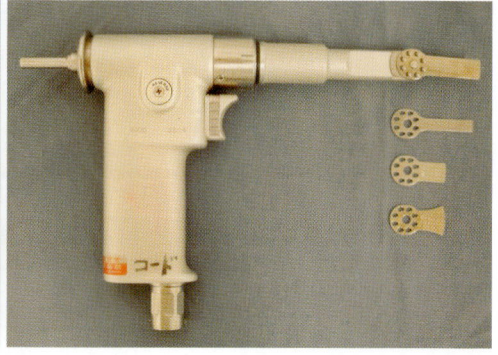

図2：ボーンソー
皮質骨を採取または開窓する際に用いる．脛骨部など皮質骨が厚い部分ではマキシードライバー®を，橈骨遠位・尺骨近位部など皮質骨が薄い部分ではミニドライバー®を用いる．

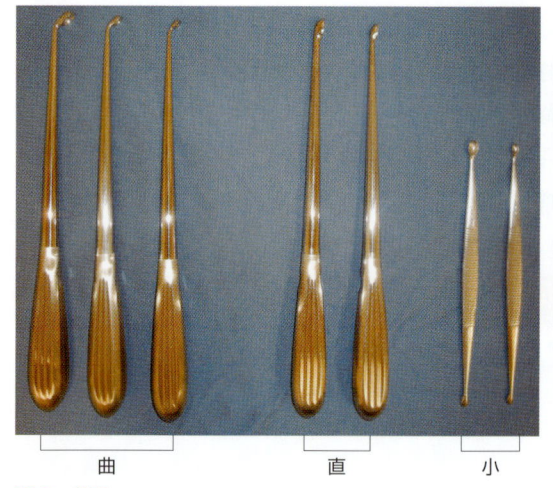

図3：鋭匙
皮質骨を開窓した後に，海綿骨を採取する際に用いる．曲を用いると広い範囲を採取しやすい．

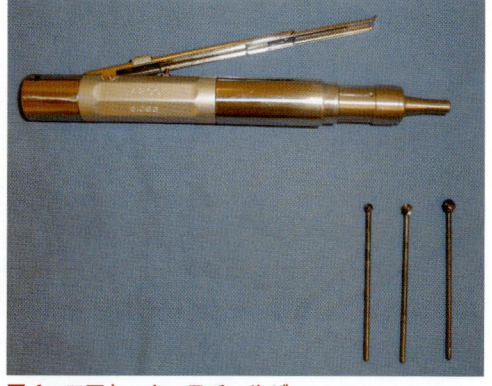

曲　　直　　小

図4：エアトーム，スチールバー
移植母床の硬化した部分（皮質骨，偽関節部）を十分に削り取り，出血を促すために用いる．スチールバーを使用する．

- エアトーム（図4）：偽関節手術などで移植母床の硬化している部分を削り，出血させるために用いる．
- プレート，スクリュー，ワイヤー：移植骨を母床に固定する際に適宜使用される．

3. ▶▶▶ 適応と各骨移植の比較

- 移植範囲や量，母床条件，必要とされる強度を考慮して移植法を選択する（表1, 2）．

> **ワンポイントアドバイス　[骨移植を成功させるカギ]**
> 移植母床はノミやエアトームなどを用いて十分に硬化した部分を削り，良好な出血があることを確認する．この血流が移植骨生着に不可欠である．
> 移植骨の骨癒合を得るためには，移植母床の血流，移植骨の安定性，感染の予防が大切である．

表1：適応と各骨移植の比較(1)

	自家骨移植			
	皮質骨移植	海綿骨移植	骨軟骨移植	血管柄付き骨移植
適応	・強度（支持性）が要求されるような骨欠損部に使用される．	・主に骨癒合促進，骨形成の目的で使用される．	・外傷などによる軟骨・骨軟骨の欠損例． ・離断性骨軟骨炎，大腿骨内側顆骨壊死症など．	・骨欠損長が6～7cm以上のもの． ・先天性偽関節，外傷性偽関節，感染性偽関節． ・手根骨の偽関節や特発性壊死．
利点	・力学的強度が強い（圧縮強度：80～200MPa）．	・骨癒合が早い． ・柔らかく，細片化でき，空洞や間隙に充塡できる．	・軟骨欠損を正常軟骨組織で修復できる．	・血流のある骨移植で移植母床の血流が悪くとも骨癒合が得られる． ・壊死骨の血行再開が期待できる．
欠点	・骨癒合が海綿骨移植に比べて遅い．	・力学的強度が弱い（圧縮強度：5～10MPa）．	・ドナー側の機能障害を生じる可能性がある．	・遊離移植法では熟練した微小血管吻合術が必要． ・有茎移植法では移植部位が限定される．
採取部位	腸骨稜，腓骨など．	腸骨稜，脛骨近位部，橈骨遠位部あるいは尺骨近位部の骨幹端部．	大腿骨外側顆，肋軟骨．	腓骨，橈骨，中手骨，肩甲骨など．

表2：適応と各骨移植の比較(2)

	同種骨移植	人工骨移植		
		HA（ハイドロキシアパタイト）	α-TCP（リン酸三カルシウム）	β-TCP（リン酸三カルシウム）
適応	・自家骨移植では修復できない大きな骨欠損．	・骨欠損部への充塡． ・脊椎手術や腸骨稜か採骨後のスペーサー．	・複雑な形状の骨欠損部への充塡． ・抗生物質を含ませ感染病変にも使用できる．	・骨欠損部への充塡．
利点	・十分な量の移植骨を確保できる． ・ドナー側の影響がない．	・多孔体構造で骨伝導能を有す．	・ペースト状であり複雑な形状の骨欠損部に充塡できる． ・初期強度が比較的高い（70～90MPa）．	・早期に骨組織に置換される．
欠点	・感染の危険性がある． ・施行できる施設が限られる．	・骨組織に置換されない．	・硬化に1～3日を要する．	・初期強度が弱い（2～4MPa）．

> **Pitfalls** ▶▶▶ 高齢者への骨移植
>
> 高齢者（特に女性）では，骨粗鬆症のため腸骨以外では十分量の骨を採取できない．骨欠損，骨折空隙の充填には人工骨も考慮する．

4. ▶▶▶ 麻酔と体位

- 全身麻酔を用いることが多い．手術部位と採骨部位ともに上肢であれば伝達麻酔，下肢であれば脊髄麻酔でも可能である．採骨部位の疼痛は強いために，十分な除痛効果のある麻酔法を選択する．
- 体位は主とする手術に合わせる．体位によってどの部位から採骨するかを術前に計画しておく．

5. ▶▶▶ 基本手術手技

❶ 腸骨からの移植骨採取法（図5）

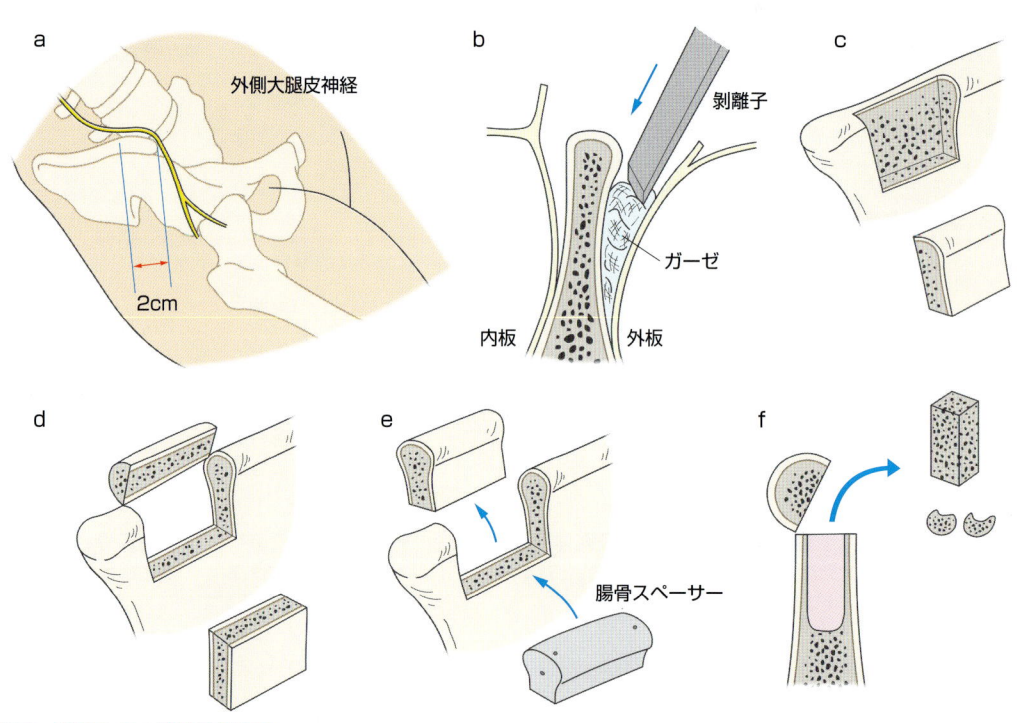

図5：腸骨からの移植骨採取法
a. 上前腸骨棘から2cmは展開しない．
b. 腸骨骨膜を電気メスで剥離し，内板骨膜は剥離子で，外板骨膜はガーゼをパッキングとして，そのガーゼを剥離子で押し込むようにして剥離する．
c. monocortical graftは内板から採取する．できるだけ外板に沿ってノミを進めると海綿骨を多く含む移植骨を採取できる．
d. bicortical graftの場合は腸骨稜を骨膜の連続性を保ったまま切離し，採取後還納する方法もある．
e. tricortical graftの場合は，採取後腸骨スペーサーを使用する．
f. 海綿骨のみを採取する場合は，外側から腸骨稜を切離反転し採取後に還納する．

- 皮切は腸骨稜に沿ってデザインする．ただし外側大腿皮神経を損傷しないように上前腸骨棘から2cmは展開しない(図5a)．
- monocortical graftの場合は内板から採取することが多い．これは内板が比較的平らで使用しやすく，比較的骨皮質が薄いこと，さらに採取部の陥凹が目立たないためである．厚い骨皮質が必要な場合は外板を採取するが，外板は骨膜剝離操作でかなりの出血が予想される．
- 皮下組織を剝離し，電気メスを用いて腸骨稜を露出させ，剝離子(ラスパやコブ)を用いて内板骨膜を剝離反転する．外板は骨膜下にガーゼを入れ，これを深部に詰めるように剝離する．この操作で出血量は少なくなる(図5b)．
- monocortical graftでは内板から採取する．移植骨に十分な海綿骨を付けるように，外板すれすれに骨用ノミを進めて採取する(図5c)．bicortical graftの場合は腸骨稜を切ってはねあげ，移植骨を採取後に元に縫着する方法もある(図5d)．tricortical graftの際は局所の陥凹変形を残し，疼痛の原因となるので腸骨スペーサーを使用する(図5e)．
- 海綿骨ノミを採取する場合は，腸骨稜を外側から水平に骨切りを行い，採取する(図5f)．チップ状であれば鋭匙を柵状であれば丸ノミを使用する．採取後は閉じて蓋とする．
- サクションドレーンを留置，骨膜を互いにしっかりと縫合する．

❷ 橈骨からの移植骨採取法(図6)

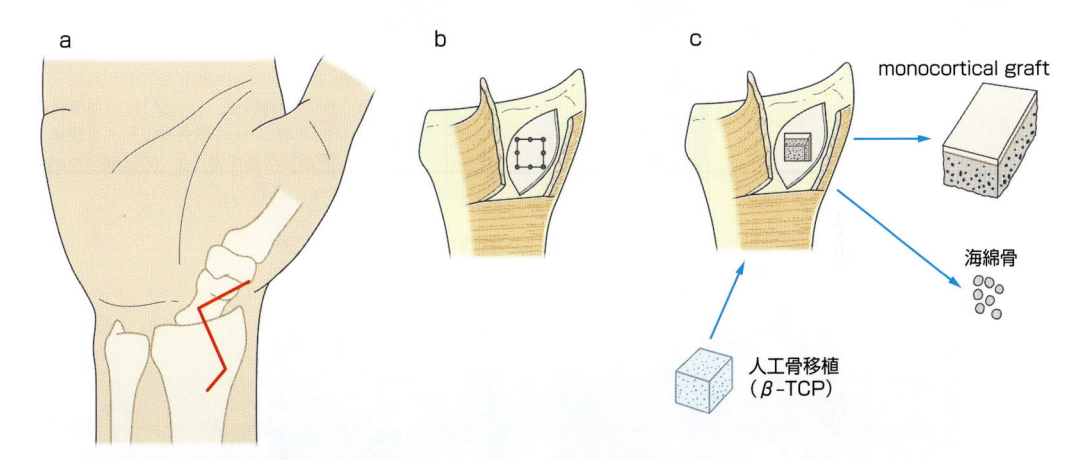

図6：橈骨からの移植骨採取法
a. 舟状骨への骨移植ではジグザグ皮切で展開する．
b. 方形回内筋を切離反転，骨膜を剝離して採骨ラインに骨孔を作成する．
c. ブロック状の移植骨(monocortical graft)とチップ状の海綿骨を採取後に，人工骨移植を行う．

- 掌側よりアプローチする．舟状骨骨折などではジグザグ皮切で展開する(図6a)．
- 方形回内筋を橈側から切離反転し，骨膜を剝離する．骨膜は後で再縫合できるように可及的に温存する．その後採取骨ライン上に骨孔を作成し(図6b)，これらを結ぶように骨ノミで皮質骨を切る．
- ブロック状の移植骨と鋭匙を用いてチップ状の海綿骨を採取する(図6c)．
- 採骨部には人工骨移植(主にβ-TCP)を行い，骨膜をしっかりと縫合する．

6. 骨移植の実際

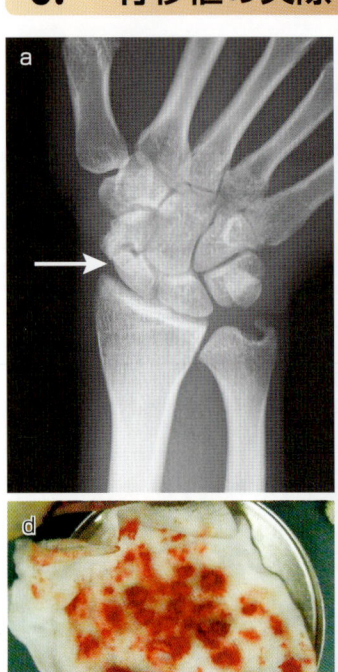

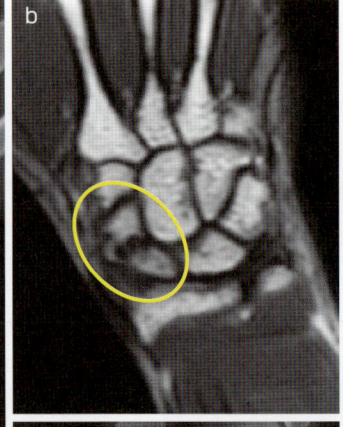

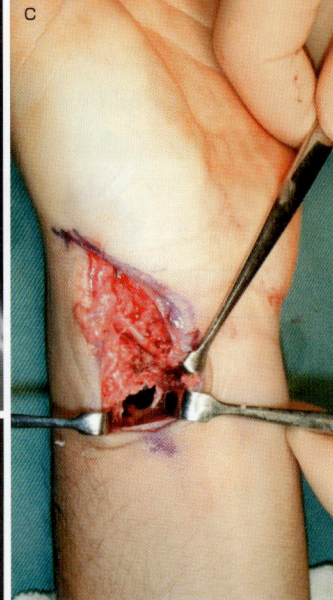

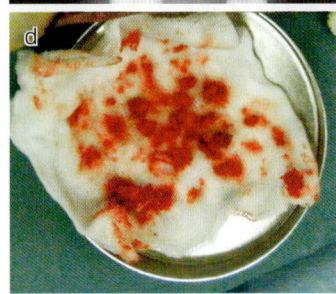

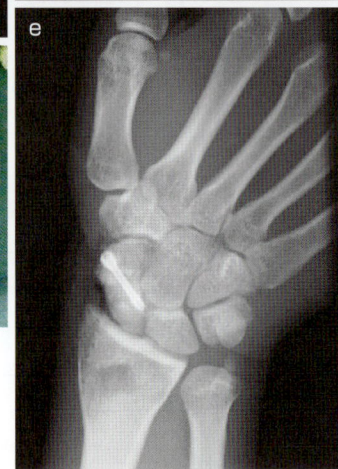

図7：皮質骨移植（monocortical）＋海綿骨移植（cancellous chips）
a．舟状骨偽関節，b．近位骨，遠位骨ともに血流あり，c．橈骨遠位部より採骨，d．採取した海綿骨，e．double thread screwで固定．

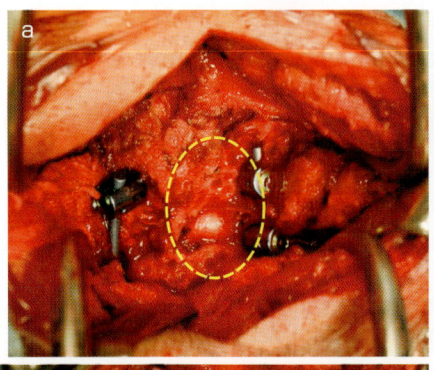

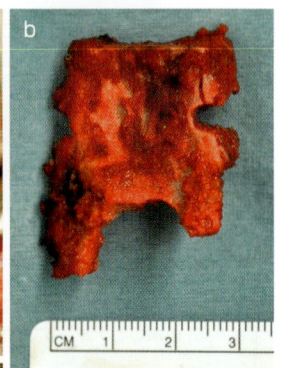

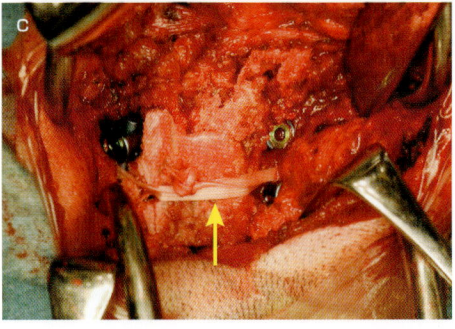

図8：皮質骨移植（monocortical）
a：環軸椎亜脱臼整復固定後，後弓の皮質骨をエアトームで削り（decortication），骨髄からの出血を確認，b：移植骨（母床に合わせて採型），c：テクミロンテープで移植骨を固定

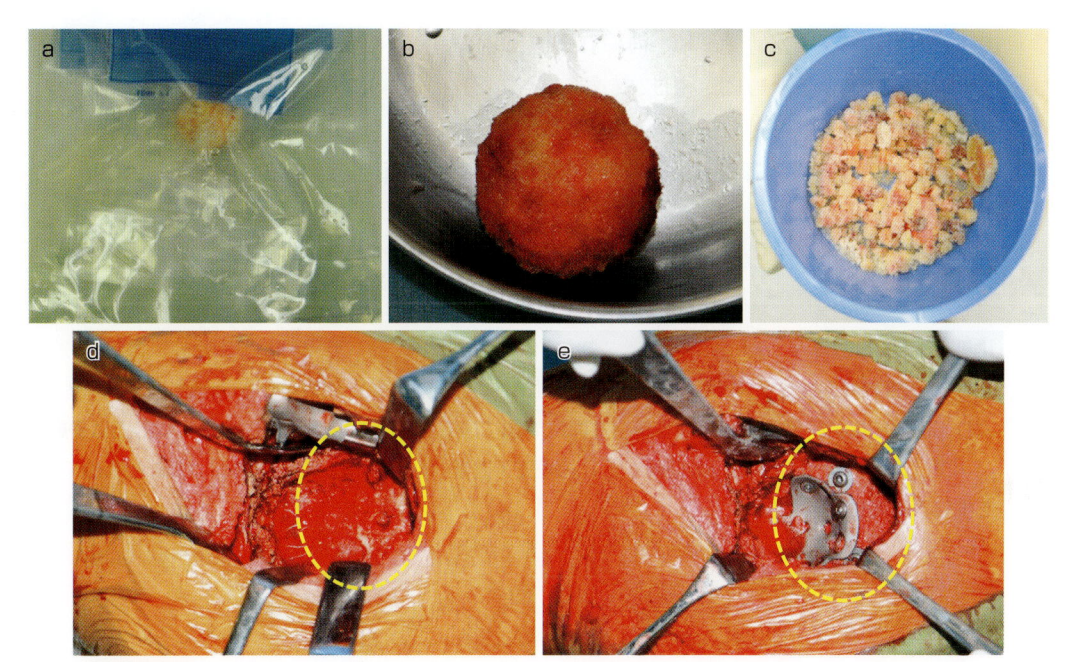

図9：同種骨移植
a. 冷凍保存された大腿骨頭，b. 加温処理し皮質骨を切除，c. チップ状に形成された移植骨，d. 人工股関節再置換術：臼蓋側の大きな骨欠損部，e. 骨欠損部に移植骨を打ち込み固定（impaction bone graft）．

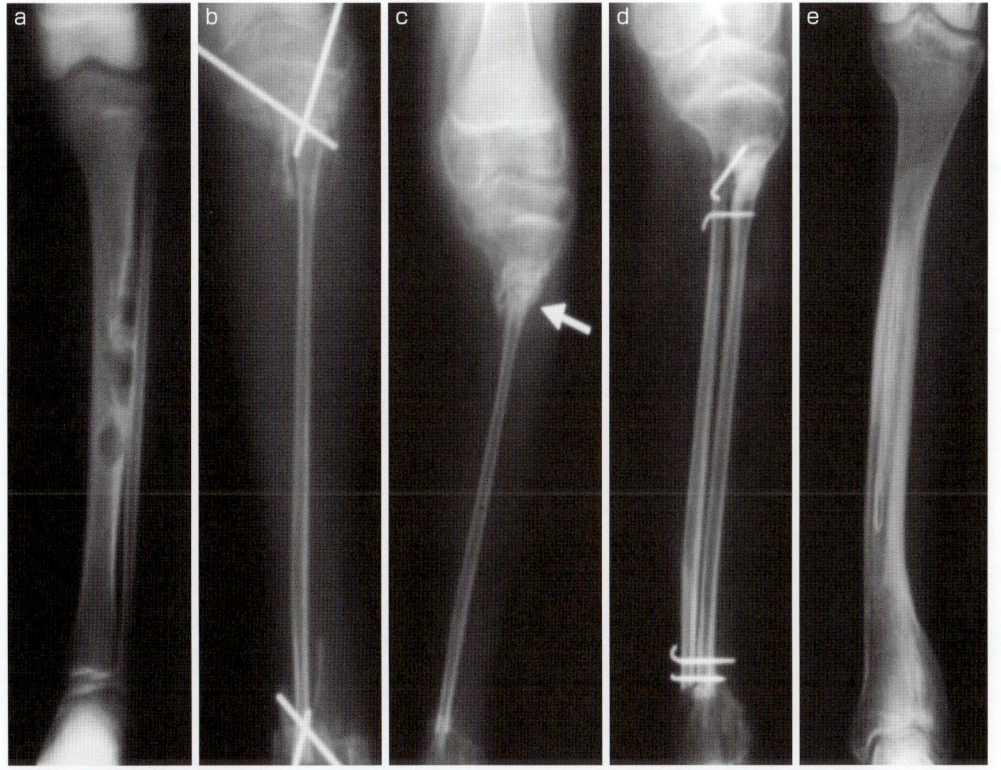

図10：血管柄付き骨移植術
a. 脛骨骨幹部悪性骨腫瘍（アダマンチノーマ），b. 広範切除後の骨欠損に対し有茎血管柄付き腓骨移植施行，c, d. 術後5ヵ月，移植骨の骨折を生じ，健側からの遊離血管柄付き腓骨移植施行，e. 術後20年，骨癒合し機能も良好．

2. 骨移植　183

- 舟状骨偽関節に対する皮質骨移植＋海綿骨移植(図7)
- 環軸椎亜脱臼に対する後方固定術(皮質骨移植)(図8)
- 人工股関節再置換術における同種骨移植(図9)
- 脛骨骨幹部悪性骨腫瘍，広範切除後の骨欠損に対する血管柄付き腓骨移植(図10)

整形外科Q&A

Q ……止血困難な場合は？

A ……栄養動脈(深腸骨回旋動脈)を損傷しない限り，動脈性の出血はなく，海綿骨からの出血であり，思ったより出血はしない．骨膜をしっかり縫合すれば問題になることは少ない．woozing に対しては骨蝋やフィブリン薬(アビテン®など)を使用する．術後皮下血腫(骨膜下血腫は骨になる)は感染や創治癒不全を生じる原因となる．

（大久保宏貴・金谷文則）

関節の基本手術

1. 骨切り術

1. ▶▶▶ 骨切り術とは

- 骨変形，関節不良肢位，変形性関節症などに対して，骨を切離し変形や肢位を矯正することにより，骨形態の改善や関節機能の再建を図る手術である．
- 多く行われる骨切り術として，内反肘に対する上腕骨顆部矯正骨切り術，臼蓋形成不全症に対する骨盤骨切り術，臼蓋形成不全症を伴う早期の変形性股関節症に対する内反・外反骨切り術や寛骨臼回転骨切り術，大腿骨頭壊死に対する大腿骨頭回転骨切り術，変形性膝関節症に対する高位脛骨骨切り術，外反母趾に対する中足骨矯正骨切り術などがある．

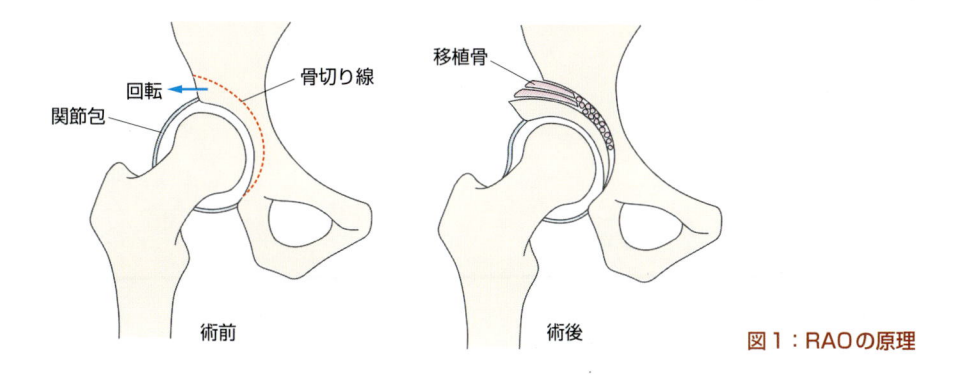

2. ▶▶▶ 寛骨臼回転骨切り術(rotational acetabular osteotomy：RAO)(図1)

図1：RAOの原理

❶ 適応

- 軽度臼蓋形成不全股，前〜初期股関節症が最も良い適応である．
- Y軟骨閉鎖後から50歳くらいまでが望ましい．

❷ 術前準備

- 外転位X線像で臼蓋と大腿骨頭の適合性がよいことを確認する．
- 自己血貯血(約1,200〜2,000m*l*)の準備が必要である．

❸ 麻酔と体位

- 麻酔は全身麻酔と硬膜外麻酔が用いられることが多い．
- 患側を保持する足台にのせた状態で骨盤が傾かないように正確な完全側臥位をとる．

❹ 基本手術手技

A. 皮切

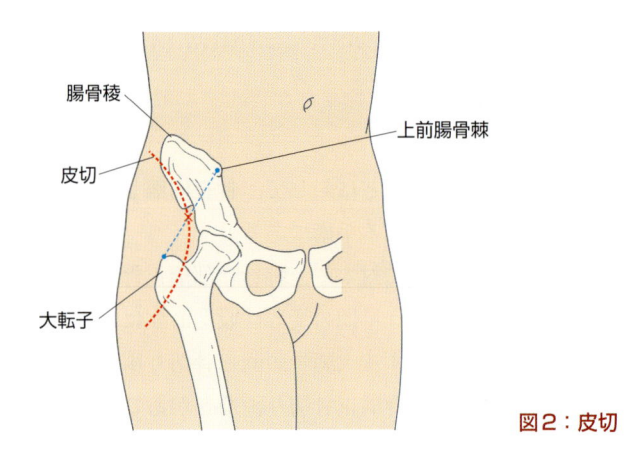

図2：皮切

- 腸骨稜，上前腸骨棘と大転子先端の中点，大転子先端から約5cm遠位の3点をつなぐ前方凸の弧状皮切を用いる(図2).

B. 展開

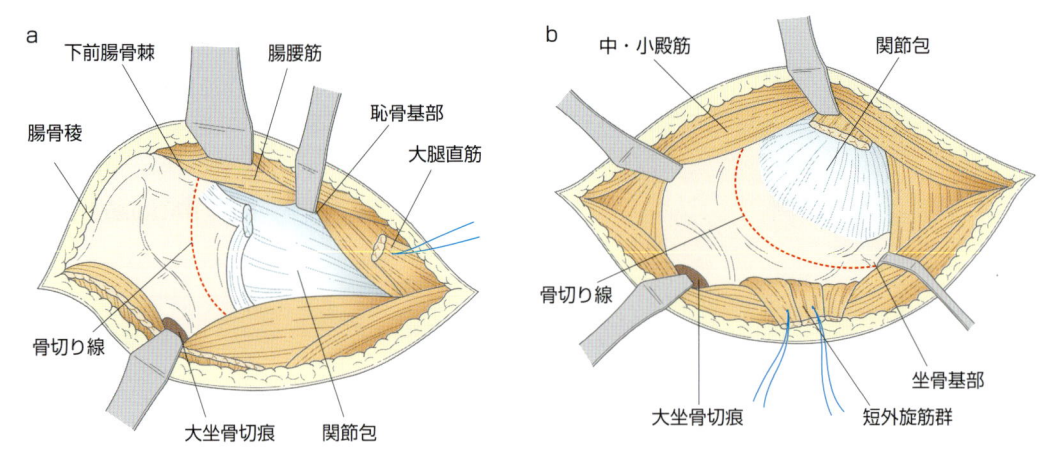

図3：展開
a. 前方
b. 後方

- 縫工筋と大腿筋膜張筋間の展開から大腿直筋を同定する.
- 関節包前面から腸腰筋を剥離，腸恥隆起を確認する.
- 腸骨稜から中殿筋と大腿筋膜張筋を剥離し，大坐骨切痕まで展開する(図3a).
- 大殿筋の前縁で大腿筋膜を切開し，梨状筋腱を切離後，後方へ大坐骨切痕まで展開する.
- この近位で小殿筋を剥離し前方からの展開と連続させる.
- 小外旋筋群の一部を切離し，坐骨基部までを骨膜下に剥離する(図3b).

C. 骨切り

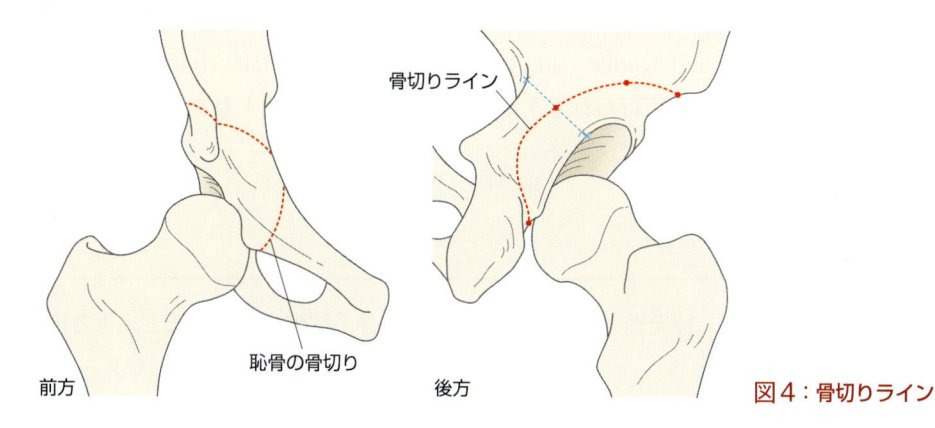

図4：骨切りライン

- 大坐骨切痕の前方で関節裂隙との中点，前方と後方で関節裂隙の頂点から約1横指(1.5cm)近位，下前腸骨棘上縁の4点を通る前方弧状骨切りと，大坐骨切痕 – 関節裂隙との中点から坐骨基部への後方骨切りを行う（図4）．
- 平ノミにてマーキングした後，ガイドノミ，次いで田川の弯曲ノミで骨切りを行う．前方では腸恥隆起を削ぐように切骨する．関節内へ切り込まないように十分注意しながら骨切りを行う．

D. 臼蓋の移動

- 寛骨臼を外側やや前方に引き出し，後方を内側へ押し込み回転させる．
- 骨頭被覆の程度や関節症の進行度などにより移動の程度や方向を調節する．
- 必要であれば腸骨から採取した扇型骨片を回転臼蓋上の最も荷重がかかる部位に挿入する．

E. 固定

- 径2.0～2.4mmのKirschner鋼線を，臼蓋の前方から骨片を貫き，腸骨へ刺入固定する．
- この状態で必ずX線撮影を行い，骨頭被覆度，臼蓋傾斜角の正常化，関節適合性，骨頭の内方化の良否を確認する．

F. 閉創

- 洗浄後，大腿直筋を切離した場合は元の位置に再縫合し，外転筋群は腸骨稜に縫着する．
- 閉鎖式吸引ドレーンを留置し，大腿筋膜を縫合の後，皮下組織，皮膚と順次縫合する．

G. 後療法

- 術後は外転枕にて外転位を保つ．
- 3週後より軽い股関節屈曲・伸展運動を開始する．
- 約6週目に局所麻酔下に鋼線を抜去し，両松葉杖使用下に5kgから部分荷重を開始する．
- 術後3ヵ月で片松葉杖歩行，術後6～8ヵ月で全荷重を許可する．

3. 高位脛骨骨切り術

●従来は楔状骨切り術（closed wedge osteotomy）やドーム状骨切り術（barrel vault osteotomy）など閉鎖式の骨切り術が広く行われてきたが，ここでは現在主流となりつつある楔状開大式の術式（opening wedge法）について述べる．

❶……手術適応

- 内側型変形性膝関節症，特発性大腿骨内側顆骨壊死，骨系統疾患や外傷などによる内反変形膝に適応がある．
- 膝関節の伸展制限は20°未満，前十字靱帯の機能が保持されていることが望ましい．

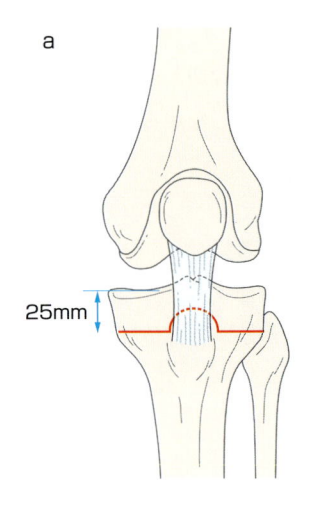

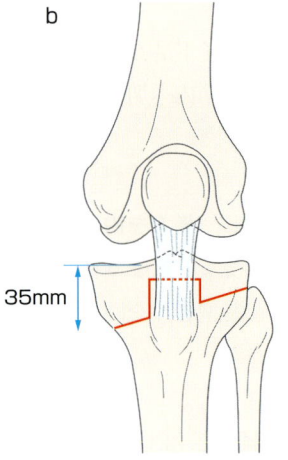

❷……術前作図

図5：骨切りライン
a. 横骨切り（FTA≦180°）
b. 斜め骨切り（FTA＞180°）

- 立位大腿脛骨角（femorotibial angle：FTA）≦180°では横骨切り（図5a），立位FTA＞180°では斜め骨切り（図5b）とする．
- それぞれ脛骨内側関節面から25mm下方あるいは35mm下方の内側骨皮質から骨切り線を作図する．
- 矯正角度は術後立位FTAが170°となるようにし，矯正角度をもとに外側骨皮質と骨切り線の交点を頂点とする三角形を作図後，内側骨皮質上の開大距離を計測しておく．

❸……麻酔と体位

- 麻酔は全身麻酔と硬膜外麻酔が用いられることが多い．
- 体位は仰臥位とする．

❹ 基本手術手技

A. 関節鏡検査
- 半月板などの処置を適宜行う．

B. 皮切

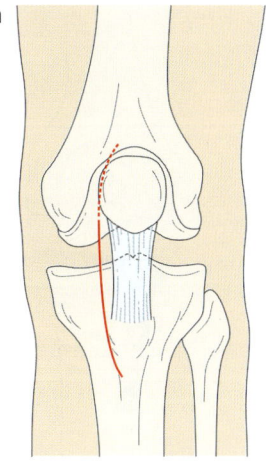

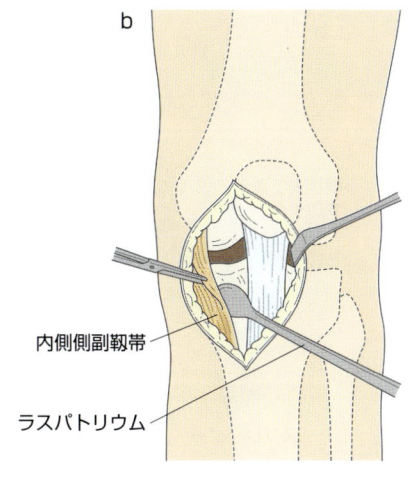

図6：皮切および展開
a. 皮切：膝蓋骨の内側1/3から脛骨粗面部に至る弓状切開を加える．関節を展開する場合には近位へ延長する(破線)．
b. 展開：膝蓋腱の両側で関節支帯を切離し，膝蓋下脂肪体を脛骨前面から剥離後，内側側副靱帯の深層と浅層，脛骨後方まで骨膜下に十分に剥離する．

- 将来的にTKAを行う可能性を考慮し，膝蓋骨内側1/3から内側弧状を描き，脛骨粗面下方まで切開する．
- 関節を展開する場合には近位へ皮切を延長する(図6a)．

C. 展開
- 膝蓋腱の両側で関節支帯を切離後，膝蓋下脂肪体を脛骨前面から剥離する．
- 脛骨粗面より遠位で鵞足部を含めて内側側副靱帯の深層と浅層，脛骨後方骨膜まで十分に剥離する．
- 外側は脛骨前面のみにとどめる．関節を展開する場合は皮切を近位へ延長し，subvastus法で展開する(図6b)．

D. 骨切り
- 後方の神経血管束へノミが及ばないように注意しながら，脛骨内側関節面から25mm下方(立位FTA≦180°)から横骨切り(図5a)，あるいは35mm下方(立位FTA＞180°)から斜め骨切りを行う(図5b)．
- 両者とも脛骨粗面部では膝蓋腱付着部を避け，flangeを作成し，また外側の骨皮質までは骨切りせず，連続性を保っておく．

E. 骨切り部の開大
- オープナーを骨切り部へ挿入し，専用のドライバーで徐々に目標とする開大距離まで開大する(図7a)．

> **ワンポイントアドバイス**　[術中骨切り部に骨折を起こさないためには]
>
> オープナーを中途半端に挿入せず，外側骨皮質近くまで十分に挿入して開大することが大切である．また開大操作時に軟部組織の緊張が強い場合には，無理に開大せず，骨膜下剝離を追加するか，メスで小切開を加え，緊張を緩和する．

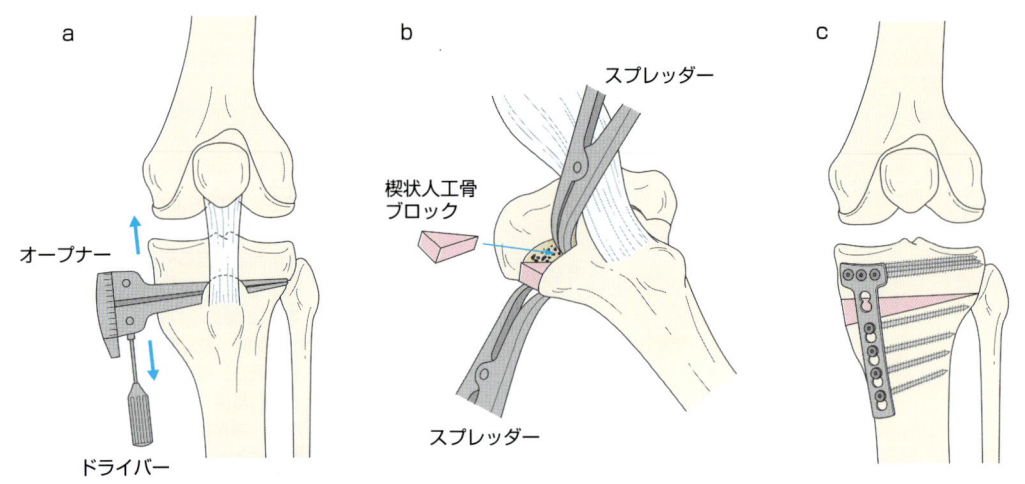

図7：骨切り部の開大と固定
a. 骨切り部の開大：オープナーを骨切り部へ挿入し，専用のドライバーで開大する．
b. 人工骨挿入：骨切り部の前方と後方にそれぞれ1本ずつスプレッダーを挿入して開大を保持し，楔状の人工骨ブロックを挿入する．
c. プレート固定：TomoFixプレート™(Synthes社製)を骨膜上に設置しスクリュー固定する．

F. 楔状人工骨の挿入
- 骨切り部の前方と後方にそれぞれ1本ずつスプレッダーを挿入し，開大を保持する．
- 楔状の人工骨ブロックを挿入する(図7b)．
- 伸展位とし，アライメントを確認した後，剝離した内側の骨膜を元に戻し，縫合する．

G. プレート固定
- 完全伸展位とする．
- TomoFixプレート™(Synthes社製)を骨膜上に設置し，minimally invasive plate osteosynthesis(MIPO)法に準じてスクリュー固定する(図7c)．

> **Pitfalls** ▶▶▶ 脛骨後傾角を変えないためには
>
> flangeの部分が前方骨皮質と平行になるように，開大および人工骨挿入を行う．後方に比べ前方骨皮質は脆く圧潰しやすいので，十分注意しながら操作することが重要である．

H. 閉創
- 洗浄後，骨切り部へ閉鎖式吸引ドレーンを留置し，皮下組織，皮膚を順次縫合する．

I. 後療法
- 術翌日より，可動域訓練や大腿四頭筋筋力増強訓練を開始する．
- 荷重歩行は，術後1週で1/2部分荷重，術後2週で全荷重を許可する．

整形外科Q&A

Q 寛骨臼回転骨切り術において寛骨臼はどの程度回転させるのか？

A 寛骨臼の移動は，(1)外側への回転引き出し，(2)臼蓋外側縁の前方引き出し，(3)後方から前方への回転の3方向からなる．一般に初期の症例では，軟骨面全体が直上となり，荷重面の水平化が得られる程度が最良である．

（中村英一・薬師寺俊剛）

関節の基本手術

2. 人工関節置換術

1. ▶▶▶ 人工関節置換術とは

- 関節の一部または全部を，生体親和性の高いチタン合金などの金属，特殊なポリエチレン，セラミックスなどの人工材料で置換し，関節機能の回復を図る手術である．
- 全身の関節で行われるが，特に股関節と膝関節においては広く用いられ，良好な長期成績が得られるようになっている．

2. ▶▶▶ 人工股関節置換術（total hip arthroplasty：THA）

- 側臥位で前側方アプローチを用いてセメントレス人工股関節置換術を行う場合について述べる．

❶……適応

- 末期変形性股関節症や関節リウマチなどの炎症性疾患による股関節破壊に適応がある．

❷……術前作図

A. ソケットの設置

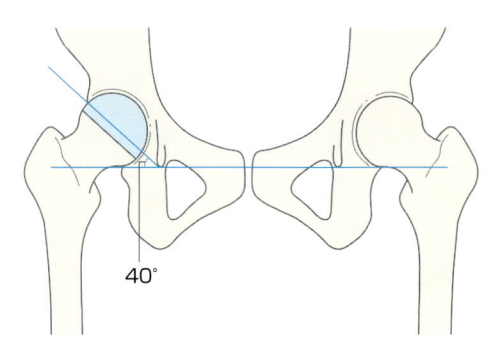

図1：作図　ソケット部分

- 設置高位は原臼位を原則とするが，半円の3/4以上被覆できれば若干高位設置となっても問題はない．
- 傾斜角は両側の涙痕を結ぶ線を基準線とし，40〜45°とする（図1）．

B. ステムの設置

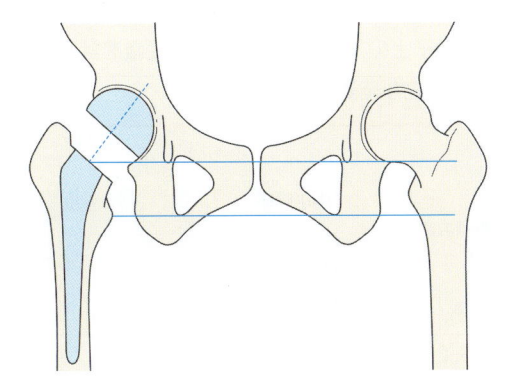

図2：作図　ステム部分

- 骨切り面は小転子上10mmとし，ステム内側が大腿骨頚部に当たらないもので，髄腔占拠率が最大となるサイズを選択する(図2).
- ステムを添付した大腿骨を複写し，その小転子を反対側の小転子の高さに合わせて設置する.
- 骨頭ボールの長さ(ステム頚部長)を確認する.

❸……麻酔と体位

- 麻酔は全身麻酔と硬膜外麻酔が用いられることが多い.
- 患側を保持する足台にのせた状態で骨盤が傾いていない正確な側臥位をとり，テープで強固に固定する.

❹……手術基本手技

A. 皮切

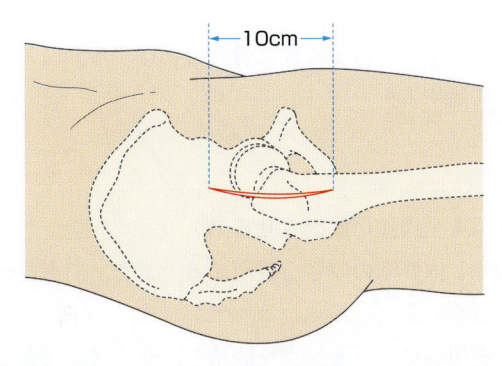

図3：皮切

- 大転子を中心に体軸に平行に約10cmの縦切開を加える(図3).

B. 臼蓋側の展開(図4，5)

- 脂肪層を切開して腸脛靱帯とそれに続く大腿筋膜を露出し，これを線維方向に切開する．近位に中殿筋，遠位に外側広筋があり，強固な線維性骨膜で連続して大転子に付着している．

> **ワンポイントアドバイス** ［脚長差の確認］
>
> 腸骨にKirschner鋼線を刺入固定して大転子上のマーキング部位との距離を計測しておくと，コンポーネント挿入後の脚長の延長あるいは短縮が確認できる．

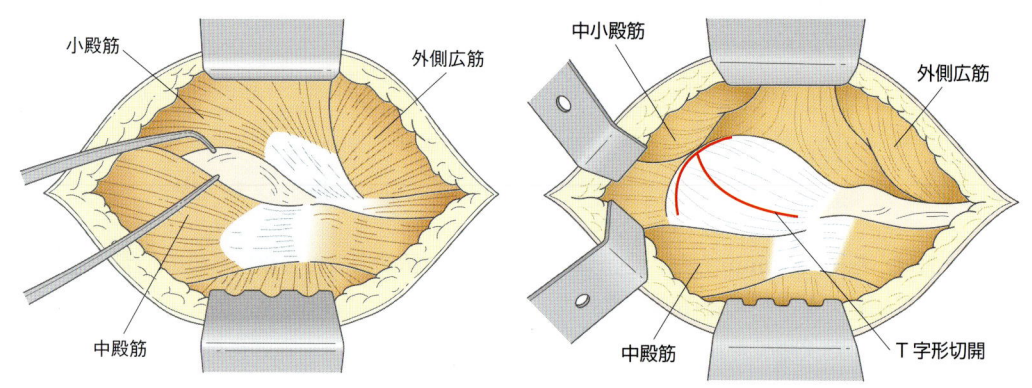

図4：中殿筋と外側広筋の切離

図5：関節の展開

- 中殿筋の前方1/2を大転子方向へ鈍的に切開する．
- 外側広筋前方1/3を線維方向に切開する．
- 両者の連続性を保ったまま線維性骨膜を大転子より剥離し，前方へよける．
- 小殿筋の大転子付着部を切離すると関節包が確認できる．
- 上方から前方の関節包を切除して臼蓋上縁を露出する．
- 骨移植を必要とする場合は，臼蓋上縁から腸骨を十分に骨膜下に剥離する．

C. 大腿骨側の展開
- 股関節を屈曲・内転・外旋させ，骨頭を脱臼させる．
- 小転子より1横指近位の高さで骨切りを行った後に骨頭を切除する．
- 頚部後方から下方の関節包を切除する．

D. ソケットの設置
- 関節唇と骨棘を切除して臼蓋縁を全周性に露出させる．
- 臼蓋下方の円靱帯付着部を切除し内側壁の厚さを確認する．また，臼蓋前壁と後壁の厚さも確認する．
- 小さいサイズの臼蓋リーマーを用いてリーミングを開始し，サイズを大きくしていく．全周性に軟骨下骨を露出させるが，内側壁の厚みは少なくとも5mm程度残るようにする．
- ソケットをソケットポジショナーに装着後，前開き15°と傾斜角40°として打ち込む（図6）．
- ソケットをスクリュー固定する．

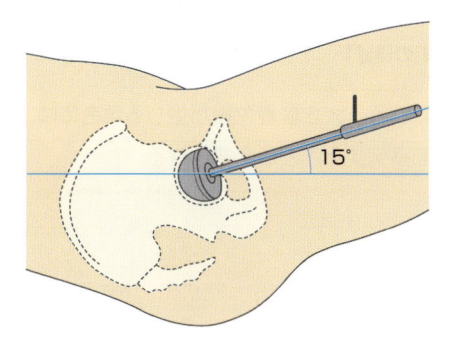

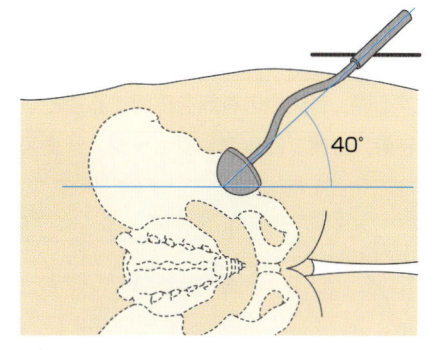

図6：ソケットの設置角度

E. ステムの設置
- 股関節を外旋させ，脱臼位とする．
- スターターリーマーにて髄腔の方向を確認後，リーマーでリーミングを行う．
- 小さいサイズのラスプからラスピングを行う．
- 最大サイズのラスプでトライアルを行う．
- 臼蓋カップインサートと骨頭のトライアルにて試験整復し，脚長と安定性を確認する．
- 臼蓋カップインサートとステムを設置し，整復する．

F. 閉創
- 洗浄した後にドレーンを留置し，大転子より剥離した骨膜，中殿筋，外側広筋を縫合する．
- 大腿筋膜および腸脛靱帯，皮下，皮膚と順次縫合する．

3. 人工膝関節置換術（total knee arthroplasty：TKA）

- 内側傍膝蓋アプローチにて展開し，independent cut法を用いて骨切りを行い，膝後十字靱帯を切離する機種（PS型：posterior-stabilized prosthesis）をhybrid固定する人工膝関節置換術について述べる．

❶ 適応
- 末期変形性股関節症や関節リウマチなどの炎症性疾患による膝関節破壊に適応がある．

❷ 術前作図

A. 大腿骨の骨切りライン
- 機能軸に垂直になるように，大腿骨骨軸を参照とし，これに対し5〜7°外反に骨切りラインを作図する（図7a）．

> **ワンポイントアドバイス** [骨欠損の確認]
>
> 作図をする際，骨欠損の有無を確認することが重要である．大きな骨欠損が生じる場合には，自家骨や同種骨，金属ブロックやウェッジ，延長ステムを準備することが必要となる．

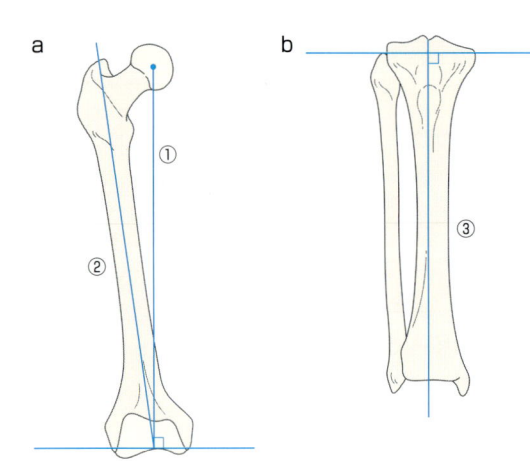

図7：骨切りライン
a．大腿骨の骨切りライン：①機能軸，②大腿骨骨軸
b．脛骨の骨切りライン：③脛骨骨軸

B. 脛骨の骨切りライン
- 脛骨骨軸に垂直に骨切りラインを作図する（図7b）．

C. コンポーネントのサイズ
- テンプレートを用いて，使用する大腿骨側と脛骨側のコンポーネントのサイズを決定しておく．

❸ 麻酔と体位
- 麻酔は全身麻酔あるいは硬膜外麻酔が用いられることが多い．
- 体位は仰臥位とする．

❹ 手術基本手技

A. 皮切
- 膝蓋骨近位5cmから脛骨粗面内側に至る約15cmの正中皮切を用いる．

B. 関節の展開
- 内側広筋腱性部を切離し，膝蓋骨および膝蓋腱の内縁を展開する内側傍膝蓋アプローチ（medial parapatellar approach）を用いる．
- そのほか，中内側広筋アプローチ（midvastus approach）や下内側広筋アプローチ（subvastus approach）がある．

C. 大腿骨の骨切り

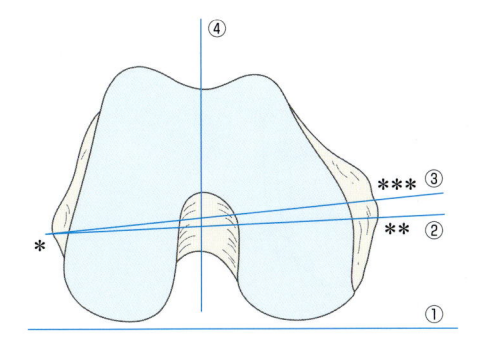

図8：大腿骨コンポーネントの回旋位置（epi-condylar axis）
大腿骨コンポーネントの正確な回旋位置のための，重要なランドマークとして，①posterior condylar axis, ②clinical epicondylar axis, ③surgical epicondylar axis, ④Whiteside axisがあげられる。
*内側上顆突起, **外側上顆突起, ***外側上顆溝.

- 後十字靱帯付着部の約1cm前方より髄内ロッドを挿入する．
- 専用の器具を用いて，大腿骨のサイズを決定する．
- 大腿骨コンポーネントの回旋位置については，外科的上顆軸（内側上顆の陥凹部と外側上顆の突出部頂点を結んだ線；surgical epicondylar axis）に平行にするため，術中容易に確認できる後顆軸（内外側の顆部後方を結んだ線；posterior condylar axis）を指標とする場合が多い（図8）．
- そのほか，大腿骨膝蓋溝中央と顆間窩前方中央を結ぶ前後軸（anterior posterior axis）を目安に，これに垂直になるように回旋位置を決定する方法もある．
- 大腿骨顆部の前面，後面，遠位，前方および後方のシャーファー部の順で骨切りを行う．

D. 脛骨の骨切り
- 髄外ロッドを使用して行う．
- 髄内ロッドを用いる方法もあるが，機種に専用の器具を用いて，前後面では脛骨骨軸に垂直に，回旋軸はPCL付着部中央と脛骨粗面内1/3を基準にする．
- 後方傾斜の角度（後傾角）は機種によりそれぞれ0～7°に設定されている．
- 脛骨コンポーネントのサイズは，最も被覆がよいものを選択する．

E. 軟部組織バランス
- 伸展gapと屈曲gapが同等の長方形になるようにする（図9）．
- gapを調整する方法は基本的にはgapの狭いほうの軟部組織を解離する．多くは内側を解離するが，この際には段階的に，内側側副靱帯深層の剝離，骨棘の切除，半膜様筋腱脛骨枝の切離，鵞足部の剝離の順で解離し調整する．

Pitfalls ▶▶▶ 正確な骨切り

骨切りする際には，ボーンソーの刃がしならないように注意し，さらに側副靱帯など周囲の軟部組織を傷つけないように保護しながら行う．

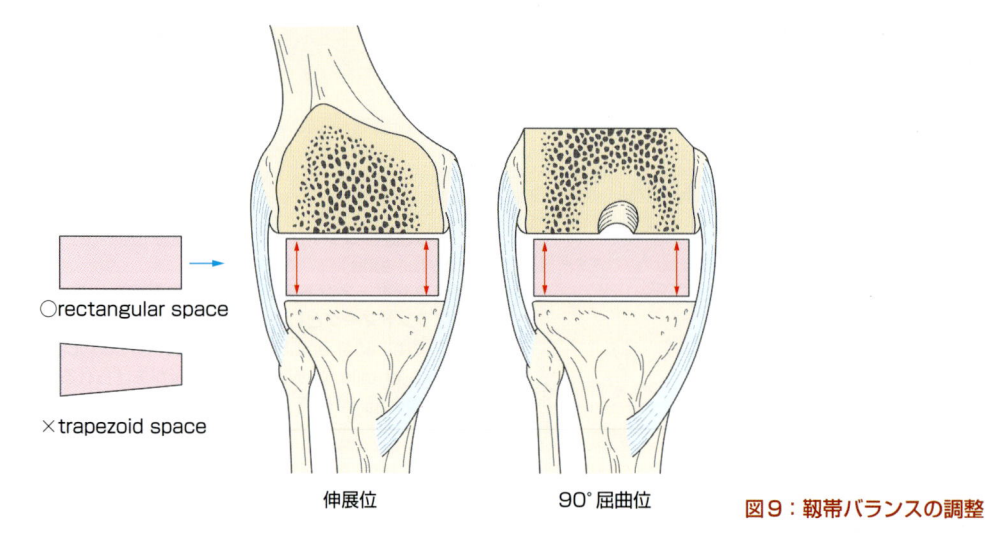

○rectangular space
×trapezoid space

伸展位　　　90°屈曲位

図9：靱帯バランスの調整

F. 膝蓋骨の骨切り
- 膝蓋骨を骨切りする場合には，専用のリーマーやボーンソーを用いて，コンポーネントの厚み分だけ骨切りを行う．
- 骨切除面の大きさにあわせてサイズを決定し，軽度内側に寄せて設置する．

G. トライアル設置
- 大腿骨コンポーネントのトライアルを設置する場合には，側面で確認しながら，屈曲あるいは伸展設置にならないように注意して挿入する．
- 内外側の靱帯バランスを確認し，必要であれば再度解離を行う．
- 適切な厚みのインサートを選択する．
- 膝蓋骨を置換する場合には，トラッキングを確認する．no thumb techniqueで，膝蓋骨が外側に亜脱臼する場合や外側傾斜が強い場合には，外側支帯の解離（外側解離術）を追加する．

H. コンポーネントの固定
- 脛骨コンポーネントをセメント固定する．
- 脛骨コンポーネント周囲の余剰なセメントをきちんと取り除く．
- 大腿骨コンポーネントを設置する．
- 最後にトライアルインサートを挿入し，再度可動域，靱帯バランス，膝蓋骨トラッキングを確認し，本物のインサートを挿入する．

I. 閉創
- 洗浄した後にドレーンを留置する．
- 膝関節屈曲位で，関節包を縫合後，皮下および皮膚と順次縫合する．

整形外科 Q&A

Q......モバイルベアリング型人工膝関節とは？

A......モバイルベアリング型人工膝関節は，大腿骨コンポーネントとポリエチレンインサートの拘束性を強くし，インサートを脛骨コンポーネント上で可動させることにより，ポリエチレンの摩耗を低減させることを目的として開発されている．インサートが可動するため，軟部組織バランスが不良であると，ベアリングの脱臼や逸脱が生じやすく，この点が最も危惧されている．このため，より厳密なバランスを獲得することが必要である．

（中村英一・井手淳二）

脊椎の基本手術

1. 除圧術

1. 除圧術とは

- 脊髄あるいは神経根の圧迫を除去する手術を除圧術とよぶ．
- ここでは固定を伴わない除圧術(主に頸椎椎弓形成術，胸・腰椎椎弓切除術)について説明する．

2. 術前準備

- 神経学的診察所見と画像所見の一致．
- 不安定性の評価．
- 単純X線検査，MRI，CTによる術前のシミュレーション．
- 全身状態の把握と麻酔科との連携．
- 患者への十分なインフォームド・コンセント．

3. 麻酔と手術体位

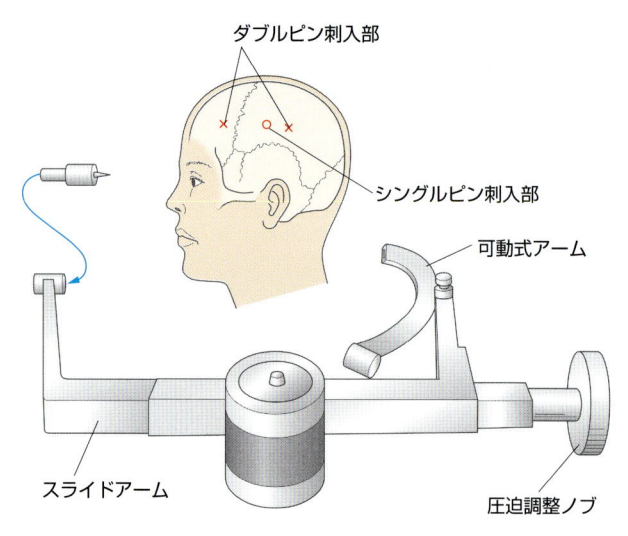

図1：Mayfield 3点固定器とピンの刺入部位
3点固定のピンの刺入部位は，シングルピンでは耳の直上で頭蓋の最大横径の位置であり，ダブルピンは反対側の同じ高さに刺入する．

- 頸椎の姿勢や体位変換による脊髄圧迫の変化に注意(特に頸部の過伸展に注意)．
- 麻酔科と連絡し合って，頸椎をどの程度動かしてよいか知らせる．
- 頭部の保持にはMayfield 3点固定器(図1)が便利である．頸椎は中間位〜軽度前屈位．
- 体幹部の固定はHall 4点支持フレーム(図2)がよく用いられる．腹圧の減少を図る．
- 眼球，腋窩神経，尺骨神経，大腿外側皮神経の圧迫に注意．
- 手術レベルの誤認を防ぐため，イメージ，X線検査でレベル確認．

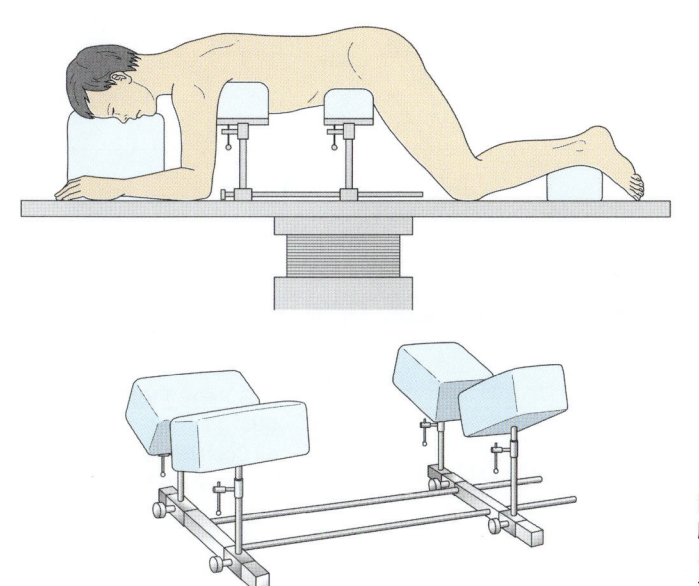

図2：Hall 4点支持フレーム
胸椎，腰椎，仙椎の後方手術に用いられる．4つのパッドで体幹を支持する．腰椎の前弯は股関節の屈曲で調節する．

4. 基本手術手技

❶ 皮切

- 術前のレベル確認とマーキング．
- 頚椎では後頭隆起，C2棘突起，C7（あるいはC6）棘突起を指標とする．C3-7の手術ではC2棘突起上からTh1棘突起上までとする．
- 胸椎では透視を用いてレベル確認を行う．胸椎の棘突起は下方に長く伸びており，レベルを誤らないよう注意．
- 腰椎では透視，あるいはX線検査でレベル確認し，1椎間の場合は当該2椎の棘突起上におく．

❷ 展開

- 電気メス，エレベーター（図3a）を用いて棘突起側面，椎弓後面から傍脊柱筋を骨膜下に剥離して，目的の椎弓を展開．
- 開創器（図5）をかけて視野を確保．

> **ワンポイントアドバイス** [椎弓の展開]
>
> 変性が強い場合は正常解剖と異なるため，椎弓に残存した軟部組織は椎間板鋭匙鉗子（図4b）などを用いて除去し，鋭匙で椎弓の輪郭を十分確認して，骨切除へ移行．

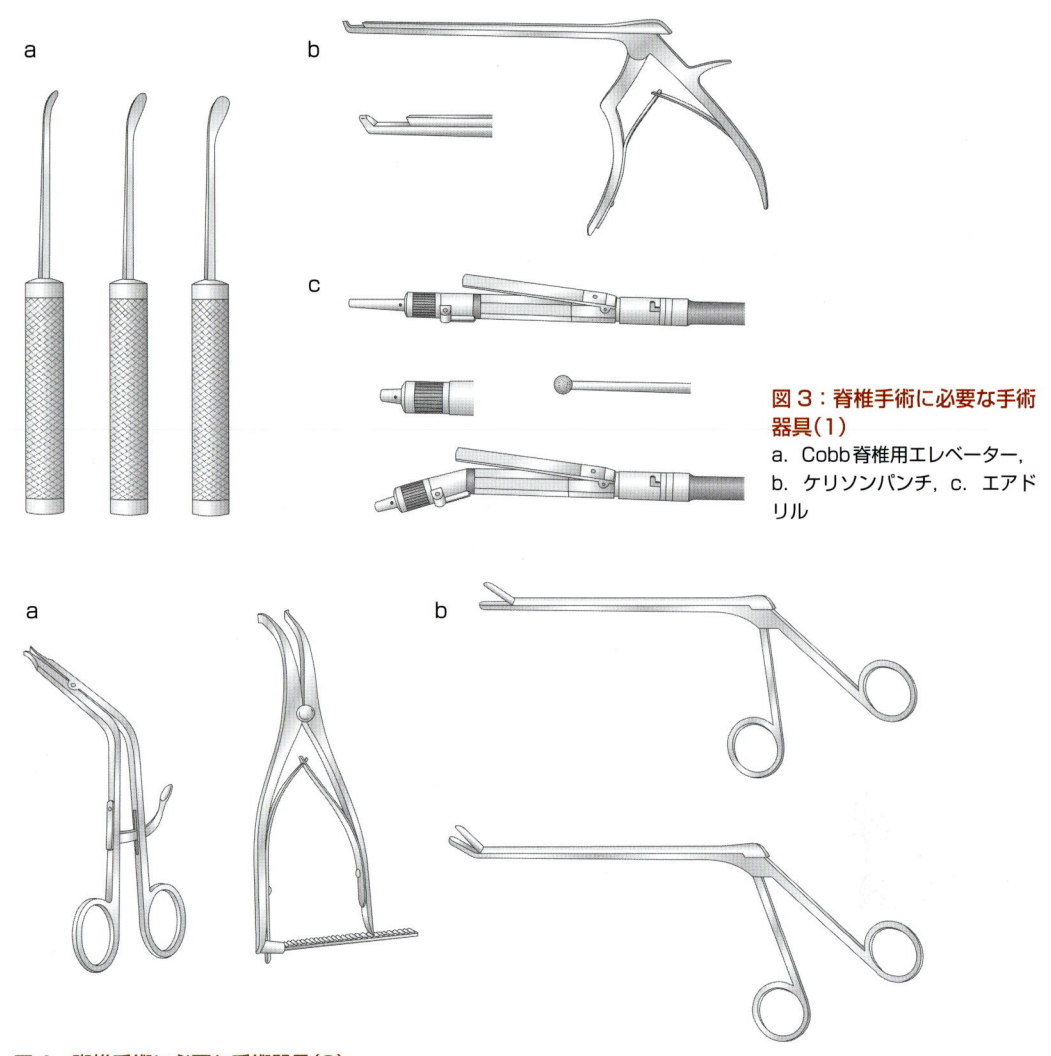

図3：脊椎手術に必要な手術器具(1)
a. Cobb脊椎用エレベーター, b. ケリソンパンチ, c. エアドリル

図4：脊椎手術に必要な手術器具(2)
a. 椎間開大器, b. 椎間板鋭匙鉗子

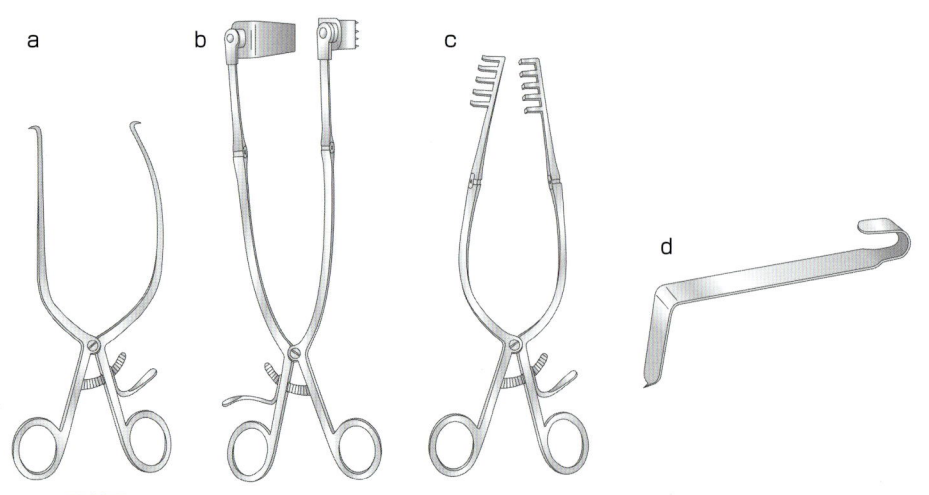

図5：開創器
a. Gelpi, b. Cloward, c. Adson, d. Taylor

> **Pitfalls** ▶▶▶ 側溝の作成
>
> 側溝の位置は重要で，外側によると椎間関節を削ることになり，内側によると椎弓折損となり，floating laminaとなる．また，椎弓は屋根瓦状になっており，椎弓頭側部分を削るには，頭側椎の下に潜り込むようにして掘削（下図）．その際頭側椎の尾側を削らないように注意． 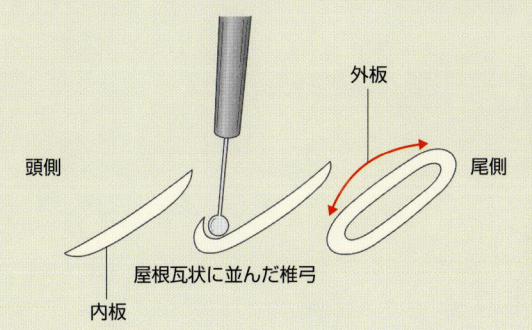
>
> 頭側／外板／尾側／屋根瓦状に並んだ椎弓／内板
>
> **椎弓の解剖学的特徴**
> 椎弓は屋根瓦状に並んでおり，椎弓の頭側は頭側椎の下に隠れるように並んでいる．

❸ 頸椎椎弓形成

- Z状拡大法，正中縦割法，片開き式などさまざまな術式がある．
- 外側溝の作成は椎間関節内縁に2mmのスチールバーで目印をつけ，3mmのダイヤモンドバーで海綿骨を内板が薄く見えるまで削る（図3c）．
- 椎弓の切離は2mmのダイヤモンドバーで行う．ダイヤモンドバーの先端の抵抗がわずかに軽くなった感触があれば椎弓は穿孔されており，それ以上深く進めない．
- 椎弓の開大はスプレッダー（図4a），剝離子，鋭匙などを用いて少しずつ挙上．
- 開大時の硬膜外静脈叢からの出血はマリスバイポーラで凝固するか，止血剤を使用．
- 硬膜の拍動により，除圧を確認する．術式に応じた拡大椎弓の落ち込み防止を行う．
- 拡大椎弓上に吸引ドレーンを留置して，閉創．

❹ 胸椎椎弓切除（黄色靱帯骨化症）

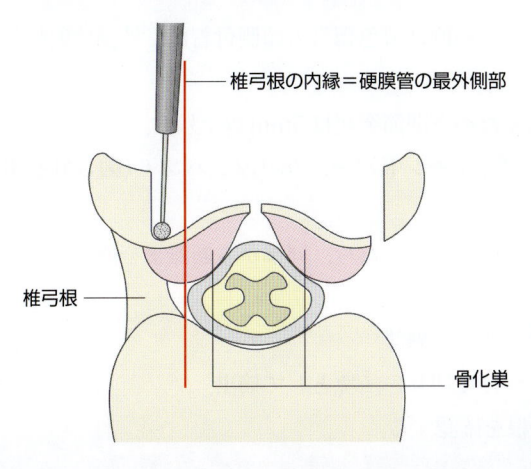

椎弓根の内縁＝硬膜管の最外側部／椎弓根／骨化巣

図6：側溝の位置
側溝の位置は，椎弓根内縁の位置で作成すれば，硬膜の外側であり安全である．骨化が大きい場合は，椎弓根内側1/3も削るつもりで掘削する．

1．除圧術　203

> **ワンポイントアドバイス** [スチールバーとダイヤモンドの使い分け]
>
> スチールバーを脊柱管内に落とすと硬膜を巻き込む危険があり，慣れないうちは早めにダイヤモンドに持ちかえる．

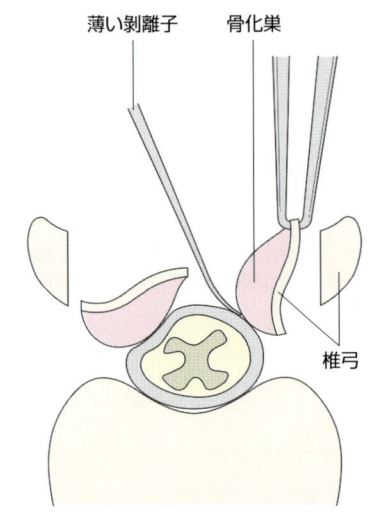

図7：骨化巣の摘出
骨化と硬膜の癒着部を慎重に剥離して，骨化巣を持ち上げながら摘出する．正中および側方で切離されており，脊髄に圧迫が加わらないように全体を持ち上げる必要がある．

- 棘突起を切除し，スチールバーで椎弓内板を残して削る．ダイヤモンドバーに変えて，さらに椎弓を薄くする．骨化していない黄色靭帯は適宜切除．
- ダイヤモンドバーで，骨化の非連続部を正中縦割．
- 椎弓根の内縁を後方に延長した位置で側溝を作成（図6）．
- 外側が切離できたら，椎弓および骨化巣を有鉤鑷子で持ち上げながら摘出（図7）．
- 骨化巣はしばしば硬膜と癒着しており，慎重に硬膜との癒着を剥離しながら摘出．
- 硬膜損傷を認めた場合は，欠損の大きさに応じて，縫合，人工硬膜による修復を行う．
- 吸引ドレーンを留置して，閉創．

❺……腰椎椎弓切除（拡大開窓術）

- 椎弓のエッジを確認し，切除範囲を決定．頭側は黄色靭帯の頭側付着部，外側は硬膜管の外縁とする．
- 関節突起裂隙を確認し，術後骨折を防ぐため下関節突起は5mm以上残す．
- スチールバーで背側の皮質骨を削り，ダイヤモンドバー，ケリソンパンチ（図3b）を用いて椎弓を切除．
- 黄色靭帯の切除は，頭側正中の硬膜外脂肪を確認したら，同部から剥離子を挿入して，硬膜と剥離しながら，正中で縦切．
- 尾側は下位椎弓の上縁付着部を鋭匙でこすって剥離．
- 残った外側部を鋭匙で外側の骨に押しつけて切り，一塊として摘出．
- 上関節突起内縁を切除し（図8），神経根を確認する．

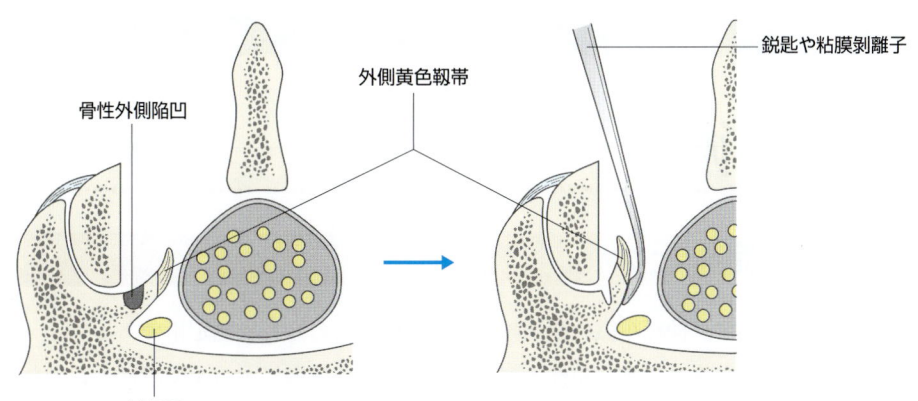

図8:上関節突起内側の切除
上関節突起の内縁が脊柱管内に大きく張り出している場合は,ダイヤモンドバーで菲薄化し,鋭匙で起こして摘出する.

- 神経根の可動性を確認し,可動性が悪ければ,周囲の癒着を剥離しながら,除圧をさらに外側へ進め,椎間孔部まで確認.
- 吸引ドレーンを留置して,閉創.

整形外科 Q&A

Q ......頚椎椎弓形成術にはいろいろな術式があるが,どれが一番よいか?

A ......術式の優劣については必ずしも統一された見解はないが,安全で的確な操作を行うことが大切で,慣れている術式を行うのが無難である.

(寒竹　司・田口敏彦)

脊椎の基本手術

2. 固定術

1. ▶▶▶ 脊椎固定術とは

- 脊椎の基本手術として，神経組織の除圧術と並んで重要なのは脊椎固定術である．
- 脊椎固定術は後頭骨からはじまり頚椎・胸椎・腰椎そして骨盤に至るまで，さまざまな部位において変性疾患の除圧術や矯正手術に伴う脊柱再建法として用いられている．本項では，基本的なものとして頻用される頚椎の前方固定術と腰椎の後方固定術について述べる．

2. ▶▶▶ 頚椎前方除圧固定術(anterior cervical discectomy and fusion：ACDF)

❶ 適応疾患

- 椎間板ヘルニア，頚椎症性脊髄症(除圧が1〜2椎間のもの)，頚椎症性神経根症，後縦靱帯骨化症(OPLL)，頚椎脱臼骨折，頚椎腫瘍，脊髄腫瘍，などである．

❷ 基本的な前方除圧固定術(図1)

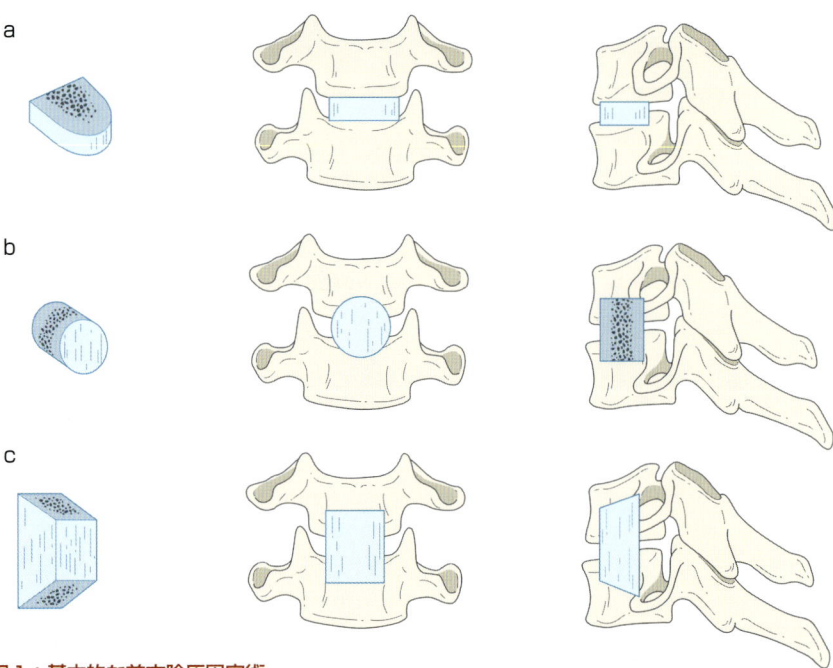

図1：基本的な前方除圧固定術
a. Smith-Robinson法
b. Cloward法
c. Bailey法

❸……手技と方法

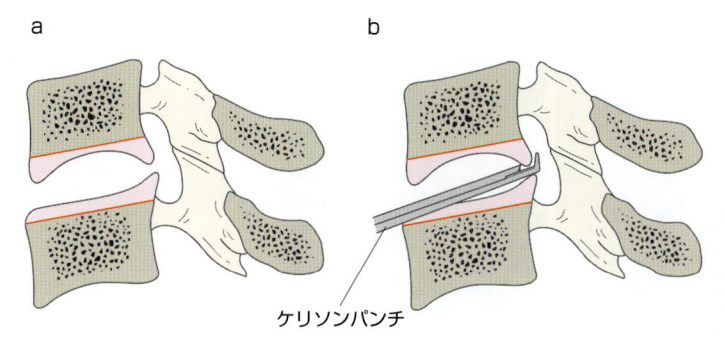

図2：椎間板の切除
a. 椎体の陥凹部の □ を切除して椎間板面を平行にする．軟骨板を切除して微出血が認められる程度に切除するのがよい．
b. 椎体の後方骨棘の切除は，骨棘の基部まで椎体を前方からエアドリルなどで椎体の一部を切離するか，または，ケリソンパンチで骨棘の遺残部を切除してもよい．

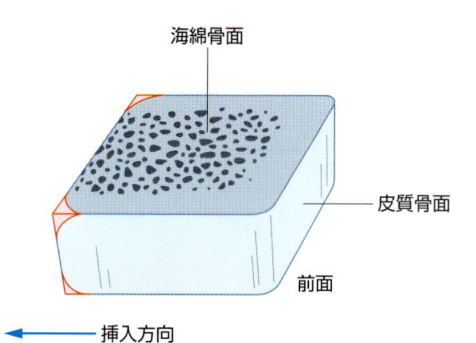

(a, b — ケリソンパンチ)

図3：移植骨片の採型
移植骨は3面皮質骨を採取する．挿入すべき先端の鋭的な角（赤い部分）を削り少し丸みを付けると打ち込みやすい．
（海綿骨面／皮質骨面／前面／挿入方向）

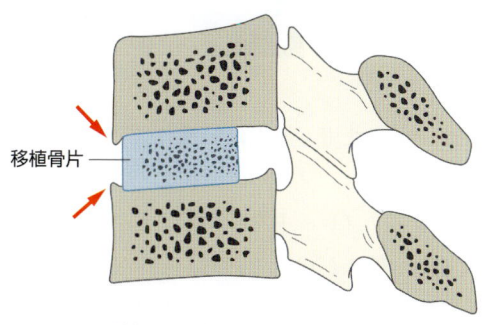

図4：移植骨の脱転防止
切除椎体の前後面に1mmの高さのアンカーとしての突起（➡）を作成しておく．また，移植骨片は椎体前面より1mm深く打ち込むと脱転を防止できる．
（移植骨片）

- 体位は基本的に仰臥位で頸椎がやや伸展位になるように肩枕をいれる（過伸展による脊柱管狭窄の発生に注意．また伸展が不足しても術野が深くなり後弯位になる．体位をとったらX線で確認する）．
- 適切な頸椎のポジションを確認したら両側に5kgの砂嚢をおき，術中に動かないように前額部よりテープで固定しておく．
- 頸部の皺襞に沿った横皮切を行い，皮下組織を展開，広頸筋を横切開して鈍的に指先で椎体に到達する．気管・食道・甲状腺，総頸動脈を触知確認してそれぞれ内側，外側によけて展開を行う．電気メス(凝固)で頸長筋を正中から左右外側展開し視野を得る．
- 椎間板は膨隆し，椎体は陥凹して終板付近が骨棘などで隆起しているため確認は容易であるが，マーク針を挿入してX線撮影によるレベル確認を行う．
- 椎間板の切除：メスで椎間板軟骨板に沿って切開，切除し，スプレッダーで椎間腔を拡大する．図2に示すように椎体の陥凹部を切除して椎間板面を平行にし，軟骨面からも出血させるようにする．
- 移植骨片：図3のように腸骨からtricortical boneを採取し，採型を行う．
- 移植骨の脱転防止のために椎体の前後面には図4のように突起を作成しておく．

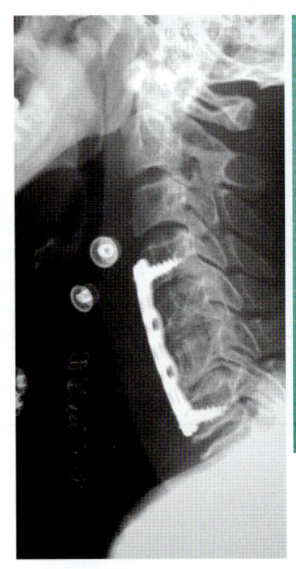

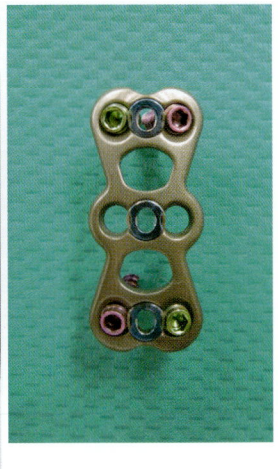

図5：頚椎前方用プレートと使用例

- プレートの使用：最近は早期の離床による移植骨の脱転防止のためにプレート固定を併わせて行うことが多い．プレート使用した場合は食道と癒着しないように頚長筋でプレートを覆うように縫合する．プレートを使用した場合(図5)もオルソカラーのような外固定は必要であるが，手術翌日から離床が可能である．
- 術後直後は頚部の腫脹による呼吸障害に注意をし，後咽頭腔の腫脹の評価，呼吸機能の評価を行う．必要ならば連日X線撮影を行う．
- 術直後，1週間でX線撮影を行い移植骨の脱転を確認する．その後は適宜CT撮影も追加して骨癒合の評価を行う．

ワンポイントアドバイス [レベル確認]

椎間を確認する際の針はカテラン針を下図のように曲げて先端が脊柱管内に入らないようにして刺入する．目的のレベルに刺入されていればそのままインジゴカルミンの注入を行えば椎間板切除の際に椎間板が染色されて切除しやすい．

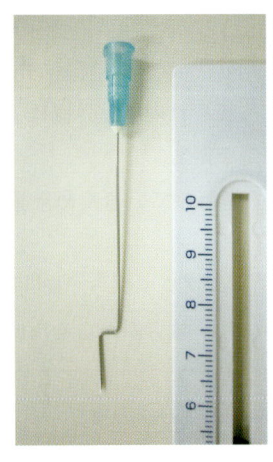

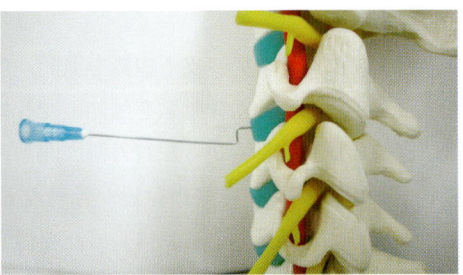

レベル確認用カテラン針
カテラン針はコッヘルなどで段差をつけておき，奥まで誤刺入しないようにする．

> **Pitfalls** ▶▶▶ 術後の後咽頭腔の腫脹による呼吸障害に注意
>
> 長時間にわたる手術，長範囲固定，予想以上の出血が生じたときなどは創部の腫脹が生じ，術後呼吸障害を起こす危険性があるので注意する．手術に不慣れなときには単椎間手術の術後でも観察は厳重に行う．悩んだときに挿管や気管切開をためらってはいけない．滅多に起こることではないが，もし夜間に生じた場合には救命がまず不可能と考えて日中に対処しておく必要がある．
> また前方手術は後方と異なり，アプローチに伴うリスクがある（下表参照）．手術操作は筋鉤の引き方を含めてデリケートに行う必要がある．
>
> | 頸椎前方手術の際のリスクとなる重要臓器 | ・気管
・食道
・頸動脈
・頸静脈
・迷走神経
・反回神経
・上喉頭神経
・甲状腺
・胸腺
・胸管 |
> |---|---|

3. ▶▶▶ 腰椎後方固定術

- 腰椎の後方固定術には後方固定術(posterior lumbar fusion：PF)，後側方固定術(posterolateral lumbar fusion：PLF)，後方進入腰椎椎体間固定術(posterior lumbar interbody fusion：PLIF)がある．
- 近年は強力な固定力と確実な骨癒合の促進，良好な変形矯正，早期離床などを目的として，椎弓根スクリューシステム(pedicle screw system：PSS)などを用いた instrumentation surgery が一般的になっている．
- また最近は，PLIFの亜型として片側椎間関節切除により椎体間固定術を行うTLIF (transforaminal lumbar interbody fusion) が多く用いられるとともに，経皮的椎弓根スクリュー刺入システムを用い，低侵襲(minimally invasive surgery：MIS)にこれらの手技を行うMIS-TLIF/PLIFが広まりつつある．

❶……適応疾患

- 腰椎変性すべり症，分離症，分離すべり症，変性側弯症，外傷や腫瘍など．

❷……後方固定術(PF)

- 主なものとして椎間関節固定，Gibson, BosworthらのH-graft法(図6)があげられる．

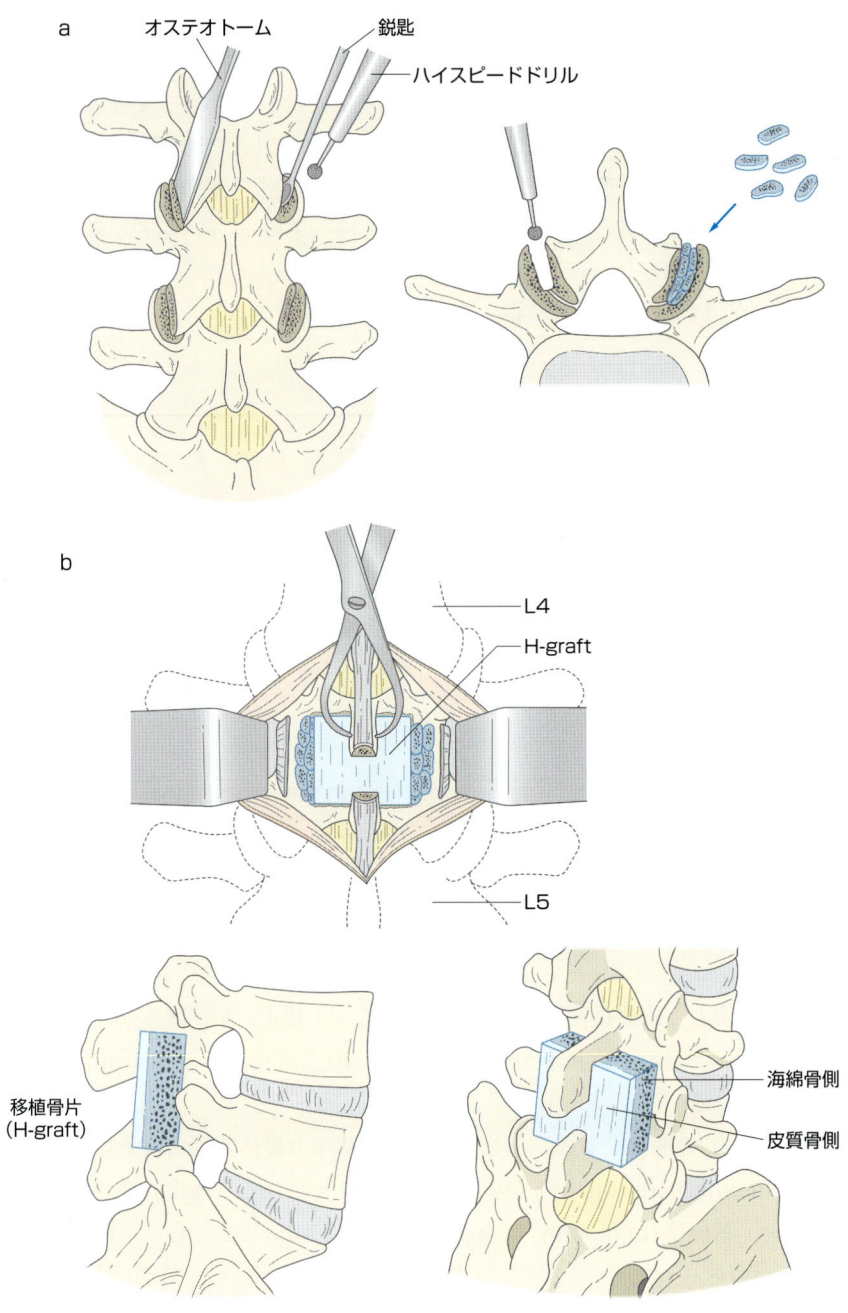

図6：後方固定術
a．椎間関節固定
b．H-graft法

❸……後側方固定術（PLF）

●PLFはPFに代わる手技としてWatkinsが，片側上関節突起側面から横突起後面および椎間関節を骨移植母床とする方法を紹介したのがはじまりといわれる．その後種々の改良が加えられ現在のPLFに確立されてきた．

❹ 手技と方法

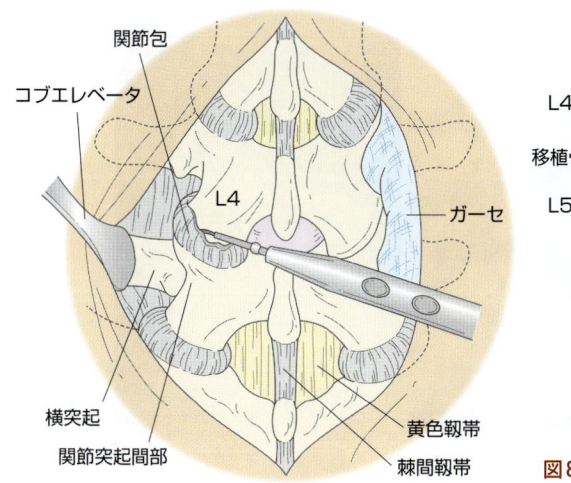

図7：椎間関節の間節包・関節軟骨の除去

図8：PLFの移植母床範囲
右はPLFの移植母床範囲，左は短冊状の骨移植を示す．

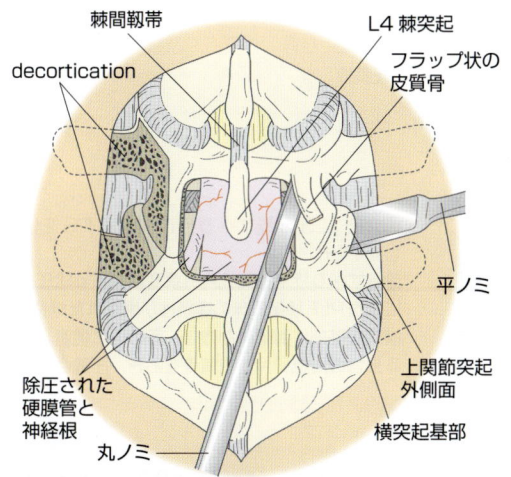

図9：骨移植のための除皮質（decortication）
上関節突起基部から関節突起間部，椎弓外縁は，丸ノミを用いて，皮質を外側に翻転することを繰り返す．

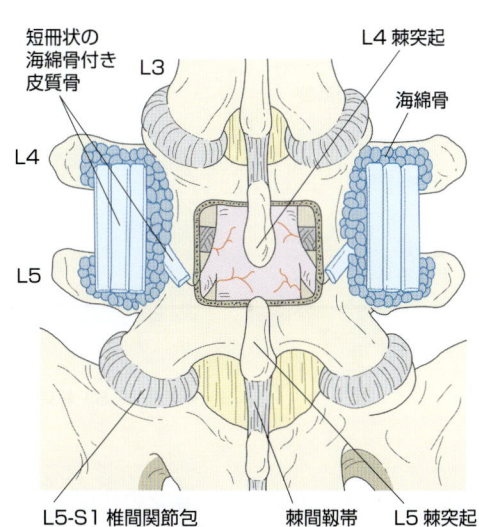

図10：PLF骨移植終了

- 体位は腹臥位で行う．Hallの4点支持台などを用いて腹部の圧を避けるようにする．
- 展開は椎間関節より外側，横突起までの展開が必要となる．椎間関節の関節包や関節軟骨も除去する（図7）．
- PLFの移植母床範囲（図8）：PLFは横突起間固定と認識されているが，上で述べたように移植母床は上関節突起側面から横突起後面，椎間関節にわたる．この部分の除皮質（decortication）（図9）を行い，骨移植を行う（図10）．
- 移植骨：自家腸骨は短冊状の皮質骨と，海綿骨を採取してそれぞれ使用するが，最近は腸骨採取をせずに局所骨を使用する傾向がある．局所骨は棘突起，除圧の際に出る椎弓や椎間関節を軟部組織を除去したのちに採型あるいはボーンミルで粉砕し使用することが多い．

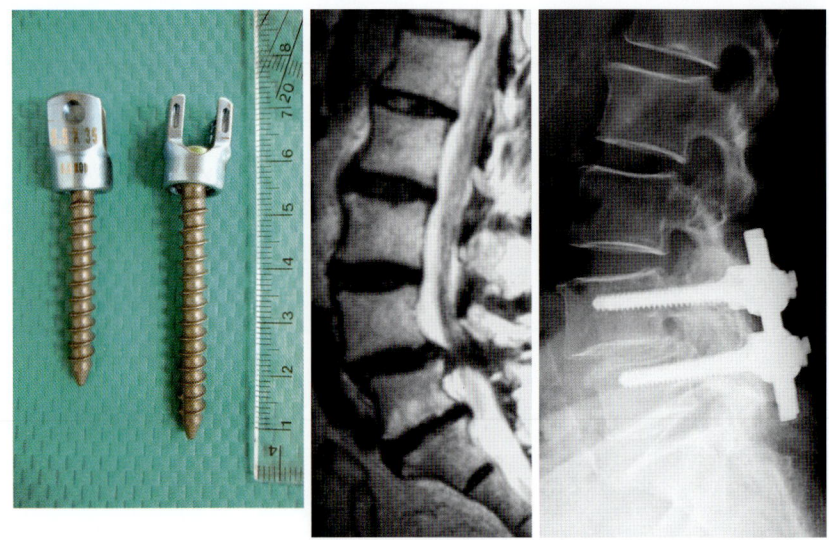

図11：椎弓根スクリュー（PS）とPSを用いたPLF

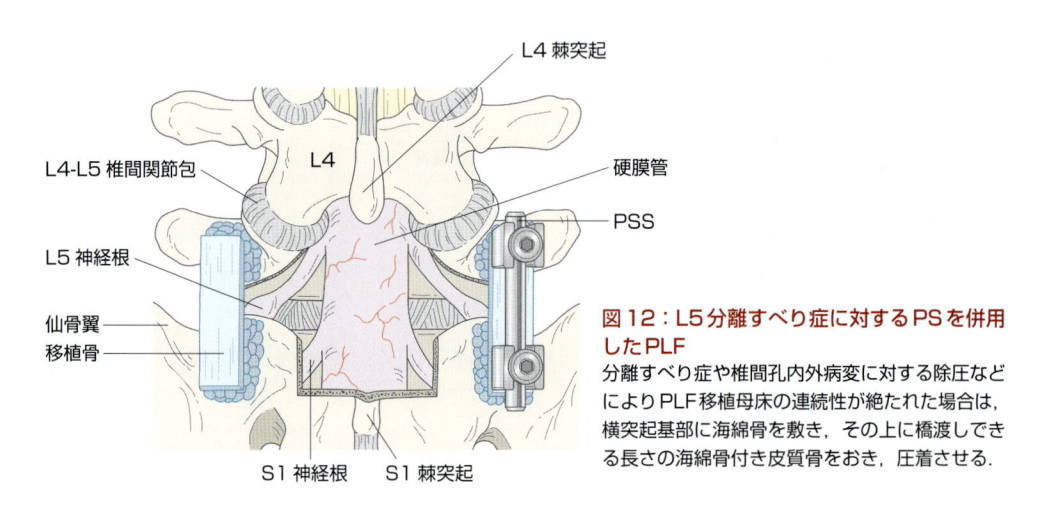

図12：L5分離すべり症に対するPSを併用したPLF
分離すべり症や椎間孔内外病変に対する除圧などによりPLF移植母床の連続性が絶たれた場合は，横突起基部に海綿骨を敷き，その上に橋渡しできる長さの海綿骨付き皮質骨をおき，圧着させる．

（図中ラベル：L4棘突起，L4-L5椎間関節包，L5神経根，仙骨翼，移植骨，S1神経根，S1棘突起，硬膜管，PSS）

● インストゥルメンテーションの使用について：椎弓根スクリューやフックといったシステムは強力な固定と骨癒合の促進，早期離床を目的として用いられる（図11，12）．術後は硬性コルセットを装着して翌日から離床させることも可能である．しかしPLFで最も大切なことは，移植骨の骨癒合を確実に得ることである．いくらインストゥルメンテーションを行っても確実に骨

> **ワンポイントアドバイス**　［インストゥルメンテーションを用いる場合］
>
> 手術の内固定材料として椎弓根スクリューをはじめとするインストゥルメンテーションを用いる場合は，術前のCTでスクリューの刺入角度，スクリュー幅，長さを計測しておく必要がある．スクリューの長さは術中も計測する．また体位をとったら，棘突起にマーク針を床と垂直に刺入したあとX線側面撮影を行う．マーク針の方向と椎弓根の角度を比較すれば矢状面におけるスクリュー挿入方向の参考になる．

> **Pitfalls** ▶▶▶ ドレーンの陰圧に注意
>
> PLFの場合は良好な骨移植母床を作成するためにdecorticationを行うが，術後にドレーンの陰圧をかけ続けると海綿骨からの術後出血が多くなってしまうおそれがある．このため，陰圧はほどほどにしておくか，自然排出されたもののみのドレナージとするほうがよい．

癒合しなければ，偽関節となり，そのうちスクリューの弛みや金属疲労によるスクリューやロッドの折損が生じうる．
- コルセット装着期間として，硬性コルセットを2〜3ヵ月，その後は軟性に変えて骨癒合が得られるまで装着とする．骨癒合の判定は単純X線のほか，CTによって行う．

整形外科 Q&A

Q……ACDFにおいてどのくらいの固定範囲までは横皮切で対応できるか？

A……斜切開は術後瘢痕形成をきたしやすく，3椎間くらいまでであれば，横切開で対応可能である．この場合，皮下組織，広頚筋深部を斜切開と同様の方向に展開すれば，問題なく椎体に到達できる．

Q……PLFとPLIFの違いや使い分けは？

A……(1) PLFは横突起間の固定，PLIFは椎体間を固定することになるが，移植母床の関係上PLFのほうが術中の出血が多くなる傾向にある．またPLFのほうが骨癒合のあともある程度の椎体間の弾性が残るため隣接椎間への影響が少ないといわれている．(2) PLFはPLIFに比べて中の神経組織の牽引や圧迫が少ない．また移植骨の圧潰や脱転による神経組織への障害の危険性が少ない．(3) PLF単独では椎間高の再建やすべりの矯正操作など整復操作ができない．
以上のことを考慮に入れてより適当な方法を選択すればよい．

（中川幸洋・吉田宗人）

腱・神経・血管の基本手術

1. 腱縫合法

1. ▶▶▶ 手屈筋腱縫合

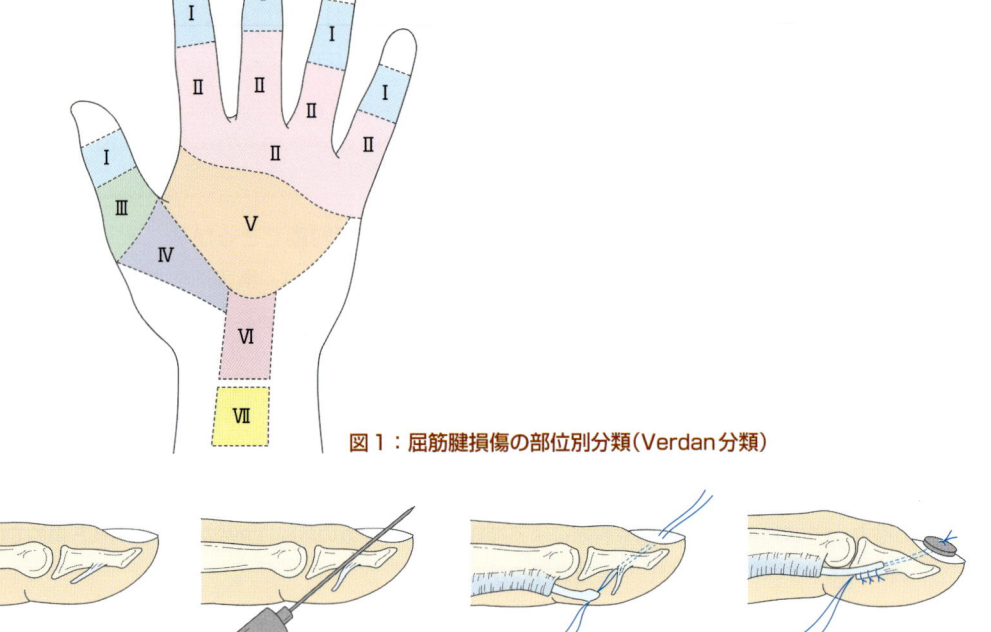

図1：屈筋腱損傷の部位別分類(Verdan分類)

図2：深指屈筋腱引き抜き損傷のpull out wire法

- 屈筋腱損傷部位の分類にはVerdan分類(図1)が広く使用されている．zone ⅠからⅦに分類され，Ⅱはno man's landとよばれ，最も損傷頻度が高い部位である．
- 深指屈筋腱(FDP)と浅指屈筋腱(FDS)の両腱を修復することが原則であるが，損傷部の挫滅が強い場合は術後の癒着を防止する目的でFDS腱を切除する．
- zone Ⅰの損傷で端々縫合ができない場合は腱前進術を行う(図2)．
- 腱損傷から腱縫合までの時間経過により，
   (1) 一次腱縫合(primary repair)：24時間以内(筆者らは3日以内であれば一次縫合と考えている)
   (2) 遅延一次腱縫合(delayed primary repair)：24時間(3日)から2週間以内
   (3) 二次腱縫合(secondary repair)：2週間以降

に分けられる．
- 腱縫合では腱修復に伴う周囲組織との癒着発生を避けることはできない．そのため癒着の程度を最小限に抑えることが最も重要となる．

> **ワンポイントアドバイス** [術後の早期運動療法]
>
> 近年では腱縫合術後の早期運動療法により，癒着の発生を予防することが主流である．術後の早期運動療法のためには強固な縫合法が必要であり，4-strandあるいは6-strand stureを使用する場合が多い．

- 腱縫合法には腱内を通す縫合糸の数で2, 4, 6-strand sutureまで用いられている．縫合糸の数が多いほど強固な固定が可能であるが，腱に対する侵襲が大きくなり腱内血行も障害しやすくなる．
- 一般的な腱縫合では腱内に縫合糸を通す主縫合に加えて，腱周囲を縫合する補助縫合を行う．

❶ 主縫合法

- 主に4-0ナイロンを使用する．

A. 2-strand suture

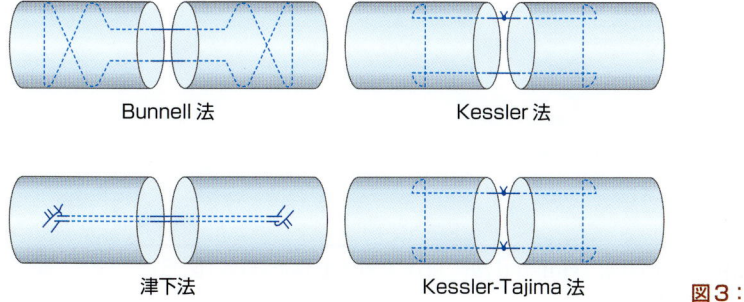

Bunnell法　　Kessler法
津下法　　Kessler-Tajima法

図3：2-strand suture

- Bunnell法，Kessler変法，津下法，Kessler-Tajima法がある（図3）．

B. 4-strand suture

double looped suture法　　Y2法（吉津2法）
Becker変法　　Indiana法

図4：4-strand suture

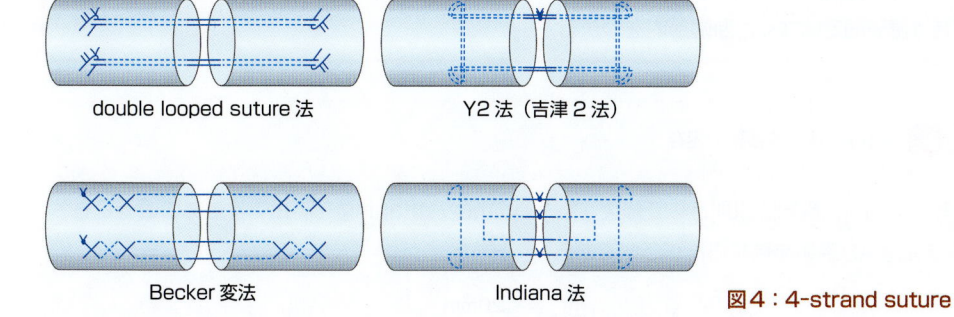

- double looped suture法，吉津2法，Becker変法，Indiana法がある（図4）．

C. 6-strand suture
- 吉津1法，Lim & Tsai法，Savage変法，triple looped suture法がある（図5）．

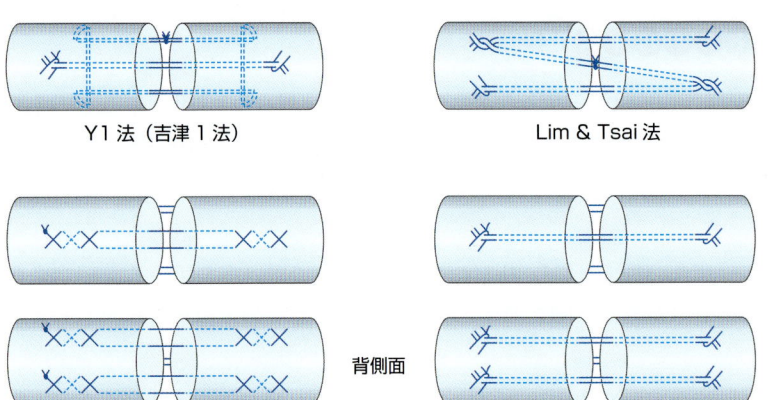

Y1法（吉津1法）　　　　　Lim & Tsai法

Savage変法　　背側面　　triple looped suture法　　図5：6-strand suture

❷……補助縫合法

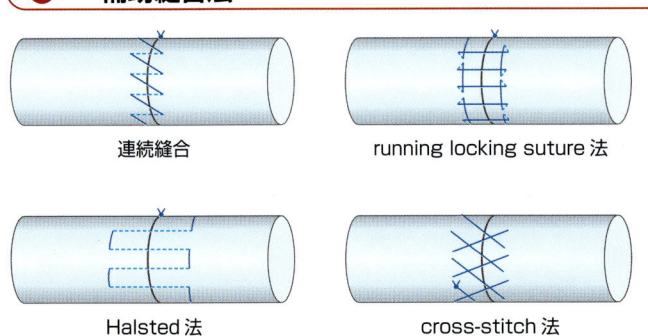

連続縫合　　running locking suture法

Halsted法　　cross-stitch法　　図6：補助縫合法

● 主に6-0ナイロンを使用する．
● 連続縫合，running locking suture法，Halsted法，cross-stitch法がある（図6）．

ワンポイントアドバイス ［愛護的操作］

腱を縫合する際，愛護的かつ繊細な操作により，反応性の瘢痕形成を可能な限り少なく抑える．腱断端の保持は腱表面ではなく，断端部内をつまむ．

Pitfalls ▶▶▶ 靭帯性腱鞘の温存

腱縫合に際し，靭帯性腱鞘は原則として修復する．腱のbowstringingを防止するために最低でもA4とA1またはA2腱鞘を残すことが必要である．

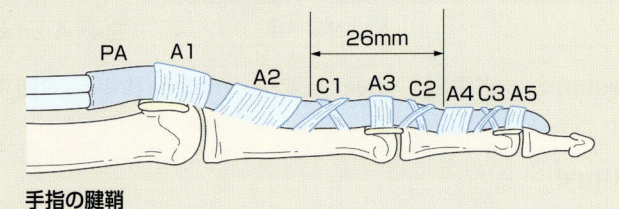

PA　A1　A2　26mm　C1　A3　C2　A4　C3　A5

手指の腱鞘

❸ 皮切

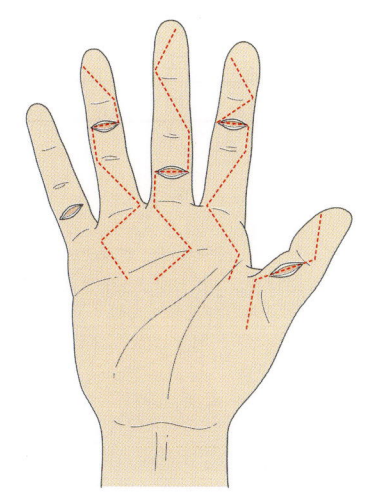

図7：Brunerのジグザグ皮切の応用

● 創を延長したジグザグ切開または側正中切開を組み合わせる（図7）．
● 腱断端が創部から見えない場合：遠位断端は指を屈曲すると切創部へ出てくる．近位断端は前腕から手掌部を遠位に向かってしごくようにする（milking操作）と腱が創に出てくることがある．

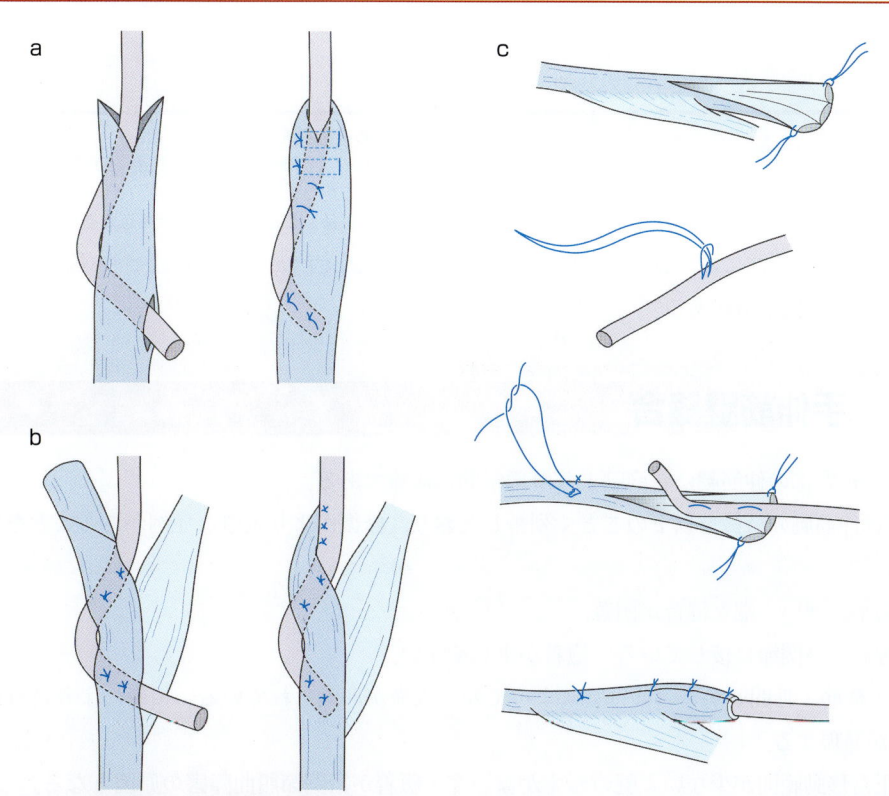

❹ その他の腱縫合

図8：移行腱または移植腱中枢側の縫合
a. Pulvertaft法，b. interlacing suture，c. wrapping suture法

- 主に陳旧性腱断裂に対する腱移植術や腱移行術の際にはPulvertaft法，編み込み縫合（interlacing suture）法，wrapping suture法が使用される（図8）．

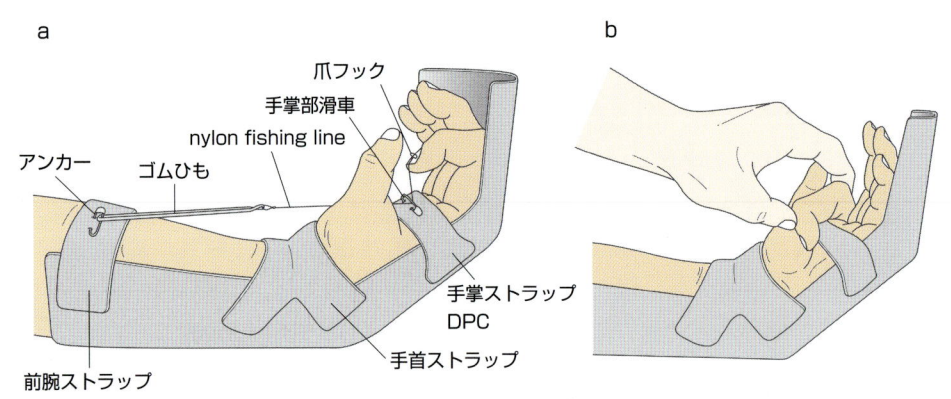

❺……後療法

図9：装具を用いたKleinert変法(a)＋Daran法(b)（早期他動運動法）

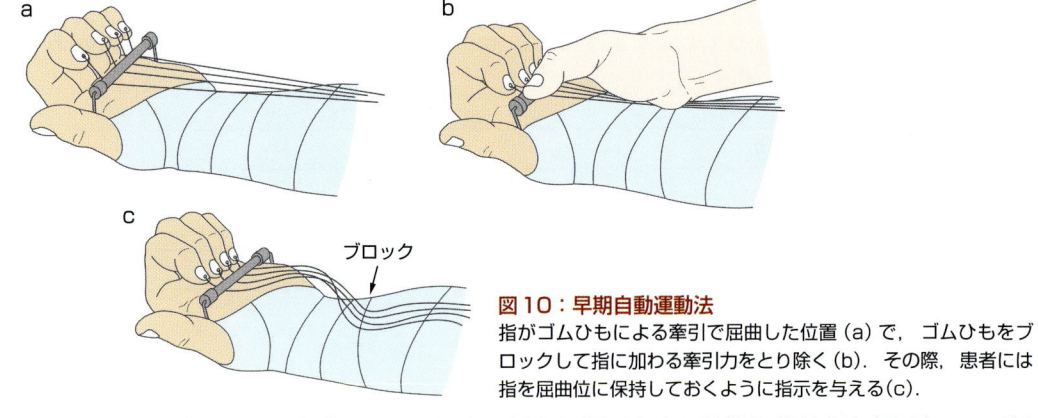

図10：早期自動運動法
指がゴムひもによる牽引で屈曲した位置（a）で，ゴムひもをブロックして指に加わる牽引力をとり除く（b）．その際，患者には指を屈曲位に保持しておくように指示を与える（c）．

- 腱縫合後の後療法には，術後3週間の固定を行う初期固定法と早期他動運動法（図9）および早期自動運動法（図10）がある．

2. ▶▶▶ 手伸筋腱縫合

- 手背・指背部の伸筋腱は屈筋腱より解剖学的に複雑である．
- 石井は伸筋腱の特徴を以下のごとく列挙しており，修復がより困難な症例があることを指摘している．
  - (1) 扁平で薄い：端々縫合が困難．
  - (2) 骨および関節に接している：癒着が生じやすい．
  - (3) 虫様筋・骨間筋からの移行腱によって伸展機構が形成されている：損傷により特有の変形が発現する．
  - (4) 正常移動範囲が少ない：腱のわずかな短縮・癒着が指関節屈曲障害の原因となる．
- 伸筋腱損傷に対するVerdan分類（図11）が使用されている．

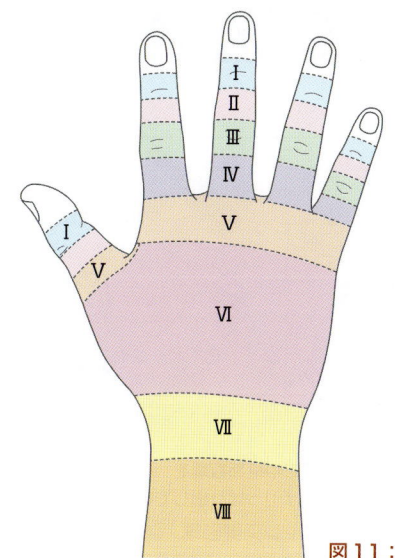

図11：伸筋腱損傷に対する部位別分類（Verdan分類）

❶ 腱縫合法

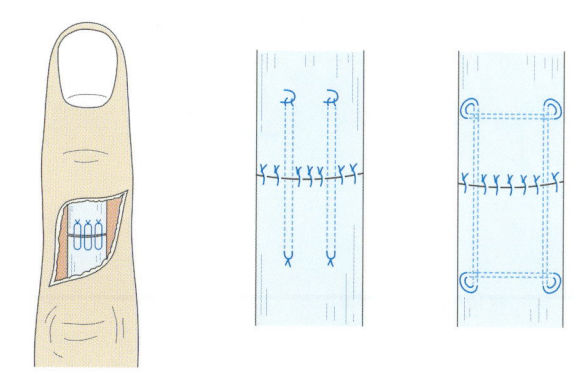

水平マットレス縫合　　double loop suture　　Kessler変法　　図12：伸筋腱縫合法

- 薄い指背腱部の損傷では4-0または5-0ナイロンを用いた結節縫合やマットレス縫合，指背部以外のやや太い腱では4-0または5-0ループナイロンを用いたKessler変法やdouble loop sutureを行う（図12）．
- 術中にDIPやPIP関節をKirschner鋼線で伸展位固定して腱縫合する．術後4週で抜去する．
- 術後の外固定は手関節軽度背屈位，MP関節屈曲位，PIP，DIP関節伸展位のintrinsic plus positionで4週間行う．
- 陳旧性断裂に対する腱移行術や腱移植術の縫合法は屈筋腱の場合と同じである．

> **Pitfalls ▶▶▶ 合併症予防**
>
> 長期MP関節伸展位固定に伴う伸展拘縮には十分に注意をし，MP関節は20°以上屈曲位で固定する．
> 伸筋腱は皮下に存在するため，皮膚に血行障害や感染が生じた場合には著明な癒着を生じる．そのため皮膚縫合には注意を払う．

3. アキレス腱縫合

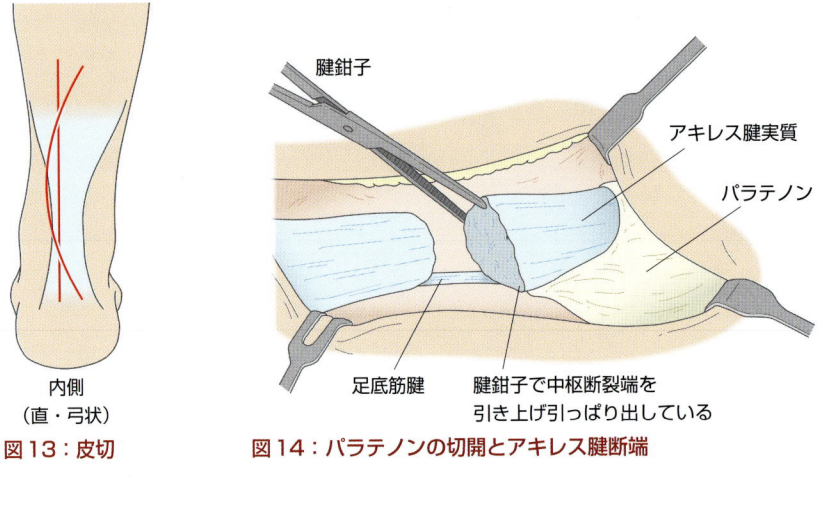

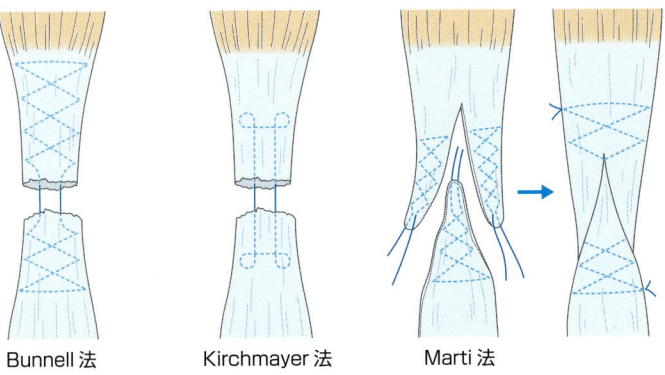

図13：皮切
内側
（直・弓状）

図14：パラテノンの切開とアキレス腱断端
腱鉗子
アキレス腱実質
パラテノン
足底筋腱
腱鉗子で中枢断裂端を引き上げ引っぱり出している

図15：アキレス腱の主縫合
Bunnell法　Kirchmayer法　Marti法

- 皮切は完全切開，部分切開，経皮縫合などがあるが，断裂部の内側を中心とした縦切開あるいは弓状切開が最も一般的である（図13）．
- 外側にある腓腹神経に注意してパラテノンを正中で切開すると腱断端部と内側に足底筋腱を認める（図14）．種々の縫合法でアキレス腱を縫合する．

Pitfalls ▶▶▶ 神経損傷に注意

アキレス腱部の皮下外側には腓腹神経が，内側深部には脛骨神経があり，損傷しないように十分注意する．

ワンポイントアドバイス　[パラテノン]

パラテノンは周囲組織との癒着防止や腱の滑走を助けるのみならず，アキレス腱への栄養にも重要であるためできるだけ温存する．

> **ワンポイントアドバイス** ［縫合部の緊張度］
>
> 主縫合では腱断端間の離開は避けなければならないが，締めすぎると断端部が結節状になり，術後の疼痛原因となることがある．

● 腱縫合は手指屈筋腱縫合と同様に主縫合と補助縫合を行う．主な主縫合には Bunnell 法，Kirchmayer 法(single, double)，Marti 法(図15)，double looped suture 法(図4)などがある．補助縫合法は基本的に手指屈筋腱縫合法と同じ(図6)．
● 後療法：術後4週間のギプス固定から術後数日後より自動運動開始など手術方法と施設により異なっている．

整形外科 Q&A

Q …… アキレス腱縫合時の足関節角度は？
A …… 腹臥位で膝関節90°屈曲したときの健側の足関節角度を指標とする．

Q …… 術後のスポーツ復帰時期は？
A …… つま先立ち能力が得られる時期：術後4ヵ月以降

（射場浩介・山下敏彦）

腱・神経・血管の基本手術

2. 神経縫合法

1. ▶▶▶ 末梢神経損傷分類

表1：末梢神経損傷分類

損傷型		病理組織学的変化				
Sunderland	Seddon	髄鞘	軸索	神経内膜	神経周膜	神経上膜
I	neurapraxia	+/−				
II	axonotmesis	+	+			
III		+	+	+		
IV		+	+	+	+	
V	neurotmesis	+	+	+	+	+
VI*	(I〜Vの混在)	種々の線維・神経束は多様な変化をきたす				

*Dellon & Mackinnon 追加分類
(別府諸兄編：整形外科医のためのマイクロサージャリー基本テクニック．メジカルビュー社，p39より引用)

- 神経損傷分類はSeddon（1943年）によるneurapraxia（伝導障害），axonotmesis（軸索断裂），neurotmesis（神経断裂）の3型分類が治療法を考えるうえで基本となる．
- 一般的にneurapraxiaとaxonotmesisは保存的治療の適応となる．また，Sunderland（1951年）の5型分類とさらに，Dellon & MackinnonによるVI型の追加分類がある（表1）．

2. ▶▶▶ 手術時期

❶ primary repair

- 開放性損傷に伴う神経断裂（nerurotmesis）では6時間以内の神経縫合を行うべきである．

❷ delayed primary repair

- 組織挫滅が高度で神経損傷範囲が不明な場合や受傷が6〜8時間以上経過し，感染の併発が疑われる場合，閉鎖損傷で神経断裂が疑われて麻痺が改善しない場合などでは，受傷後3〜5週間で神経縫合が行われる．
- 受傷後3週間までは端々縫合が可能なことが多い．

❸ secondary repair

- 受傷後5週間以降では端々縫合が可能な場合もあるが通常は神経移植が必要となる．

3. 手術目的

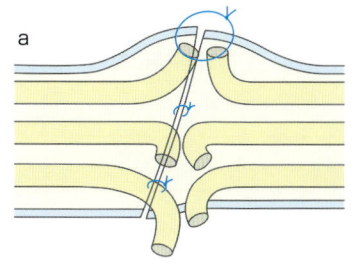

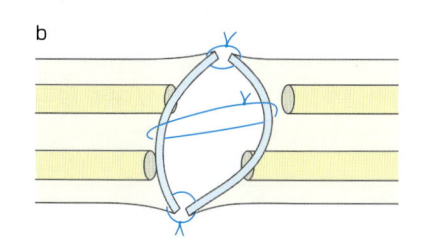

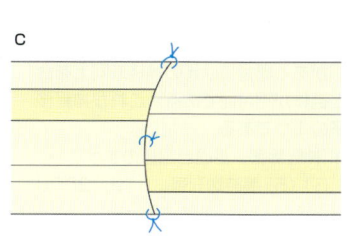

図1：神経縫合の技術的問題
a. buckling：神経束が神経上膜から漏れ出たり，断端同士が向き合わずに縫合されると，神経再生が妨げられる．
b. gap：断端間に間隙があると，そこに瘢痕が侵入し神経再生を妨げる．
c. misdirection：捻れて縫合され元の神経束に対応していないため，終末効果器官に再生神経が到達しても機能しない．
(落合直之編：末梢神経障害—基礎と臨床のすべて—．整形・災害外科，51(5)臨時増刊号：618, 2008より引用)

- 理想的な神経縫合は軸索1本1本に至るまで元の位置に縫合することであるが，現実には神経束縫合が限界である．
- 神経縫合時の問題(図1)
  (1) 縫合部で神経束が翻転して再生神経が通過できない(buckling)．
  (2) 縫合部に間隙ができて瘢痕形成による神経再生の阻害(gap)．
  (3) 神経束の捻じれた位置での縫合により神経が終末器官に到達できない(misdirection)．

4. 手術手技

❶ 展開

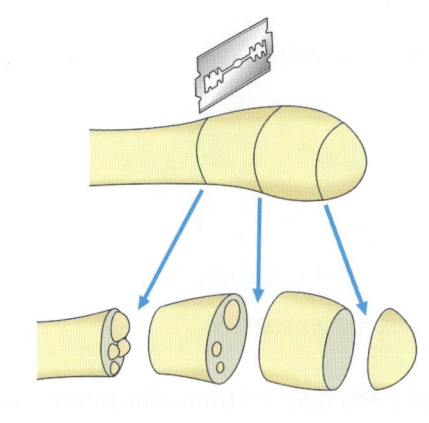

図2：神経断端の新鮮化
メスまたはカミソリで新鮮化する．神経束が盛り上がって見える部位まで切り進める．神経束が見えても，瘢痕に埋まっているようでは良好な神経再生は期待できない．
(落合直之編：末梢神経障害—基礎と臨床のすべて—．整形・災害外科，51(5)臨時増刊号：619, 2008より引用)

- 正常な部分を展開してそこから断端に向かって剝離を進め神経断端を展開する(図2)．
- 十分な視野を確保するため開放創だけではなく補助切開を加える．

> **ワンポイントアドバイス** [神経移植]
>
> 陳旧例では瘢痕の中に神経束が埋まっており，新鮮化のためにかなりの切除距離が必要．過度な緊張で縫合すると神経再生に不利であり，神経移植をためらってはいけない．神経移植になる可能性について術前に十分な計画をたて，患者に十分な術前説明を行う．

❷ 縫合までの準備

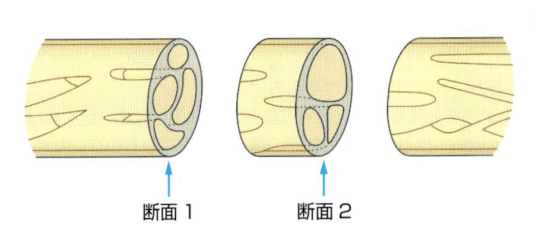

図3：神経束の交叉・乗換え
断面1と2では神経束の数も太さも違っている．したがって，神経欠損がある場合には元の神経束同士を合わせるということ自体が不可能である．これが神経移植の成績不良因子の1つである．
（落合直之編：末梢神経障害—基礎と臨床のすべて—．整形・災害外科, 51 (5) 臨時増刊号：619, 2008 より引用）

- 手術用顕微鏡を用いる．
- 神経断端を新鮮化して正常部分を展開．
- 神経上膜の表面血管走行を見極め捻じれがないようにしておく．
- 神経束の太さ，配置を可能な範囲で見極めて対応する神経束同士を確認する（新鮮化に要する神経切除距離が長いと断端の神経束パターンが変化する（図3））．

❸ 縫合

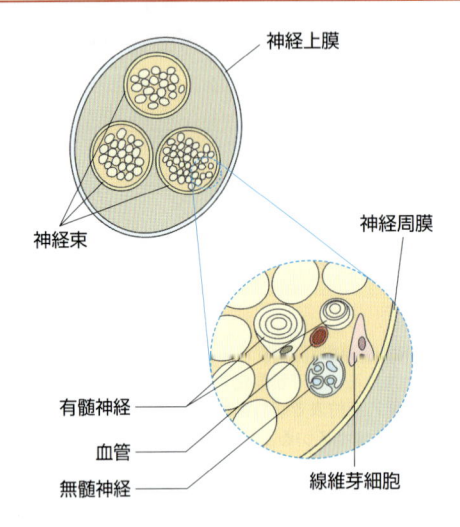

図4：末梢神経の微細構造

- 神経縫合法には神経上膜縫合法（epineural suture）と神経束縫合法（funicular suture）の2種類がある（図4）．
- 神経上膜縫合：神経上膜のみに糸をかけて縫合．上膜表面を走行する血管の位置から捻れがないように断端を合わせる（図5）．

図5：神経上膜縫合

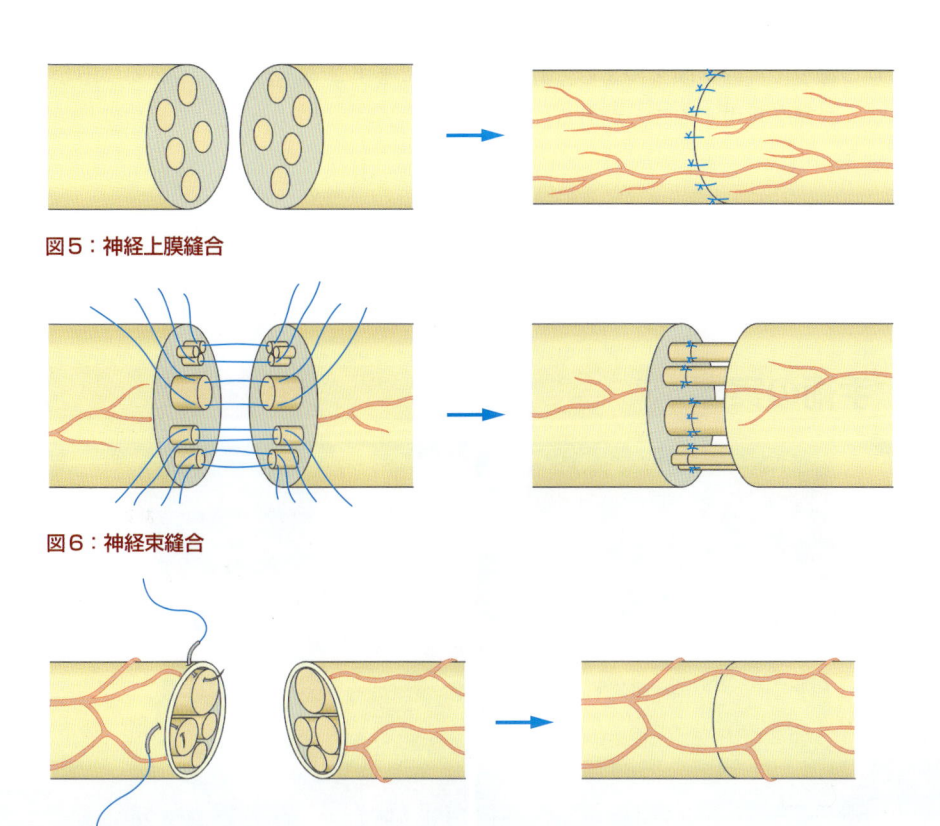

図6：神経束縫合

図7：神経上膜・周膜縫合

- 神経束縫合：神経束同士を糸で合わせて縫合．理論上は理想的な方法であるが，間違った神経束同士を縫合すると機能回復は望めない．神経周膜は非常に薄く，手技的に難しい(図6)．
- 神経上膜・周膜縫合：神経上膜縫合時に周辺にある大きな神経束の神経周膜にも糸をかけて同時に合わせる(図7)．
- 一般的には神経上膜縫合あるいは上膜・周膜縫合を行う．
- 縫合糸は8-0から10-0のナイロン糸を神経の太さに合わせて使用(主に8-0を使用)．

ワンポイントアドバイス ［縫合数］

縫合は神経束がはみ出さない程度の数本でよい．血管縫合と違い血液が漏れないほどの密な縫合は必要ない．

Pitfalls ▶▶▶ 縫合部の緊張度

縫合直後に必ず近傍の関節を屈曲・伸展させて縫合部にかかる緊張を直視下で確認．
屈曲位で縫合して，伸展位で8-0の糸が切れるようでは緊張が強すぎる(一般に正中神経や橈骨神経では2cmまでの神経欠損で端々縫合が可能)．

- マイクロの鑷子で神経上膜をつまむ．180°の位置にまず2本糸をかけ，必要に応じて数本追加．フィブリン糊を利用することがある．

> **④ 後療法**

- 関節を屈曲させてシーネ固定を2週間行い，徐々に伸展させて4週間で外固定を除去．

5. 手術の実際

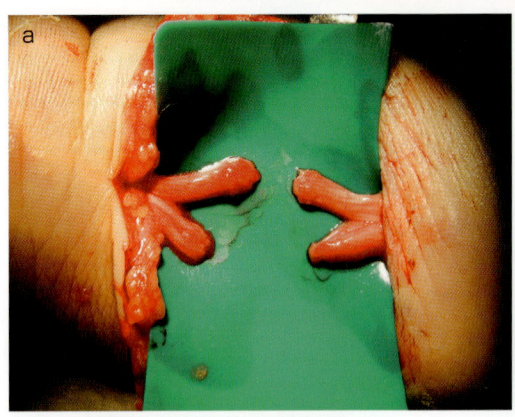

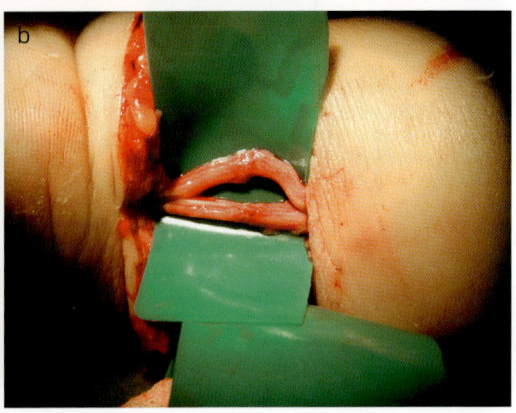

図8：手関節レベルでの尺骨神経断裂
9-0ナイロンで神経上膜・周膜縫合を行った．
（市立札幌病院整形外科医長，平地一彦先生よりご提供）

- 電動ノコギリによる手関節尺側の切創．同部位で尺骨神経断裂あり，約5mmの欠損を認める．神経束のサイズの違いと血管走行を参考にして縫合部の位置を決定し，神経上膜・周膜縫合を行った（図8）．

整形外科 Q&A

Q 神経縫合後の回復評価は？

A 神経再生先端部を叩打すると痛み・しびれが神経支配領域に放散する Tinel sign を認める．神経再生過程では Tinel sign を呈する部位が経時的に遠位へ移動していく．神経縫合後の再生状態や予後を知るうえで非常に重要な所見である．

（射場浩介・山下敏彦）

腱・神経・血管の基本手術

3. 神経移植法

1. 神経移植術とは

- 適応
  - (1) 外傷性の神経欠損（腕神経叢節後損傷を含む）．
  - (2) 悪性腫瘍などによる神経切除．
- 神経断端間にギャップが存在する場合にシュワン管束で橋渡しをする．
- 神経移植の欠点
  - (1) 縫合部が2ヵ所である．
  - (2) 神経束配列があわせられない．
  - (3) このため神経過誤支配が避けられない．
  - (4) 移植神経片の血行障害を考慮する．

2. 神経移植のドナー（図1）

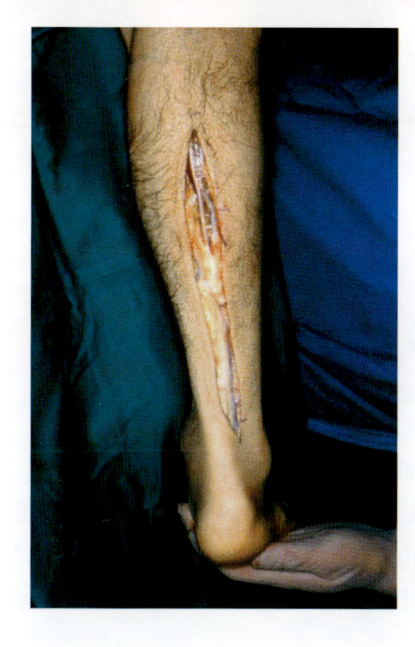

図1：腓腹神経採取
長さは30cm程度採取可能である．横皮切を数ヵ所加えて採取可能である．

- 腓腹神経．片側から約30cm採取可能．腓骨皮弁，腓骨を含めた血管付き神経移植にも応用可能．
- 伏在神経．
- 前腕外側，内側皮神経．指神経などの細い神経に移植．
- 後骨間神経の手関節終末枝．

> **ワンポイントアドバイス**　[神経移植の手技と移植本数]
>
> 神経縫合，神経移植は必ず顕微鏡視下にマイクロ手技で行うこと．神経束のbucklingなどの状態を作らないように注意する．
> 　上肢では正中神経，橈骨神経，尺骨神経欠損に対しての必要な腓腹神経の本数は，正中神経，橈骨神経で4本，尺骨神経で3本程度である．指神経では前腕内側，外側皮神経を1本で十分な太さである．

> **Pitfalls** ▶▶▶ ドナーの選択
>
> 神経採取後の知覚障害が大きく出やすい橈骨神経知覚枝，尺骨神経背側知覚枝はできる限り使用しない．難治性の疼痛疾患に移行する場合がある．

3. ▶▶▶ 神経移植方法

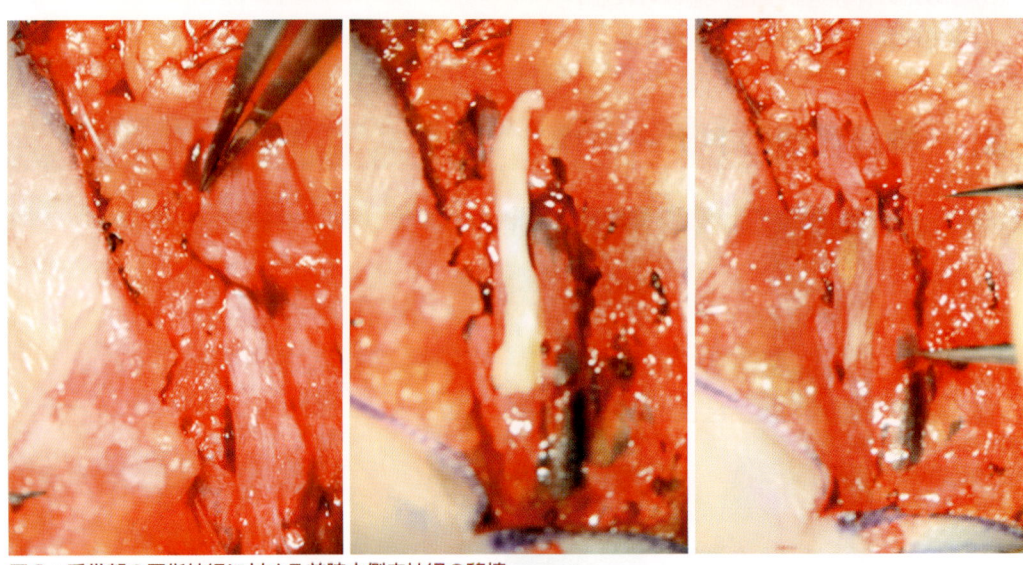

図2：手掌部の示指神経に対する前腕内側皮神経の移植

- 細い神経に対しては橋渡しで単純に神経移植する（図2）．
- 太い神経には術後の血行障害を防ぐために数本の神経を束ねたケーブル神経移植（cable graft）と，神経束同士に移植する神経束間移植術（interfascicular nerve graft）がある（図3）．
- 腕神経叢節後損傷（図4，5）や外傷性神経欠損（図6）に対してはケーブル神経移植が行われる．

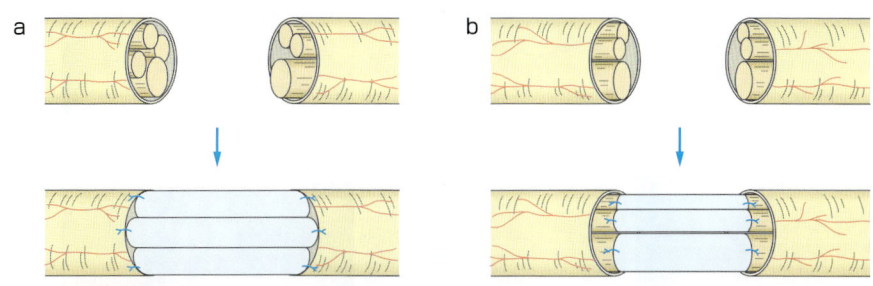

図3：神経移植術
a. 数本の神経を束ねたケーブル神経移植（cable graft）．
b. 神経束同士に移植する神経束間移植術（interfascicular nerve graft）．

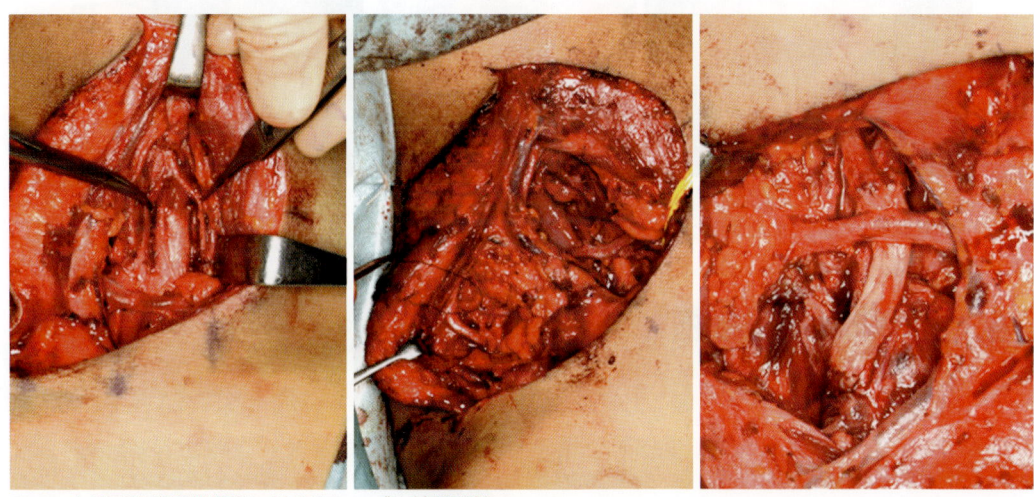

図4：上位型腕神経叢損傷に対するケーブル神経移植

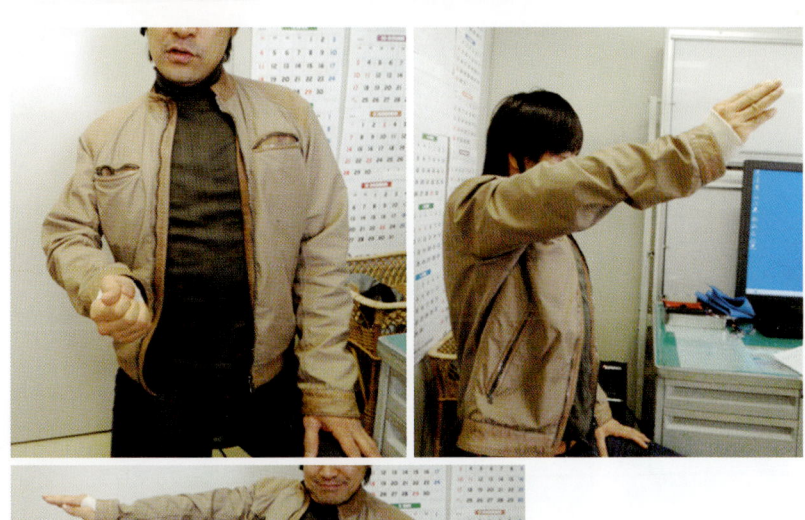

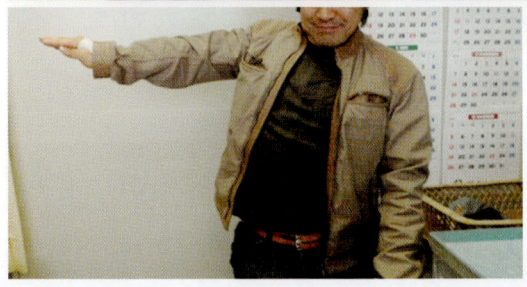

図5：上位型腕神経叢損傷に対するケーブル神経移植術例
肩甲上神経に部分副神経移植，筋皮神経に尺骨部分神経移植を加えて，肩挙上，肘屈曲が可能となった．

3. 神経移植法

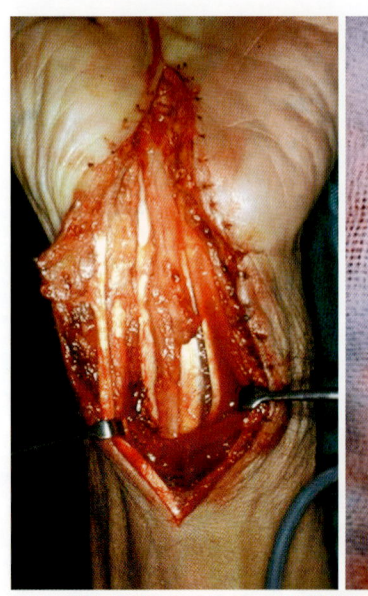

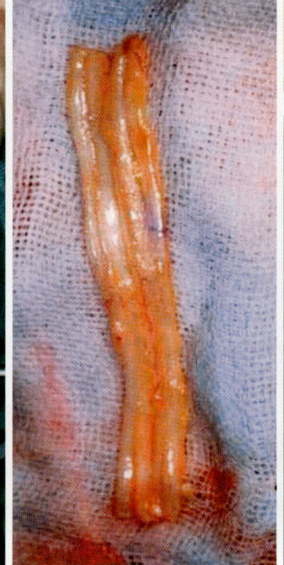

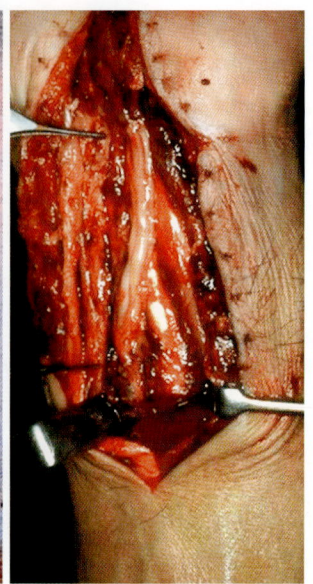

図6：正中神経に対するケーブル神経移植

4. 特殊な神経移植

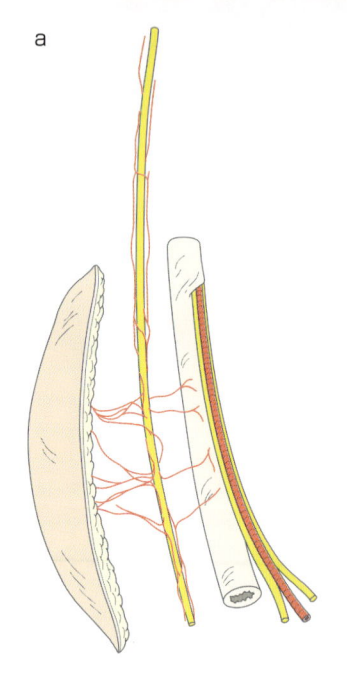

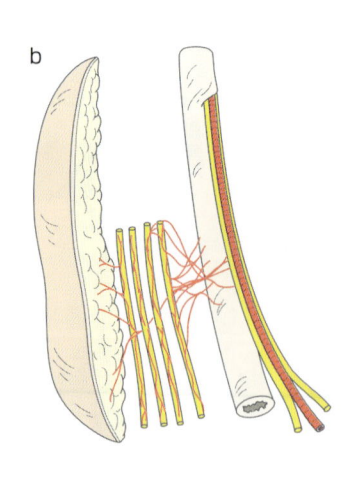

図7：血管付き神経移植術
a. 腓骨，腓骨皮弁，腓腹神経を加えた複合組織採取．
b. 腓腹神経の血行を傷害しないように神経を切ってケーブルを行う．

- 血管付き神経移植(図7, 8)．
- 有茎神経移植(Strange法)(図9)．
- 腕神経叢損傷に対して反対側のC7 root正中神経領域の知覚再建に，麻痺側の血管付き有茎または遊離尺骨神経移植術．
- 周囲環境が悪条件の場合，血行障害，骨，軟部組織の欠損が大きい場合は移植神経に血流をもた

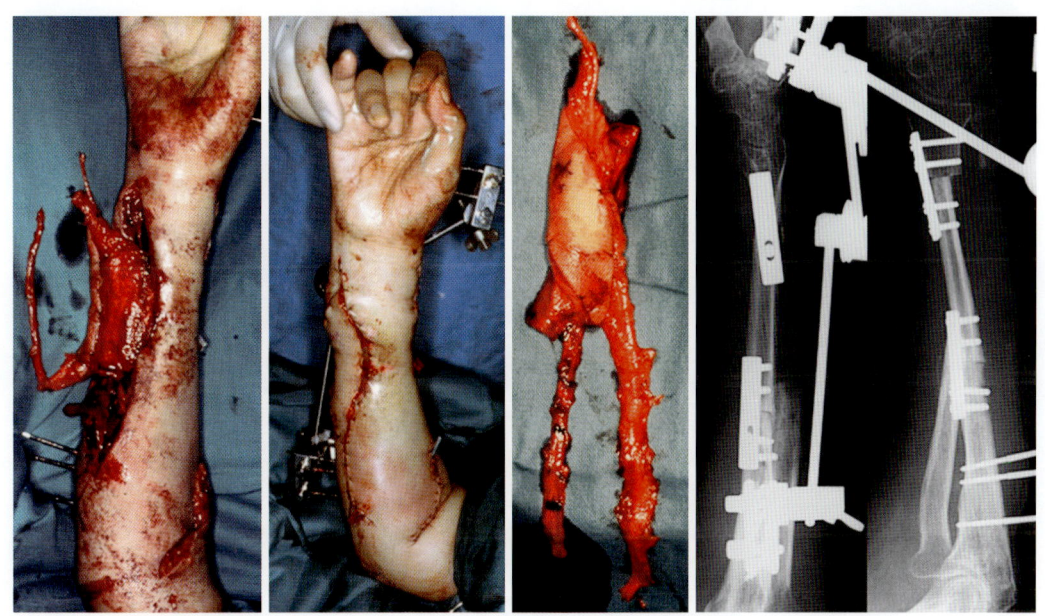

図8：血管付き神経移植術例
腓骨，腓骨皮弁，腓腹神経を加えた血管付き複合組織により尺骨神経移植を行い，挫滅前腕を再建した．

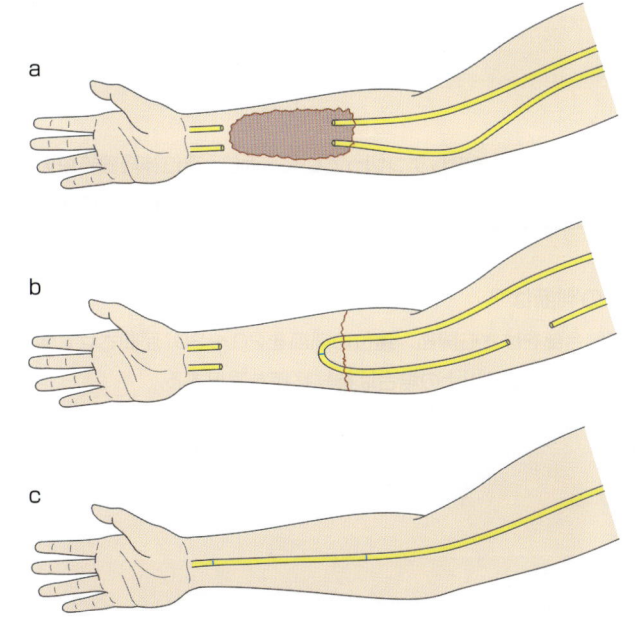

図9：Strange法
a． 前腕部の挫滅損傷で正中，尺骨神経損傷でどちらも縫合不能な場合．
b． 正中，尺骨神経断端を縫合し，尺骨神経近位部を正中神経の欠損長と同じ長さで切離．
c． 二期手術として正中神経の再生軸索が切離部に到達する時期に正中神経に移植．

すことは神経回復に有利である．
●腓腹神経は腓骨，腓骨皮弁をつけた複合組織移植として使用可能である．

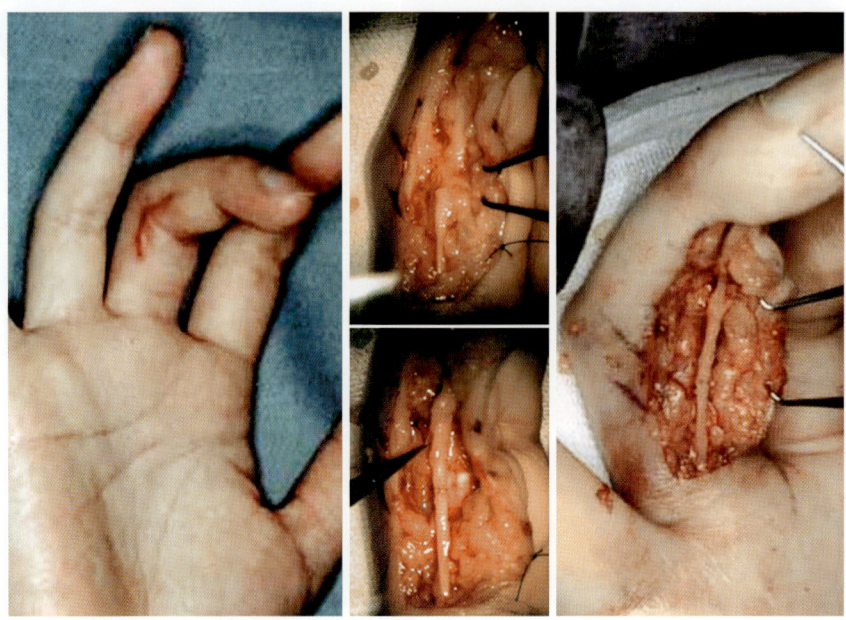

図10：中指の神経損傷による欠損
PIP関節を20°屈曲位で縫合可能であり神経移植せず．

整形外科Q&A

Q ……損傷神経はどの程度切除するか？

A ……近位，遠位ともに神経線維束が確認できるまで神経を少しずつ切っていく．近位，遠位神経線維束のパターンが同じ場合は神経束間移植術を，パターンが違う場合やはっきりしない場合は神経上膜にケーブルグラフトを行う．

Q ……神経縫合を行うか神経移植を行うかの判断は？

A ……損傷神経の上下を十分に剥離した状態で縫合部をはさむ関節，遠位の関節を20～30°屈曲させて強い緊張なく縫合できる場合は神経縫合を（図10），それ以上の場合は神経移植を選択する．

（坪川直人・遠藤直人）

腱・神経・血管の基本手術

4. 血管吻合法

1. ▶▶▶ 血管吻合法とは

- 四肢，指再接着術，組織欠損に対する組織移植術にはマイクロサージャリーを用いた微小血管吻合術が必要不可欠である．

2. ▶▶▶ 手術器具

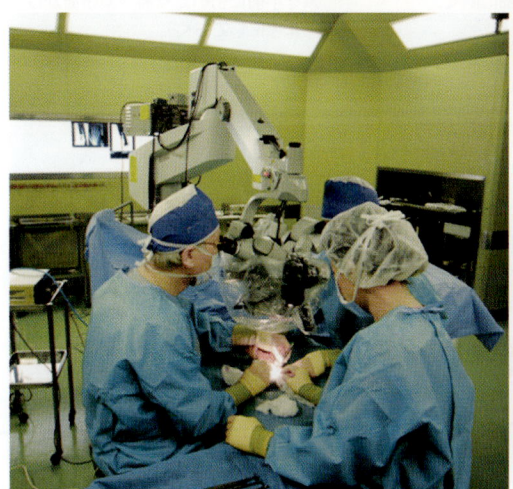

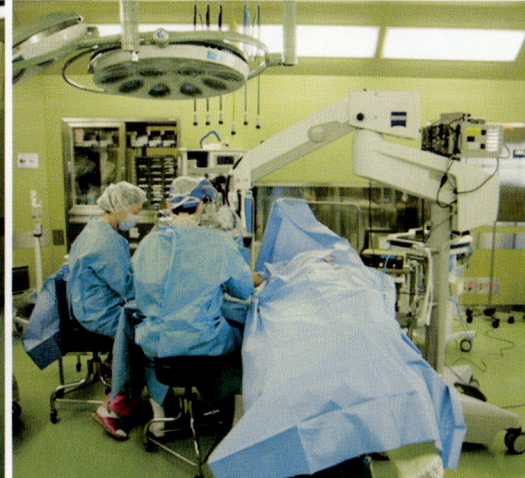

図1：手術用双眼顕微鏡（対面型）

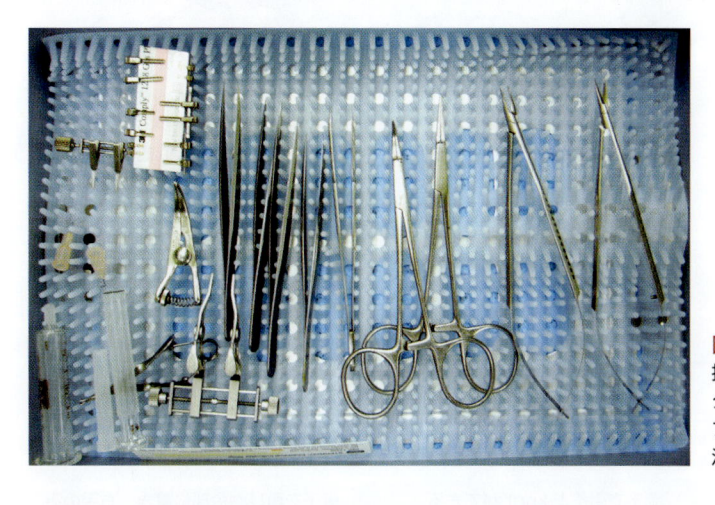

図2：マイクロ器械セット
持針器，鑷子，血管拡張鑷子，剪刀マイクロモスキート，各種（玉井式，生田式，ブルドッグ）血管クリップ，吻合部洗浄用注射器，注射針．

- 手術用双眼顕微鏡（焦点レンズ20cm）を用いて血管は10～20倍程度の拡大で縫合する（図1）．
- 血栓形成防止のためにatraumaticな操作が必要である．
- 先端が繊細でspring handle typeの持針器，剪刀と小鑷子．single, doubleのmicro-clipの

玉井式,生田式micro-clipを使用する(図2).
●血管吻合糸は血管外径3mmまでは8-0,9-0 monofilament nylonを,1.0mm前後では10-0 nylon,それ以下では11-0,12-0 nylonを使用する.

3. ▶▶▶ 基本動作(図3)

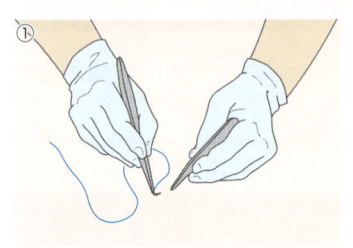

① 手関節,小指を安定させる.鉛筆持ちとする.

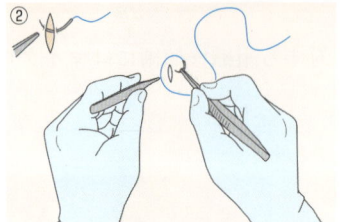

② 鑷子は吻合部に置く.

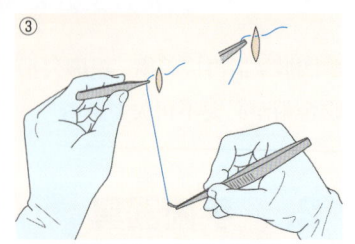

③ 糸を手前に引いてくる(緊張をかけたままにしておく).

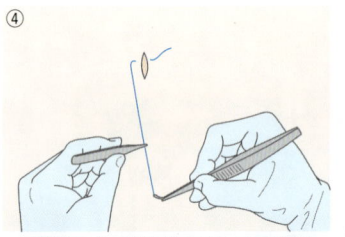

④ 持針器で糸に緊張をかけたまま鑷子を直角にして上から糸を把持する.

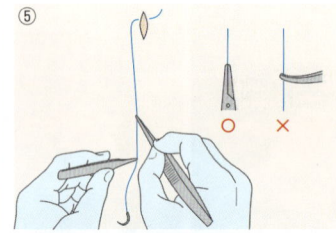

⑤ 鑷子で糸を把持したまま持針器で真上から糸を把持する.

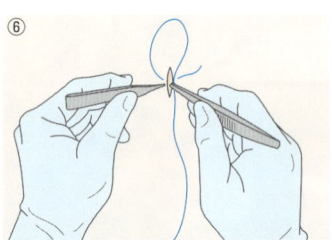

⑥ 鑷子を吻合部に置き持針器の先端を吻合部まで動かすと自然にループができる.

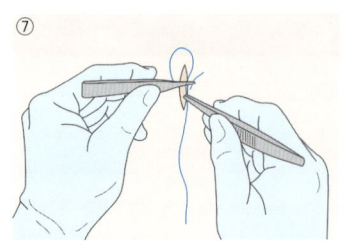

⑦ ループ内に鑷子を入れ,糸の先端を把持する.

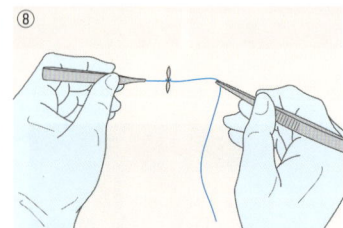

⑧ そのまま両方に引くが,主に右手を中心に動かす.

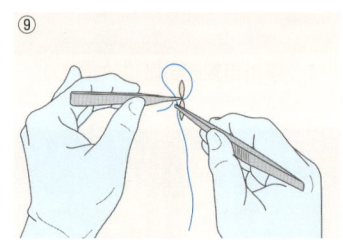

⑨ 鑷子を再び吻合部に置き,右手のみ吻合部に向かってslideさせると自然にループができる.

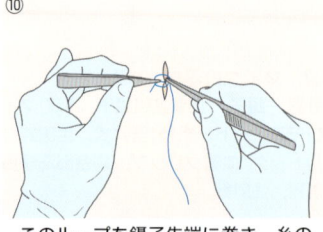

⑩ このループを鑷子先端に巻き,糸の先端を再び鑷子でつまむ.

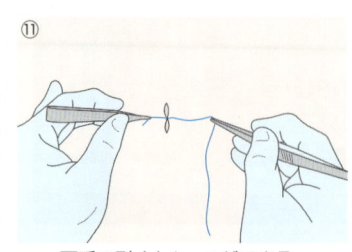

⑪ 両手で引くとknotができる.

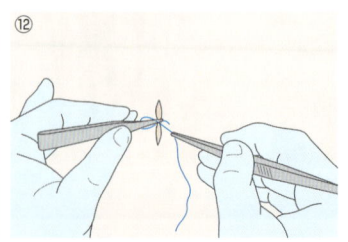

⑫ 鑷子を再び吻合部に置き,右手のみ同様に動かすとループが自然にできる.何回でもループを作ることが可能.

図3:血管吻合基本手技

- 持針器，剪刀，鑷子は母指，示指，中指を使った鉛筆持ちで操作する．
- 持針器で血管に針を通した後，鑷子で糸に緊張をかけ針を持針器で持ち手前に引く．
- 針から持針器をはずし，糸を持った持針器を吻合部においた鑷子まで動かし，自然にできたループに鑷子を入れ結び目をつくる．この動作を繰り返す．

4. 血管吻合時の注意点

- 血管操作時，外膜以外の組織を鑷子でつままない．
- 内膜はできる限り愛護的に操作する．
- 針は一度で血管壁を通す．
- 血管に対する過度の緊張，緊張の弛みを避ける．
- 血管壁は軽くあわせ外膜の内腔への埋入を避ける．
- 血管吻合糸は均等にかける．

5. 端々吻合

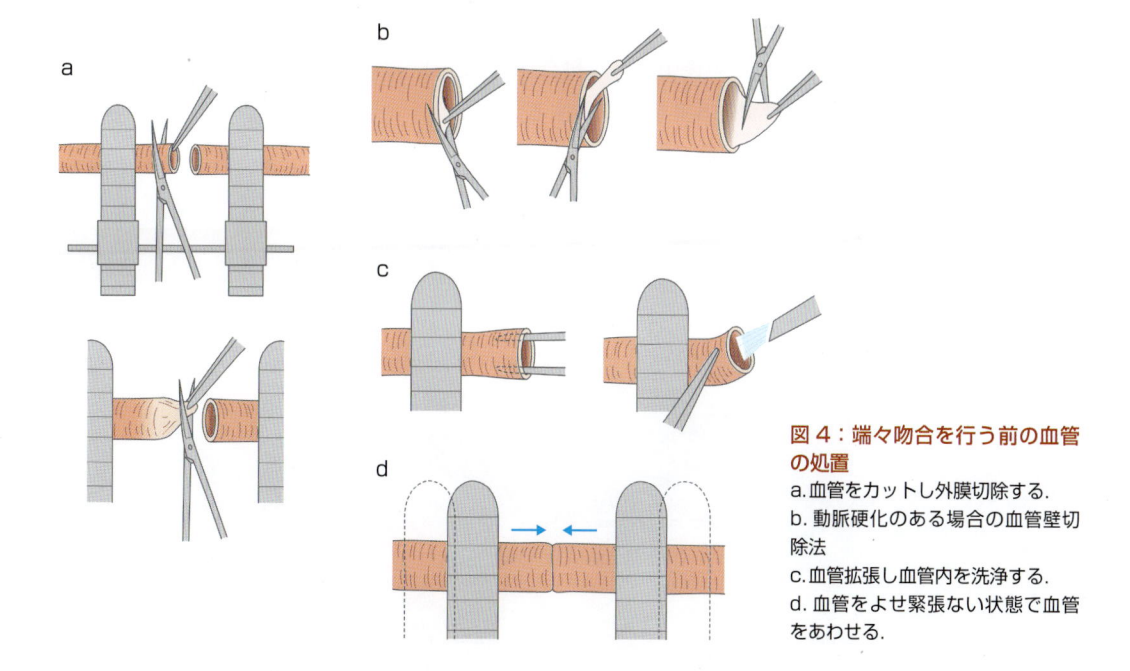

図4：端々吻合を行う前の血管の処置
a. 血管をカットし外膜切除する．
b. 動脈硬化のある場合の血管壁切除法
c. 血管拡張し血管内を洗浄する．
d. 血管をよせ緊張ない状態で血管をあわせる．

- 吻合する2つの動脈を展開後，動脈の両断端をdouble clipにかける．
- 動脈断端を剪刀でカットする(図4a)．
- 動脈硬化が強い症例では，動脈を輪切りにすると動脈内膜が剥がれることが多いため，動脈の断端から剪刀を入れ，連続して血管壁を切り取る(図4b)．
- 動脈断端部の外膜を鑷子で持って，最低限切除する．
- 断端から血管拡張鑷子を入れて，鑷子の弾力を利用して拡張し，ヘパリン加生食で洗浄し内膜の状態を確認する(図4c)．

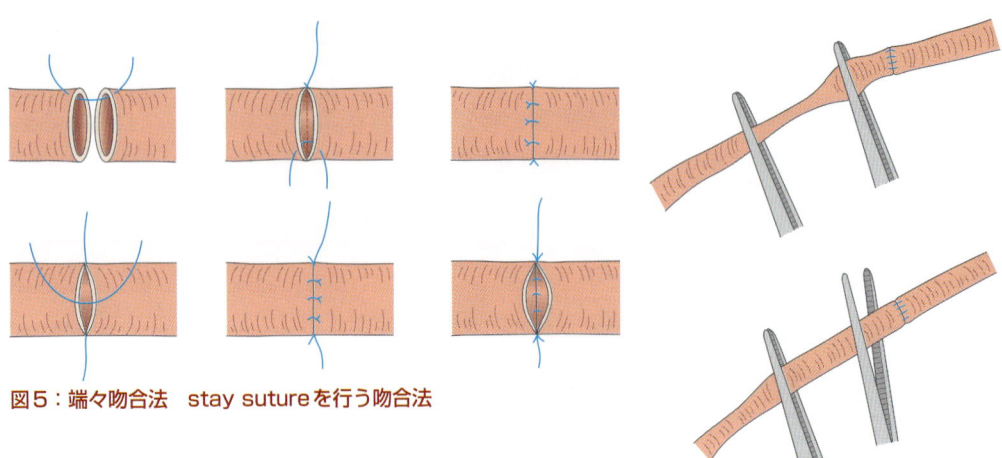

図5：端々吻合法　stay sutureを行う吻合法

図6：patency test

- double clipをよせて動脈壁が軽く接する程度に動脈断端を寄せる(図4d)．
- 動脈吻合を行う．針の位置は120°の位置にstay sutureをおく．
- stay sutureの中央部を縫合する．
- 前面の縫合が終了したら180°double clipを反転させ，血管拡張鑷子で再度拡大し，外膜の入り込みなどがないか確認する．その後中央部を縫合する(図5)．
- 縫合糸数は直径1mmの血管で約8針を目安とする．
- 血管吻合後patency testを行う(図6)．

6. ▶▶▶ 端側吻合(図7)

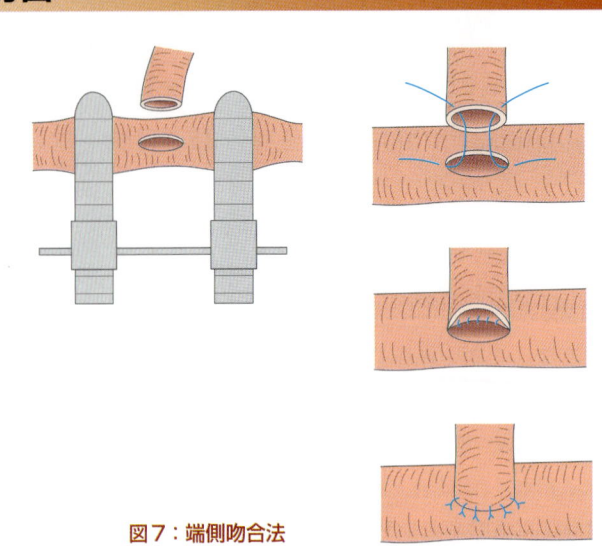

図7：端側吻合法

- double clipを十分広げた状態でかける．
- 楕円形の側口を作成する．
- 楕円形の大きさは吻合する血管と同じ口径とする．

- 吻合はまず180°の位置にstay sutureをおく．
- 後壁から縫合する．縫合法は結節縫合でもよいが後壁は連続縫合を行う．
- 後壁を縫合したら前壁から内膜のまくれ込みがないことを確認し，前壁を結節縫合で吻合する．

7. 術後の注意点

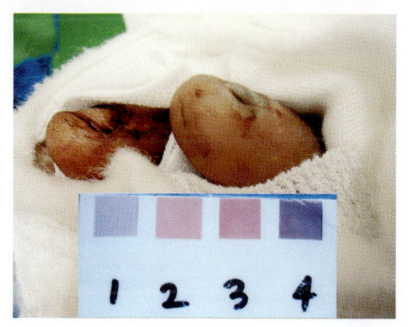

図8：カラー評価による術後管理

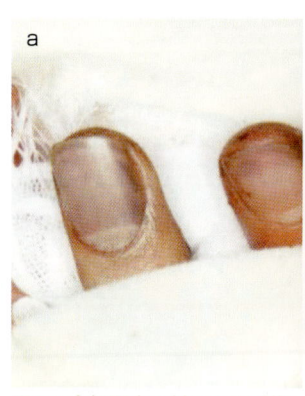

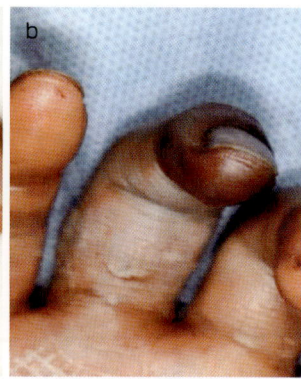

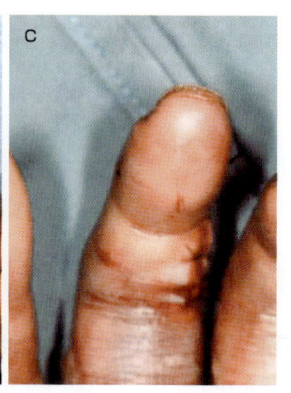

図9：血行不良に対する再手術
a. 術直後
b. 血行不良
c. 静脈移植による再手術後

- 術後の血栓形成は，術後20〜30分前後に認められ，24時間以内の血流障害が最も多い．
- 3〜4日後には二次的浮腫，損傷された組織が壊死による血流障害，特に静脈血流が障害される．
- 術後は皮膚温，色調に注意して管理する(図8)．
- 術後血流障害が疑われた場合は8時間以内での再手術が望ましい(図9)．

> **ワンポイントアドバイス** [手振れ防止の工夫]
>
> 肘手関節が安定しないと，手が震えるなどして正確な手技をとれない場合があるため，布シーツを肘から手関節の下に敷くことで術者の手指が安定し，手振れ防止に有効である．

> **Pitfalls** ▶▶▶ 血管吻合の緊張と捻れ
>
> 血管が強い緊張下，または弱い緊張下で吻合すると血流障害を起こし血栓形成を引き起こすため，適当な緊張下で吻合することが大切である．組織移植では血管茎の捻れを起こす場合がある．360°以上の捻れでは血流障害を起こすため注意が必要である．

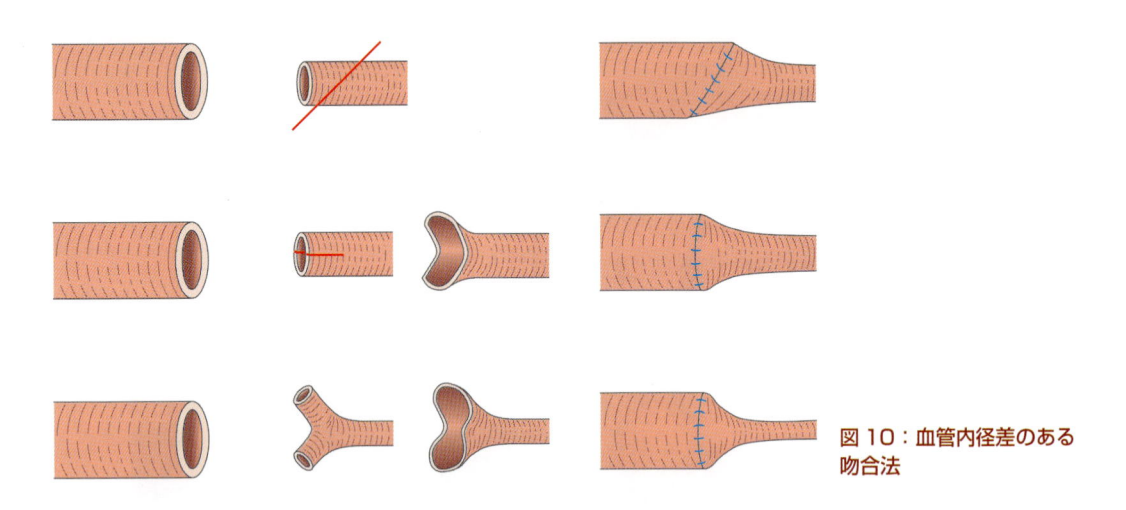

図10：血管内径差のある吻合法

整形外科 Q&A

Q ……血管径が違う血管の吻合法は？

A ……口径差が1.5：1以下は，細いほうの動脈を約45°の角度で斜めに切ることにより，吻合可能である．それ以上の口径差がある場合は，縦方向に切りfish mouth状の切開を行うか，細い動脈の分岐部を利用することで2～3倍の内径差のある動脈を縫合可能である（図10）．

Q ……double clipを反転できない場合の吻合法は？

A ……stay sutureを行った後，動脈の後壁から吻合を始める．血管を回転させ，外側壁から針を入れ，反対側の血管壁を回転させ内側から針を入れ縫合する．順番に後壁を同様に縫合し次に前壁を縫合する．

（坪川直人・遠藤直人）

アドバンス手術スキル

1. 膝関節鏡視下手術

1. 膝関節鏡視下手術とは

- 関節鏡システムや鏡視下用手術器具の進歩により関節鏡視下手術の適応は拡大し，現在は人工関節置換術以外のほとんどの膝関節治療に広く用いられている．
- カメラスコープは0°直視鏡や30°斜視鏡が主に用いられるが，関節後方の鏡視が必要な場合には70°斜視鏡も使用される．
- 関節鏡を挿入するための穿刺孔は，前内側および前外側膝蓋下に約7mmの切開を加えて作成する．後十字靱帯再建術や後内側の処置が必要な場合には後内側穿刺孔を使用する．

2. 適応と術前準備

表1：適応疾患と関節鏡視下手術の方法（関節切開を必要とするものは除く）

疾患名	手術法
前・後十字靱帯損傷	靱帯再建術
半月板損傷	半月板縫合術・切除術，ラスピング
変形性膝関節症	デブリドマン，ドリリング，micro fracture
離断性骨軟骨炎	ドリリング，骨軟骨片固定術
膝蓋骨脱臼・亜脱臼	外側支帯切離術
関節炎（感染性および非感染性）	滑膜切除術
関節軟骨損傷	ドリリング，micro fracture，骨軟骨柱移植術
骨軟骨骨折	骨軟骨片固定術
関節内遊離体	遊離体摘出術
タナ障害	タナ切除術
関節拘縮	鏡視下授動術
関節内腫瘍性疾患	腫瘍切除術

- 関節鏡視下手術の適応と術式を表1に示す．
- 基本的な手術器具としてはプローベ，鉗子類，シェーバーなどがある（図1a〜c）．さらに，靱帯再建術の際にはガイドピン挿入用のドリルガイド（図1d），半月板縫合時には半月板縫合用カニューレ（図1e）などが使用される．

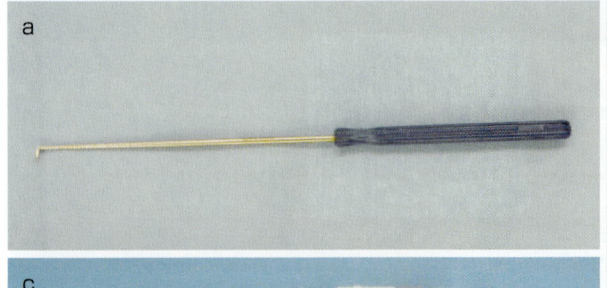

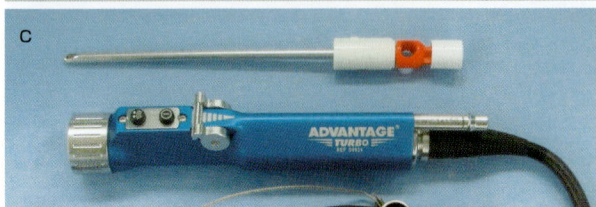

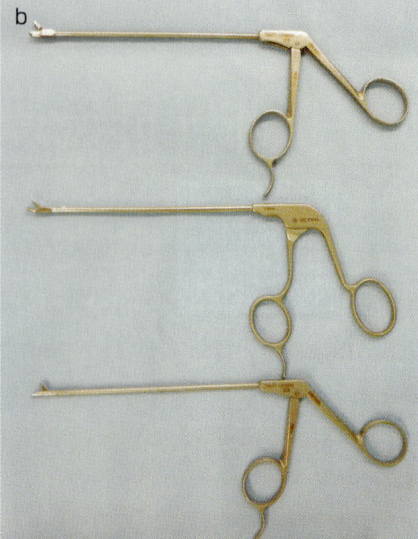

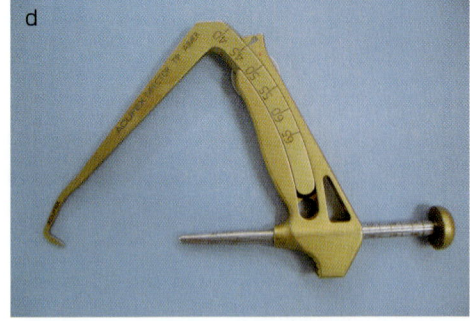

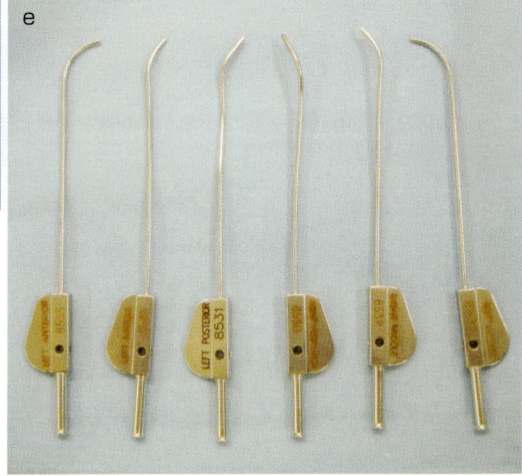

図1：手術器械
a．プローベ
b．鉗子類
c．シェーバー
d．ドリルガイド
e．半月板縫合用カニューレ

3. ▶▶▶ 麻酔と体位

● 通常は全身麻酔や脊椎麻酔が用いられる．鏡視のみや滑膜生検など比較的侵襲が少なく短時間で済む手術の場合には，1％キシロカイン20〜30mlを関節内に注入して局所麻酔下に行われることもある．

● 体位は仰臥位で行う．内側コンパートメントの観察では，患肢をベッド横に垂らし助手に外反をさせる（図2a）．外側コンパートメントの観察では，患肢をベッド上で胡座肢位とする（図2b）．患肢の保持にレッグホルダーやアルバラードなどを用いる場合もある（図2c，d）．

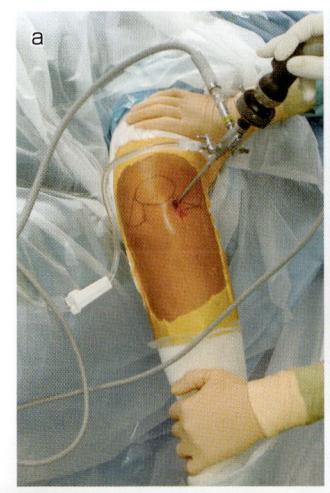

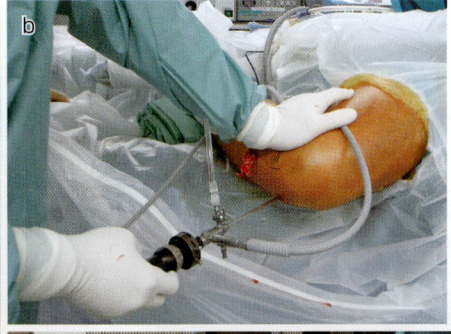

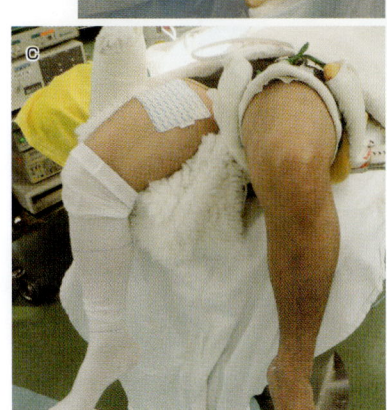

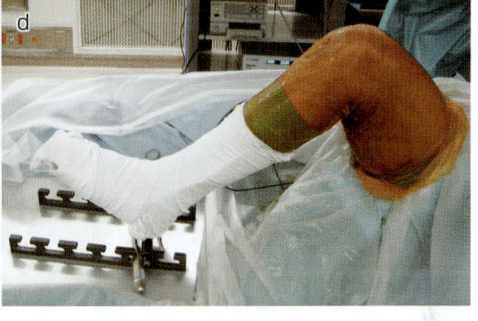

図2：体位
a. 内側コンパートメントの鏡視
b. 外側コンパートメントの鏡視：足関節外果の下に枕を入れると関節裂隙が開大しやすくなる．
c. レッグホルダー
d. アルバラード

4. 基本手術手技

❶ 関節鏡視下前十字靱帯（anterior cruciate ligament：ACL）再建術

● 再建材料，固定法などにより種々の方法が行われているが，本稿では膝屈筋腱を用いた解剖学的二重束再建術について述べる．以下，図はすべて右膝の手術である．
● 穿刺孔は，前内側と前外側膝蓋下穿刺孔に加えて内側穿刺孔を用いる．

A. 移植腱の採取および作成
● 内側関節裂隙から 3.5cm 遠位，脛骨粗面から内側 2.5cm の鵞足上に 4cm の皮切を加え（図3a），膝屈筋腱を剝離した後，tendon stripperを用いて腱を採取する．
● 採取した腱の両端に Karackow's stitch（baseball grove suture）をかけ，前内側束（anterior medial band：AMB）が 5.5〜6mm，後外側束（posterior lateral band：PLB）が 5.0〜5.5mm となるように移植腱を作成する（図3b）．

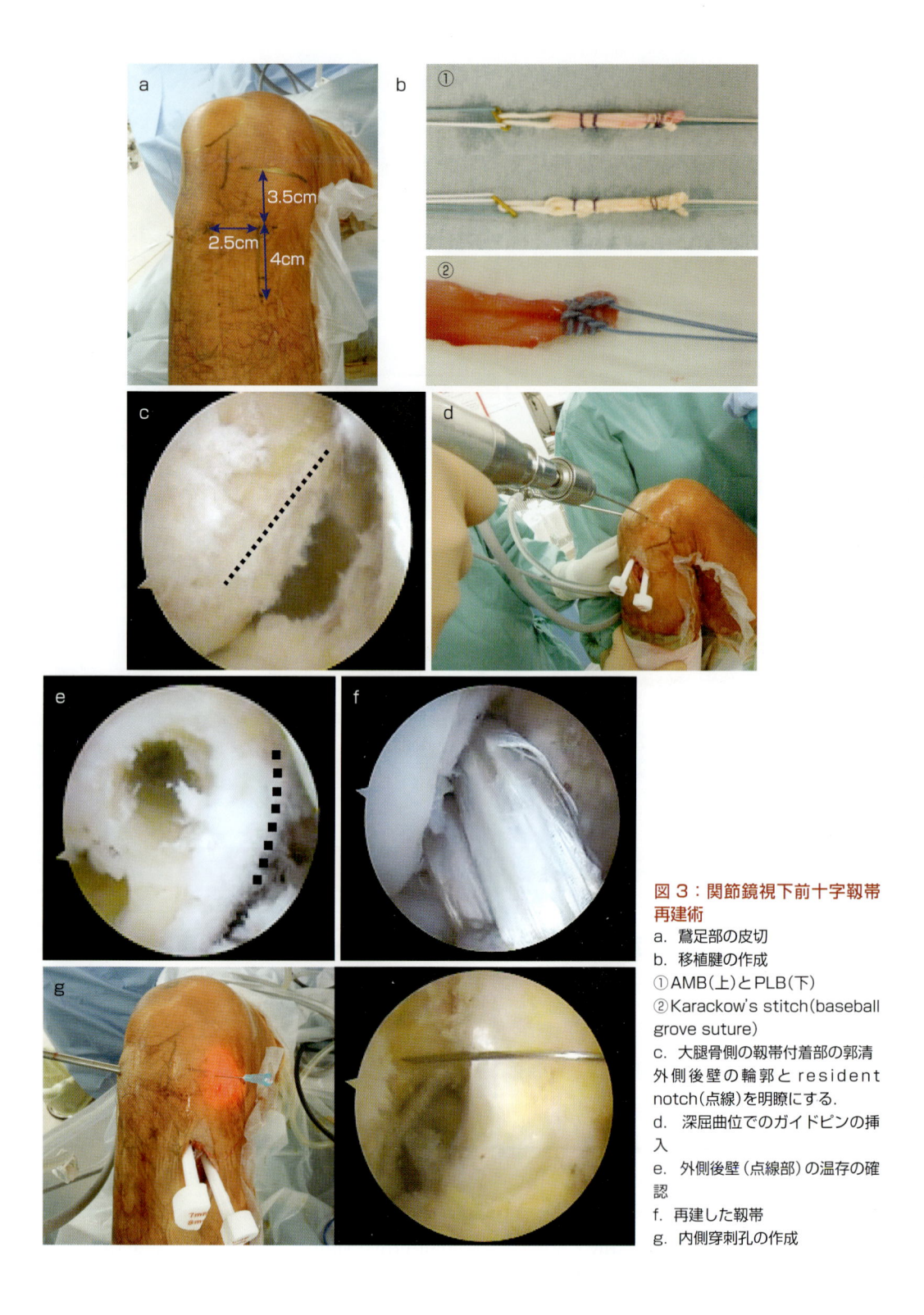

図3：関節鏡視下前十字靱帯再建術
a. 鵞足部の皮切
b. 移植腱の作成
 ① AMB（上）とPLB（下）
 ② Karackow's stitch (baseball grove suture)
c. 大腿骨側の靱帯付着部の郭清 外側後壁の輪郭とresident notch（点線）を明瞭にする.
d. 深屈曲位でのガイドピンの挿入
e. 外側後壁（点線部）の温存の確認
f. 再建した靱帯
g. 内側穿刺孔の作成

B. 骨孔の作成

● 遺残靱帯の郭清の際には大腿骨外側顆の後壁を明瞭にし，resident notchを確認する（図3c）.
● 脛骨側の骨孔は脛骨前内側面からドリルガイドを用いて，PLBは後十字靱帯（posterior cruci-

> **Pitfalls** ▶▶▶ 大腿骨骨孔の作成
>
> 大腿骨骨孔作成時に内側顆の損傷を危惧して内側穿刺孔をより前方に設置すると，ガイドピンの横断面での入射角度が小さくなり，後壁の破壊や骨孔の関節内開口部の極端な楕円化をきたすことがある．これを回避するために，内側穿刺孔を作成する前にカテラン針を挿入しガイドピンの方向をあらかじめ確認する（図3g）．

ate ligament：PCL）の約5mm前方にあたる顆間隆起中央，AMBは脛骨付着部中心（PLBより約7mm前方）の位置へガイドピンを挿入し，移植腱の直径と同径の中空ドリルを用いて骨孔を作成する．

● 大腿骨側の骨孔位置を鏡視下に電気メスでマーキング後，膝を約120°に保持し，内側穿刺孔からガイドピンを挿入する（図3d）．移植腱の直径と同径の中空ドリルで20mmの深さまで骨孔を作成し，エンドボタンドリルへ変更後，大腿骨外側皮質まで貫通させる．デプスゲージにて骨孔長を測定した後，13～17mm移植腱が骨孔内に挿入されるようにエンドボタンCLの長さを決定する．その後エンドボタンの反転操作に必要な6mmを足した深さまでダイレーションを行う．大腿骨骨孔の作成後は後壁の損傷がないことを確認しておく（図3e）．

● 大腿骨骨孔の作成には脛骨骨孔，前内側膝蓋下穿刺孔，大腿骨外側などからガイドピンを挿入しドリリングを行う方法もある．

C. 移植腱の固定

● passing pinに取り付けたループ状の糸に誘導糸を引っ掛け，内側穿刺孔から大腿骨骨孔へと断端側を引き抜き，誘導糸の中央部を脛骨骨孔から引き出す．

● PLBに装着したエンドボタンCLの糸を誘導糸に通し大腿骨外側に引き上げる．移植腱が骨孔長に6mm足した長さまで大腿骨骨孔に挿入されたら，エンドボタンの遠位側の糸を引き反転させる．その後移植腱遠位側の糸を引き，6mm関節内に戻ることを確認する．次いでAMBに対しても同様の方法で大腿骨側を固定する．

● 固定角度はPLBが約10°屈曲位，AMBは約30°屈曲位とし，それぞれをポストスクリューに締結する．

● 膝を屈伸させ，緊張した移植腱がスムーズに動いていることを確認する（図3f）．

❷ 関節鏡下半月板縫合術

● 半月板縫合の方法には，inside out法，outside in法，FAST-FIXなどの半月板縫合器を用いたall inside法がある．本稿では内側半月板の中後節の縦断裂に対するinside out法について述べる．

● 前外側膝蓋下穿刺孔から鏡視を行い，内側半月板の断裂の形態，大きさ，変性の程度をプロービングで確認した後，断裂部（外周縁，体部，周辺滑膜）をラスピングする．バケツ柄状断裂で断裂部が顆間窩に嵌頓したものは整復した後，外周縁，体部に著明な変性や水平断裂がなく縫合が

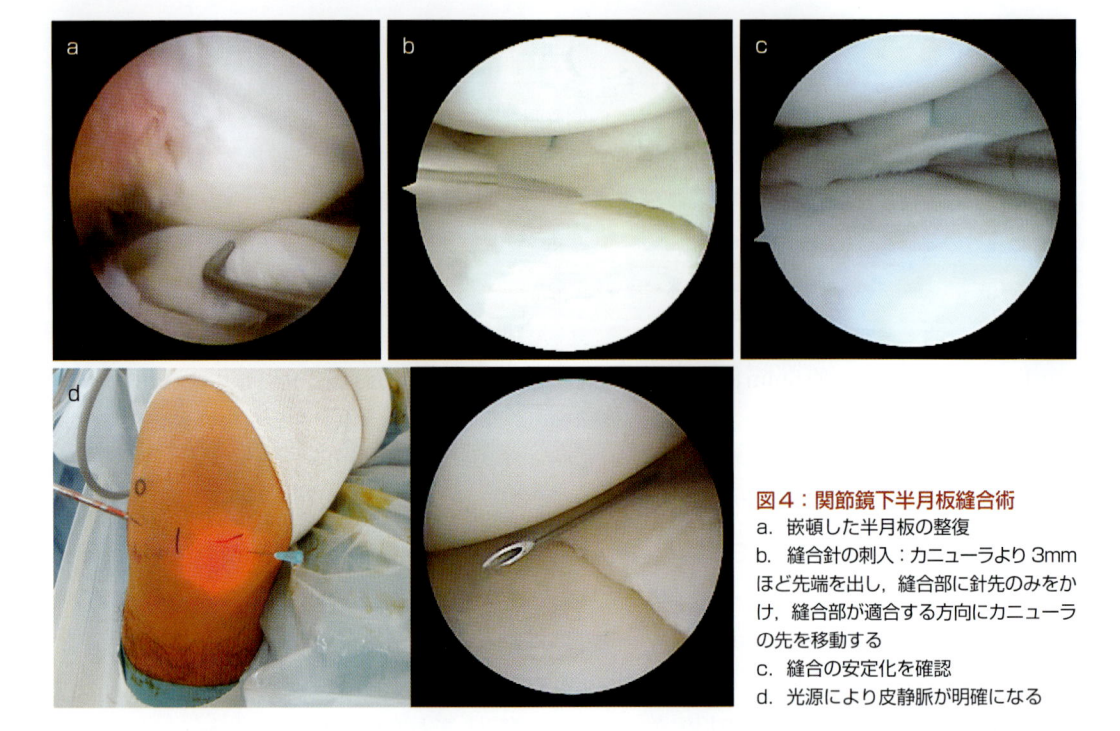

図4：関節鏡下半月板縫合術
a. 嵌頓した半月板の整復
b. 縫合針の刺入：カニューラより3mmほど先端を出し，縫合部に針先のみをかけ，縫合部が適合する方向にカニューラの先を移動する
c. 縫合の安定化を確認
d. 光源により皮静脈が明確になる

可能かどうかを確認する（図4a）．
●内側側副靱帯の後方に約5cmの切開を加えて展開し，関節包を直視下に確認する．半月板縫合用のカニューラを前内側膝蓋下穿刺孔から挿入し，縫合糸の一端は体部を貫くように，もう一端は外周縁を貫くようにかける horizontal stacked suture を大腿骨側と脛骨側にそれぞれ約5mm間隔で行う（図4b）．
●縫合後はプロービングで修復された半月板の安定性を確認する（図4c）．

> **ワンポイントアドバイス** ［皮静脈の走行の確認］
>
> 皮切に伴う皮静脈からの出血を避けるためには，切開部付近に関節鏡の先端を移動させ，皮膚上から透過した皮静脈の走行を確認した後，皮切の部位を決定するとよい（図4d）．

整形外科 Q&A

Q 関節鏡視下手術における深部静脈血栓症（deep vein thrombosis：DVT）の発生頻度は？

A 国外での関節鏡視下手術（靱帯再建術を除く）におけるDVTの発生頻度（下肢エコー法による）は3.5〜15.6％とされている．わが国においてもACL再建術後のDVTの発生頻度は1.9〜13.1％と報告され，決してまれとはいえない．したがって，術前に本症発生の危険性について十分に説明して，理解を得ておくとともに，術後は弾性ストッキングの装着や足関節の自動運動の励行によりその予防を図ることが大切である．

（鬼木泰成・水田博志）

アドバンス手術スキル

2. 肩関節鏡視下手術

1. 肩関節鏡とは

- 肩関節手術において肩関節鏡視下手術の意義は大きい．それは三角筋という重要な力源を直視下手術より愛護的に温存することができるからである．直視下腱板修復術の不良要因の1つに三角筋機能不全があげられる．鏡視下手術はこれを回避することができる．また，鏡視下手術は術後機能の早期回復に有利であり，関節内病変の詳細な観察にも有利である．
- 4mmの硬性鏡を先に刺入した外套に入れて鏡視する．
- 0°直視鏡，30°斜視鏡，70°斜視鏡があり，通常は視野が広く明るい30°斜視鏡を使用する．

2. 肩関節鏡システム (図1)

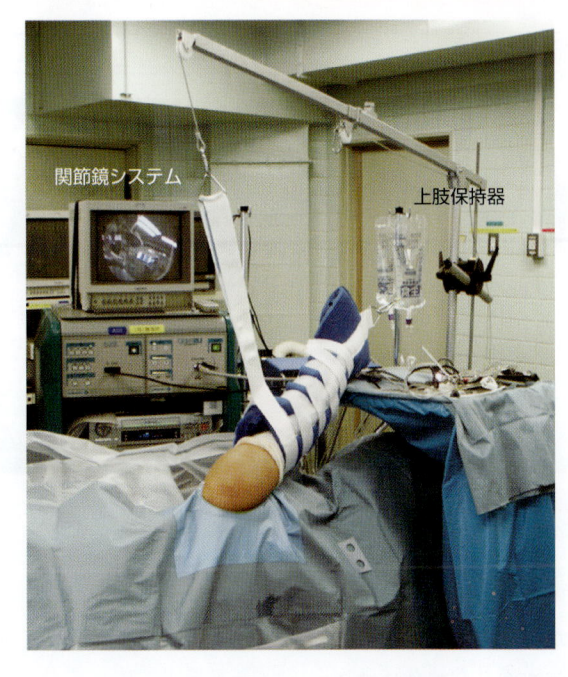

図1：肩関節鏡（側臥位）

- 関節鏡に光源を接続して明るい視野とする．
- 関節鏡にカメラを接続し，これを大きな映像モニターで見ながら手術を行う．
- モニターの映像は録画システムに接続しビデオテープ，DVDなどに記録する．

3. 適応と術前準備

- 腱板断裂に対する腱板修復術，肩関節脱臼・反復性肩関節脱臼に対するBankart修復術，剥離

型上方関節唇損傷 (type Ⅱ SLAP lesion) に対する上方関節唇修復術，肩関節拘縮に対する関節包解離術などが行われている．
- 術前に関節内と肩峰下滑液包内の鏡視ができるように習熟する必要がある．
- 軟部組織を骨に縫合固定するスーチャーアンカーについての十分な知識を持つ必要がある．
- アンカーの縫合糸を軟部組織に通し縫合あるいは固定する技術に習熟しておかなければならない．
- 上肢保持器(図1)，還流液ポンプなどを準備する．

4. 麻酔と体位

- 通常，全身麻酔が行われる．Day surgery として肩関節鏡視下手術を行う場合，斜角筋間腕神経叢ブロックによる伝達麻酔が行われている．
- 体位は20〜30°後方へ傾けた側臥位(図1)と半座位がある．
- いずれも上肢保持器を利用するのが手術に便利である．

5. 基本手術手技

❶ 鏡視下Bankart修復術

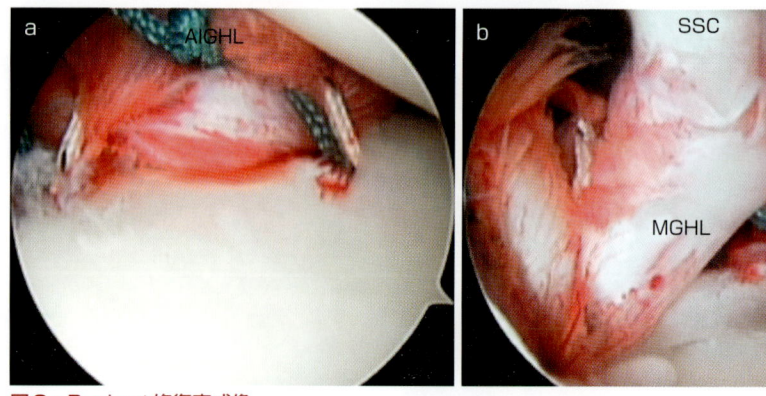

図2：Bankart修復完成像
AIGHL；前下関節上腕靱帯，MGHL；中関節上腕靱帯，SSC；肩甲下筋

- 良好な視野を得るために上腕骨頭を後外側へ牽引する(図1)．
- 最初の後方ポータルは肩峰後角から2cm遠位，2cm内側に1cm未満の小皮切にて鈍棒入り外套を烏口突起方向へ挿入し，関節包を穿孔して作成する．
- 上関節上腕靱帯(SGHL)上縁に前上方ポータル(5mm径カニューラ)と肩甲下筋上縁に前方ポータル(8mm径カニューラ)の2つのポータルを作成する．
- 前上方鏡視で前方ポータルから5時(以下右肩表示)の位置にスーチャーアンカーを刺入固定し，下関節上腕靱帯前方部(AIGHL)関節唇複合体を関節窩前縁に乗り上げるかたちとなるよう縫合する(図2a)．
- 後方鏡視にて，関節窩前縁3時30分と2時の位置にスーチャーアンカーを刺入固定する．中関節上腕靱帯(MGHL)を縫合する(図2b)．

❷ 上方関節唇修復術

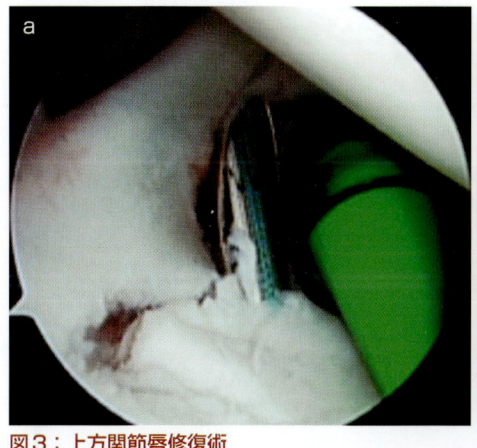

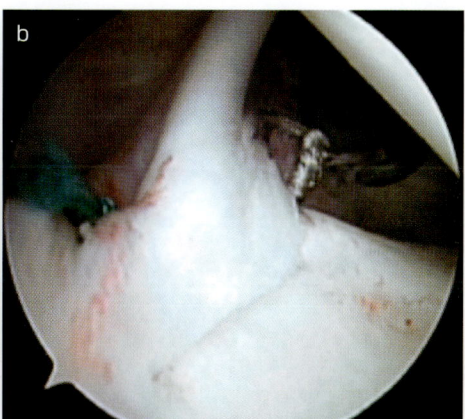

図3：上方関節唇修復術
a. SLAP修復時のスーチャーアンカーの刺入固定
b. SLAP修復完成像

- 12時の位置に縫合糸を2組つけたスーチャーアンカーを12時の位置に刺入固定する（図3a）．
- 上方関節唇を上腕二頭筋長頭腱の前後2カ所でマットレス縫合固定する（図3b）．

❸ 腱板断裂に対する鏡視下腱板修復術

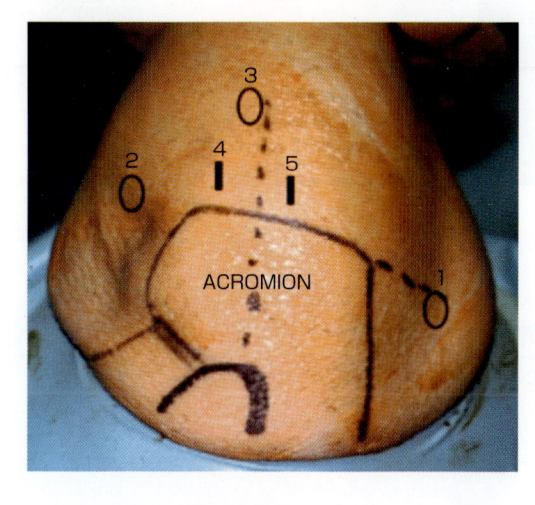

図4：腱板修復に使用するポータル
肩峰周囲の1. 後方，2. 前方，3. 前上方，4. 外側，5. 後外側のポータルのいずれかを使用する．

- 後方，前上方，前外側，外側，後外側のポータル（1cm未満の小皮切）のいずれかを使用する（図4）．
- 関節内，続いて肩峰下滑液包内の鏡視診断を行う．上腕骨頭肩峰間距離が狭い場合（X線上＜7 mm），アブレーダーにより肩峰形成（肩峰前外側下面切除）を行う．肩甲下筋断裂で上腕骨頭烏口突起間距離が狭い場合（＜6 mm），アブレーダーにより烏口突起形成（外側切除）を行う．
- 腱板断端部を同定する（図5a）．上腕骨腱板footprintの新鮮化を行う．

> **ワンポイントアドバイス** [2つ目以降のポータルの作成]
> 2つ目以降のポータルの作成は，鏡視しながら最適な位置をアウトサイドインにカテラン針で位置と方向性を決めて，これをガイドに作成する．

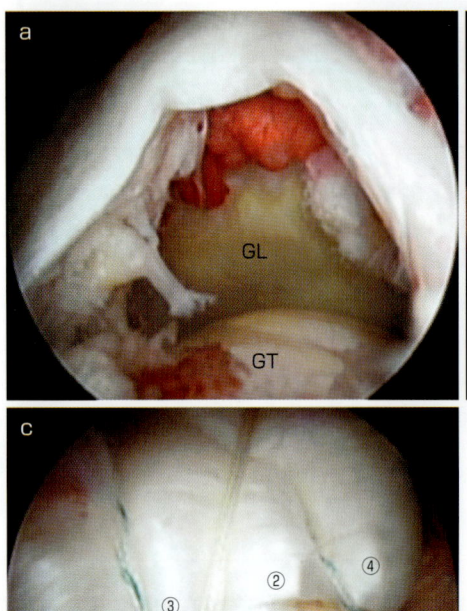

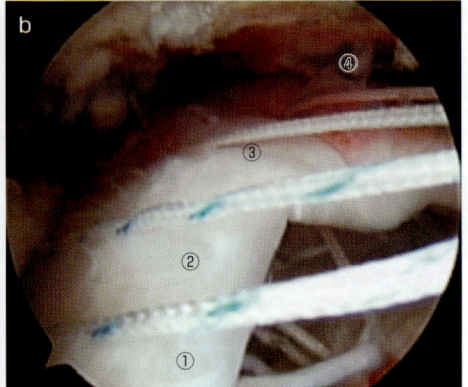

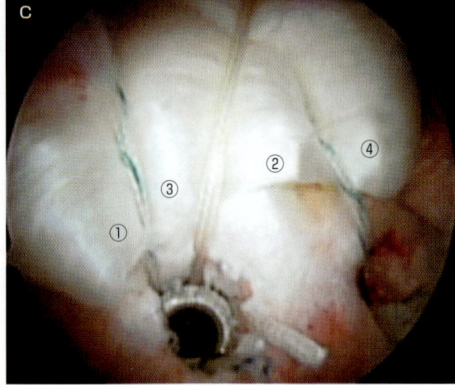

図5：鏡視下腱板修復術
a．腱板断裂部（肩峰下外側鏡視像）
  GT；上腕骨大結節，GL；関節窩
b．断裂腱板に通したスーチャーアンカーの縫合糸
c．腱板修復完成像：腱板に通した糸はプッシュロック式ノットレスアンカーで上腕骨大結節外側へ固定されている．

- 関節軟骨縁にスーチャーアンカーを刺入固定し，その縫合糸を腱板にマットレスに通す（図5b①〜④）．
- 縫合糸（図5c①，③）を上腕骨大結節外側にプッシュロック式アンカーで固定する．同様に縫合糸（図5c②，④）を上腕骨大結節外側にプッシュロック式アンカーで固定する．

整形外科Q&A

Q 肩関節鏡視下手術の利点・欠点は？

A 肩関節は三角筋や腱板などの筋組織に囲まれている．よって，直視下に肩関節にアプローチするには，これらを切離しなければならない．鏡視下手術は，これを回避できることが最大の利点であり，最小侵襲手術たるゆえんである．すなわち，肩関節機能温存・回復の点で有利である．欠点は，その手技の習熟に時間を要することであろう．

（井手淳二）

アドバンス手術スキル

3. 人工膝関節再置換術

1. 原因の検索

- 人工膝関節の弛み(loosening)を認める例では早期に再手術を考慮する．
- コンポーネントの弛みの原因には無腐性と感染性があり，両者では再建法が異なる．
- 無腐性弛みの原因を検索し，一期的に再建する．
  (1) コンポーネントの不良設置
  (2) ポリエチレン摩耗
  (3) 骨融解
  (4) 靱帯支持性の破綻による関節不安定性(脱臼や亜脱臼)
- 感染性弛みでは感染を診断し，二期的に再建術を計画する．
  (1) 膝関節の腫脹，発赤や熱感の確認
  (2) 血液生化学検査による炎症反応の確認
  (3) 関節液中の白血球数，蛋白や糖検査
  (4) 関節液の細菌培養と同定
  (5) 滑膜生検の組織学的検査による好中球の増多の確認

2. 手術手技

❶ 皮膚切開

- 前回の皮切を利用する．
- 皮膚の菲薄化など皮膚の状態が悪い場合には，皮弁など形成外科的処置が必要となる．

❷ 膝関節の展開

- 前回の進入法を参考にするが，内側傍膝蓋進入法(medial parapatellar approach)を基本とする．
- 膝蓋骨低位で展開が不良のときは，内側側副靱帯の浅層と深層，さらに鵞足付着部を剥離し，後方まで関節包を剥離し，下腿を外旋させ，膝伸展機構の緊張を緩め，膝蓋骨を外側に脱転させる．
- 上記の操作で展開困難例では大腿四頭筋の共同腱を斜め45°で切離するquadriceps snipを行う(図1)．
- 通常は上記二つの処置で展開は可能となるが，それでも困難な場合にはWhitesideによる脛骨粗面を短冊状に骨切りし外側に軟部組織をつけて翻転する(図2)．
- 関節内の癒着を剥離，除去し，90°の屈曲位を確保する．

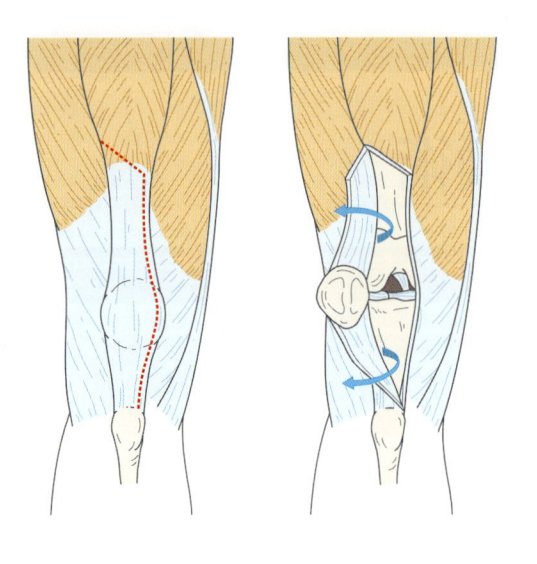

図1：quadriceps snip
大腿四頭筋共同腱の上部で斜め外方に切離し，膝関節を展開する．
(Garvin KL, et al : Evolution of the quadriceps snip. Clin Orthop Relat Res, 321 : 131-137, 1995より引用)

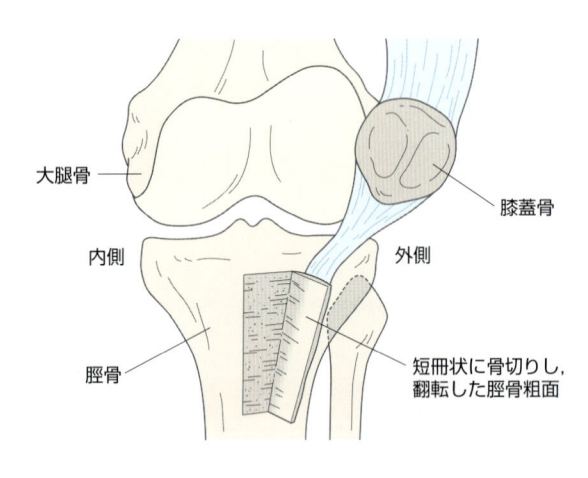

図2：脛骨粗面骨切り
外側の骨膜・筋膜を残して，脛骨粗面を短冊状に骨切りし，膝蓋骨を翻転させる．
(Whiteside LA : Tibial tubercle osteotomy for exposure of the difficult total knee arthroplasty. Clin Orthop Relat Res, 260 : 6-9, 1990より引用)

❸……関節包の切除

- 関節包の内側から膝蓋上嚢，外側部を用手的に露出し，関節包を含めてできる限り一塊として滑膜切除する．滑膜にはポリエチレンや金属の摩耗粉，セメント小片が含まれているからである．
- 拘縮した関節包の切除は関節の展開を容易にする．

❹……コンポーネントの抜去

- コンポーネント抜去用の薄刃ノミ，線鋸，コマンドソー，コンポーネント把持器，スライディングハンマーなど抜去専用の機器を各種準備する．
- セメントレスで特殊表面加工を施した大腿骨コンポーネントは周囲骨組織と強固に固着し，またセメント固定の例と同様に上記機器を用いる．

> **ワンポイントアドバイス** ［抜去時の確認］
>
> 周囲骨組織が付着していると抜去時の骨欠損が大きくなる．骨欠損が大きくなるほど再置換がより難しくなるため，コンポーネントが十分に弛んでいることを確認してから慎重に抜去すること．

A. 大腿骨コンポーネントの抜去

- 大腿骨コンポーネントと骨との間に薄刃のノミをさまざまな方向から挿入し，切り込みを入れる．
- 線鋸を大腿骨コンポーネントの上方から骨との間に挿入し，切り込む方法も有用である．
- 後顆以外のほぼ全周性に切り込みを入れ，弛みがみられたら，コンポーネントを把持し，スライディングハンマーを用いて慎重に抜去する．

B. 脛骨コンポーネントの抜去

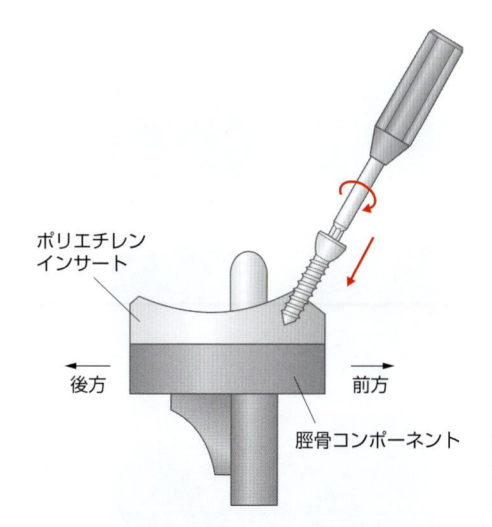

図3：ポリエチレンインサートの抜去
ポリエチレンインサート中央前方から斜めにスクリューを刺入して抜去する．

- 脛骨を前方に引き出し，ポリエチレンインサートは中央から前方から後方に向かい小スクリューを刺入することにより，はじめに抜去する(図3)．
- 次に脛骨コンポーネントと骨との間に大腿骨のときと同様に薄刃ノミで切り込みを入れる．
- コンポーネントとセメントとを可及的に解離し，エレバトリウムの先端をコンポーネントの辺縁にかけ，ハンマーで叩き挙上させ，大腿骨に当たらないように注意深く抜去する．
- 各コンポーネント抜去後に残存する骨セメントや肉芽組織を徹底的に除去し，表面を新鮮化する．

C. 膝蓋骨コンポーネントの抜去

- ポリエチレン製のコンポーネントは割断することで抜去が可能であるが，膝蓋骨が菲薄化し，再設置が困難となることが多く，表面の変化が許容範囲であれば，抜去しないほうが無難である．

❺ 再建法

A. 機種選択
- 人工膝関節の再置換では機種の選択が重要である．
- 大腿骨と脛骨コンポーネントともに延長ステム付きで，拘束性の強いPS型(posterior-stabilized type)を用いることが多い．
- 骨欠損が大きく側副靱帯の機能不全をきたした例ではhinge型で対応する．

B. 基本方針
- 脛骨面はできる限り骨温存し，平坦な面を作成する．
- 脛骨面を基準として，大腿骨側を再調整し，伸展と屈曲ギャップを整える．

C. 骨欠損に対する対応
[脛骨側]

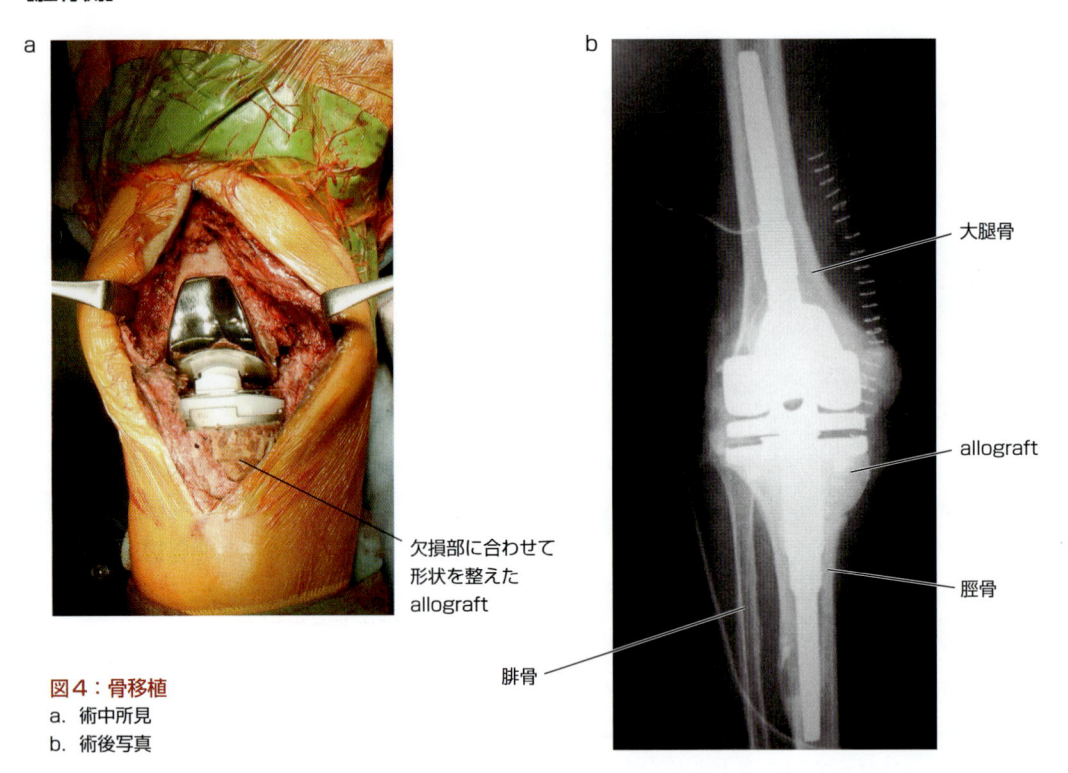

図4：骨移植
 a. 術中所見
 b. 術後写真

- 脛骨側は骨軸に対して直角な面を作成し，骨皮質の殻(cortical shell)が残存する例では自家海綿骨移植を行う．
- 骨欠損が5 mm以下であればセメントで充填する．
- 5〜10 mmの骨欠損例ではwedge型かblock型のmetal augmentationを用いる．
- より大きな骨欠損では冷凍保存した大腿骨頭(allograft)を適当な形に採型し，骨移植する(図4)．

[大腿骨側]
- 大腿骨遠位端の位置は伸展と屈曲ギャップを調整して決定し，骨欠損部には block 型の metal augmentation を用いる．
- Joint line が高くなると膝蓋骨が低位となり可動域制限の原因となる．
- 大腿骨コンポーネントはやや大きめのサイズを選択する．
- 大腿骨中央部やペグホール周囲の骨欠損は自家海綿骨移植を行い，欠損を充填する．
- 大腿骨コンポーネントの回旋位置に注意し，セメント固定する．

3. 感染人工膝関節の再置換術

- 術前に起炎菌を同定する．
- 滑膜切除とインプラントを抜去後に，抗菌薬含有のセメントスペーサーを挿入し，閉創する．
- CRP などの炎症のマーカーを参考に炎症の鎮静化，細菌培養の陰性化を確認後に再建術を施行する．

4. 後療法

- Metal augmentation を用いた例では通常の初回人工膝関節と同様の後療法を行う．
- 骨皮質を含む大きな骨移植を行った例では，荷重は術後6週に荷重負荷を許可する．
- 可動域訓練や筋力増強訓練は術後翌日から行う．

整形外科 Q&A

Q 感染による人工膝関節の弛みの診断手順は？

A 人工膝関節の弛みの鑑別診断では感染は重要である．通常，術後早期の感染であれば，局所の発赤，腫脹，熱感などの症状を伴うことが多いが，遅発性感染の場合には局所所見に乏しい場合も多い．血液検査でCRP高値，赤沈亢進や，単純X線像での骨透亮像，骨破壊像，MRIでの関節内貯留液や周囲の炎症所見の有無，程度を観察する．疑わしい場合には関節穿刺により関節液の細胞数カウントや細菌培養検査を行う．最近ではPET検査やPCRによる細菌性DNAの同定も行われている．

（齋藤知行）

アドバンス手術スキル

4. 人工股関節再置換術

1. 人工股関節の弛みの原因は

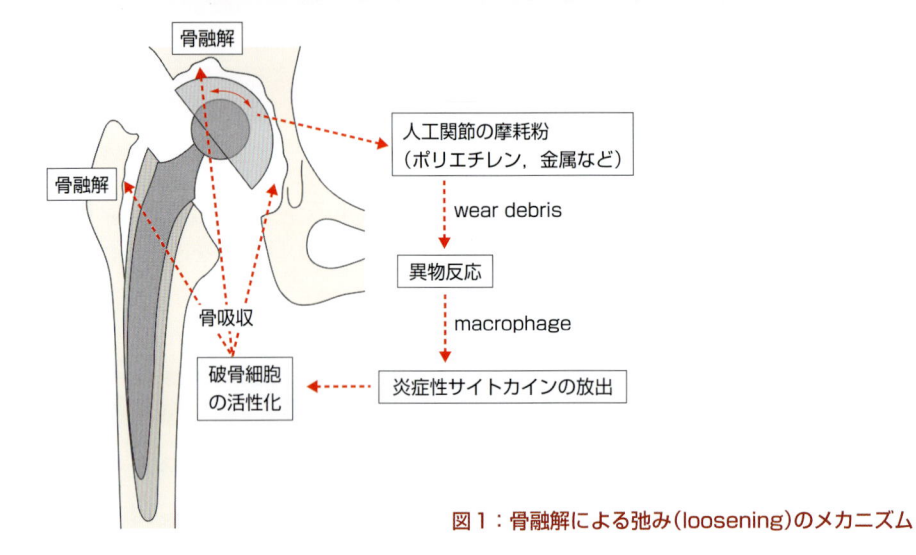

図1：骨融解による弛み(loosening)のメカニズム

- 弛み(loosening)の原因には感染性(septic)と非感染性(aseptic)がある．
- 非感染性弛みの原因のほとんどが生物学的弛みで，人工関節の摩耗粉によって骨融解(図1)が生ずると骨欠損が増大していく．

2. 術前の骨欠損の評価は

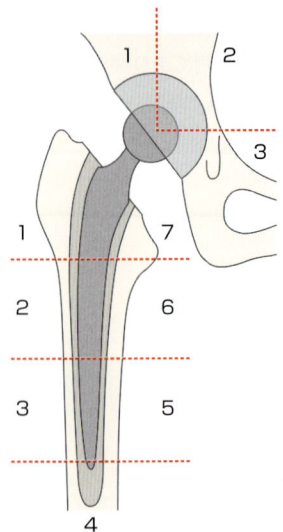

図2：部位(zone)分類
大腿骨側：Gruen zone 1〜7，臼蓋側：Delee and Charnley zone 1〜3

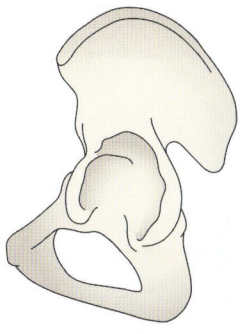

図3：臼蓋欠損のAAOS分類
- Type Ⅰ：segmental
- Type Ⅱ：cavitary
- Type Ⅲ：combined
- Type Ⅳ：pelvic discontinuity

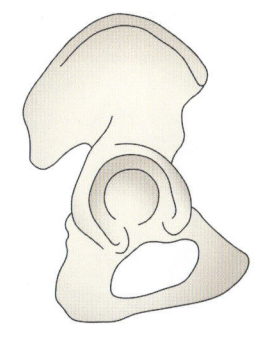

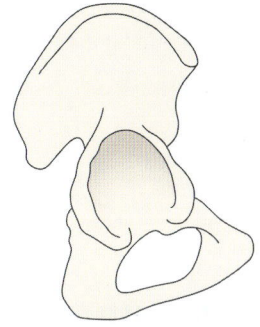

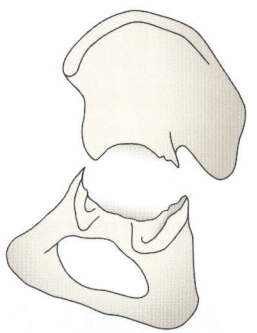

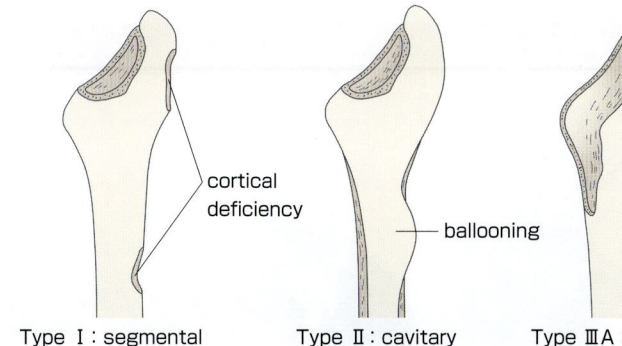

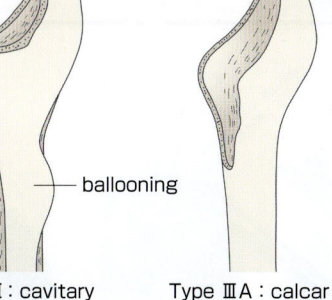

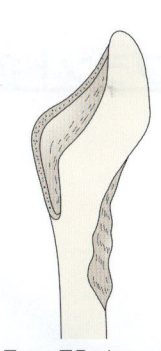

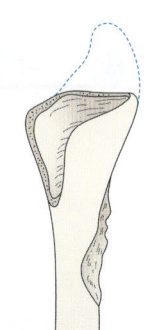

図4：大腿骨欠損のAAOS修正分類
- Type Ⅰ：segmental（cortical deficiency）
- Type Ⅱ：cavitary（ballooning）
- Type ⅢA：calcar deficiency
- Type ⅢB：lateral deficiency
- Type ⅢB：extensive deficiency
- Type Ⅲ：combined

● X線学上の弛みはインプラント周囲やセメント骨間の骨透亮像で評価する．その部位（図2）と範囲が問題となる．骨欠損の分類は米国整形外科学会（American Academy of Orthopaedic Surgeons：AAOS）分類（図3，4）が一般的である．単純X線のみでは評価困難でCTまで行うべきである．

3. 手術のアプローチ

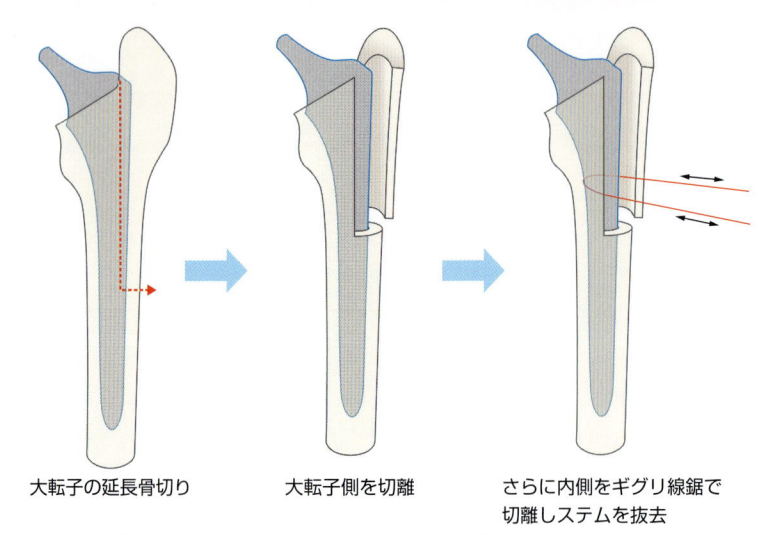

図5：ETO(extended trochanteric osteotomy)
（大転子の延長骨切り → 大転子側を切離 → さらに内側をギグリ線鋸で切離しステムを抜去）

- 前方アプローチは大腿骨遠位への延長が困難なことが多く，後側方もしくは側方アプローチが一般的．セメントレスステムが抜去困難な場合などは，大転子の延長骨切り（extended trochanteric osteotomy：ETO）が有用である（図5）．

4. インプラント抜去

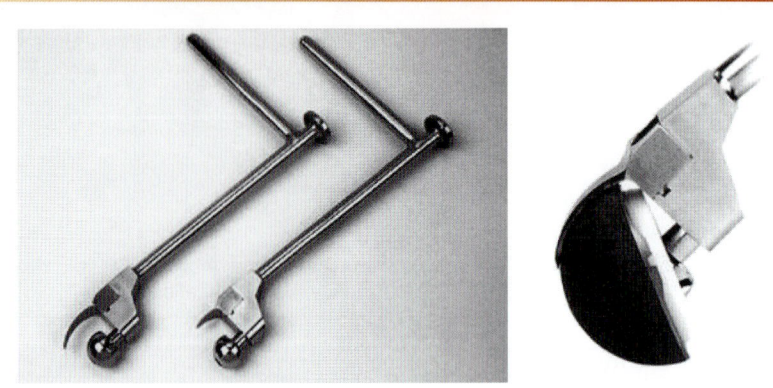

図6：Explant™ Cup Removal System(Zimmer社)

- 臼蓋側は彎曲ノミを用いる．セメントカップの場合，アンカーホールに突出したセメントを切除すると抜去は容易となる．セメントレスカップで抜去困難な場合は，カップに円弧状にノミが入れられる専用の特殊器具（Explant™ Cup Removal System，図6）を用いるとよい．
- 大腿骨側は通常のノミ以外に，専用の薄刃ノミや長柄のノミを用いる．セメントレスステムでノミが入りにくい場合は，Kirschner鋼線をインプラント骨間に入れて，さらにノミを入れる．セメントステムで残存したセメントが除去困難な場合は，超音波装置を使用する方法もある．

5. 臼蓋再建

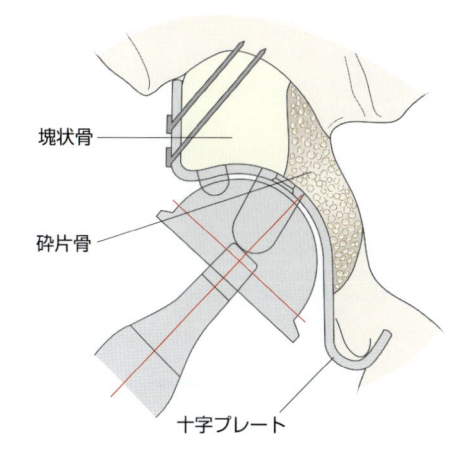

図7：十字プレートを用いた臼蓋再建法

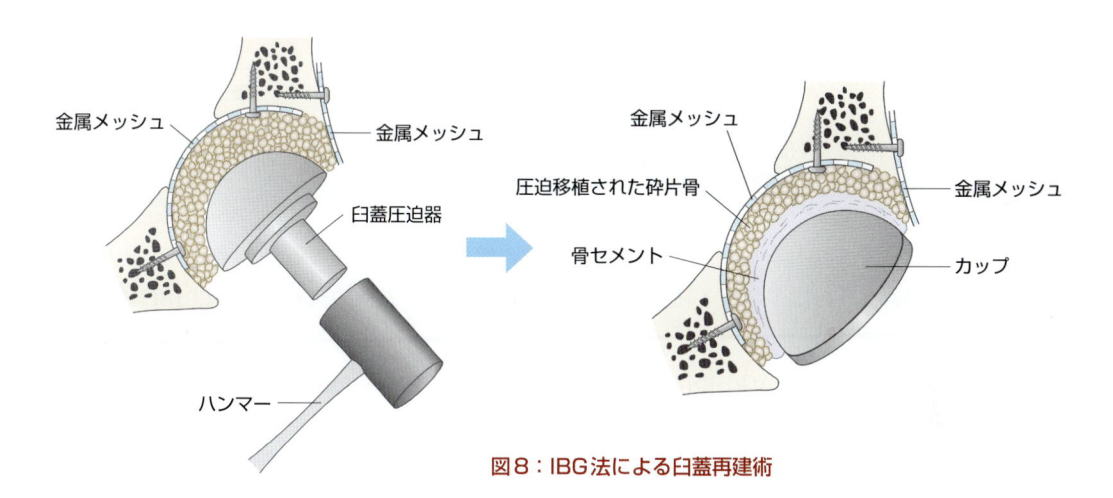

図8：IBG法による臼蓋再建術

● 骨欠損が小さければ，大径カップに入れ替えて，セメントもしくはセメントレスカップを設置することも可能であるが，骨欠損が大きくなると何らかの補強リングを必要とする．補強リングには，Müller ring, Burch-Schneider reinforcement cageほか，さまざまな種類があり，術者の考えで選択される．最近では十字プレートを用いた再建（図7）やIBG（impaction bone grafting）法（図8）がよく用いられている．

> **ワンポイントアドバイス　[移植骨の形状]**
>
> 移植骨の形状には，塊状骨（bulk bone），砕片骨（morsellised bone），骨泥（paste bone）があるが，荷重部には可能な限り大きく硬い同種骨（bulk bone）を用いる．またIBGを行う場合臼蓋側のmorsellised boneは7〜10mmと大きめなものとする．ボーンミルを使用して作成したmorsellised boneは2〜5mmと小さく大腿骨側にはよいが，支持性をより必要とする臼蓋側には適さない．

6. 大腿骨再建

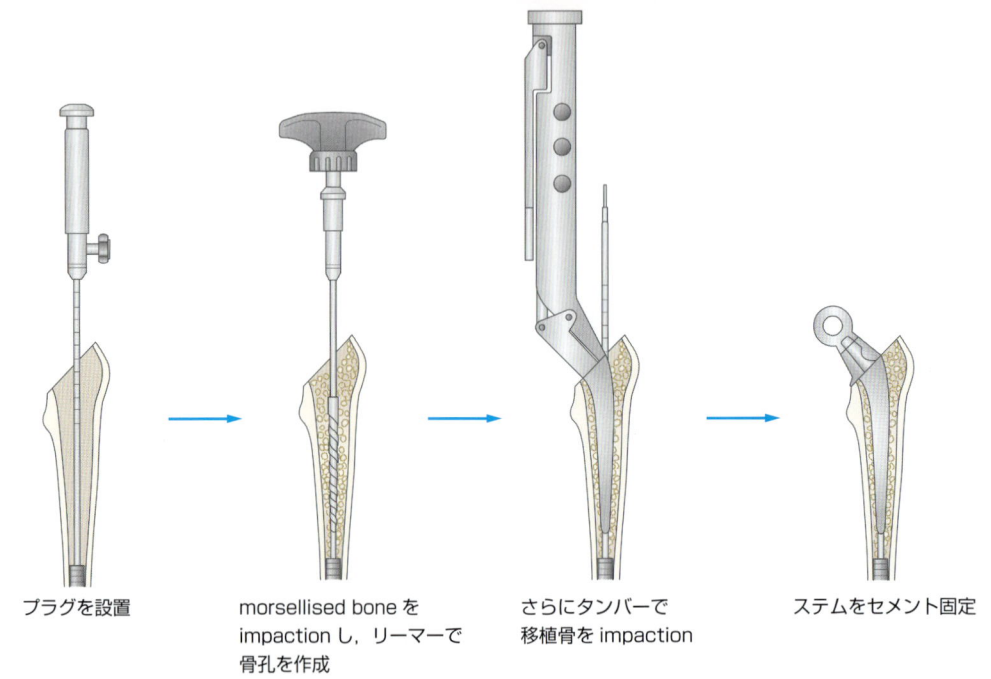

図9：大腿骨のIBG法による再建

プラグを設置 → morsellised bone を impaction し，リーマーで骨孔を作成 → さらにタンパーで移植骨を impaction → ステムをセメント固定

- セメントを使用するかしないかで，手技もステムの機種も大きく異なる．
- セメントの場合，①セメントインセメント法，②ロングステムへの入れ替え，③IBG法（図9）がある．
- セメントレスの場合，骨欠損が小さければスタンダード長のステムで再建できる場合もあるが，ポーラス部分が遠位まで延長されたロングステムを用いることが多い．また，骨欠損に応じてモジュラー型のロングステムや横止め付きのロングステムで再建する場合もある．

> **Pitfalls** ▶▶▶ 術前準備
>
> 再置換術では，術中大腿骨の骨折や穿孔をきたすことがある．予防的に wiring を行ったり，もしもに備えて，金属メッシュや locking plate，ケーブルシステムなど，起こりえるさまざまな事態を想定して術前準備をしておくことが大切である．

整形外科 Q&A

Q……感染性のゆるみの場合の再建方法は？

A……インプラントを抜去して抗生物質含有のセメントモールドを挿入し，2〜3ヵ月間待機する．この間，抗生物質の静脈内投与や高圧酸素療法を併用，感染が沈静化したことを確認してから再置換を行う．

（石堂康弘・小宮節郎）

アドバイス手術スキル

5. 脊椎後方内視鏡手術

1. 脊椎内視鏡とは（図1）

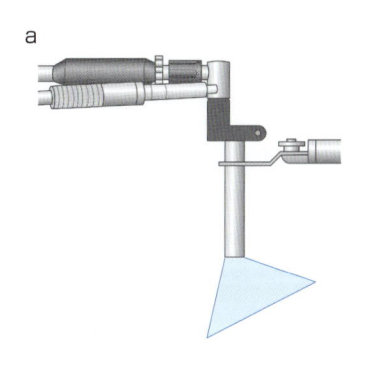

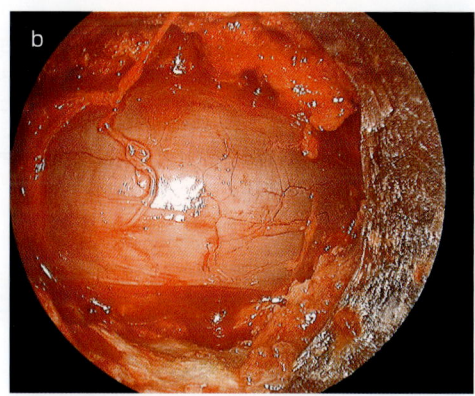

9時に内視鏡を設置した実際の画面

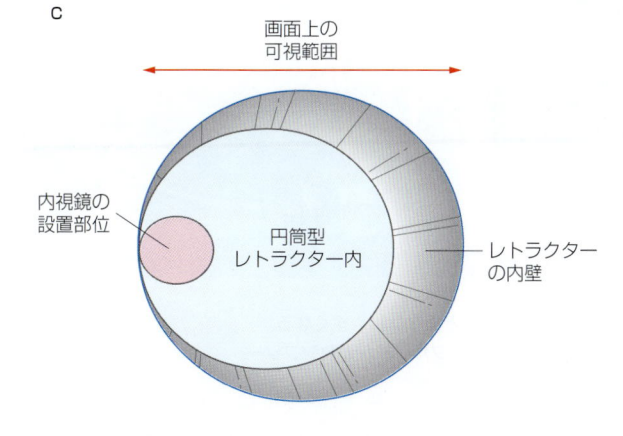

図1：脊椎内視鏡の特徴
a．25°の斜視鏡での可視範囲：内視鏡は斜視鏡なので，設置部位の反対側は斜めに投影されて見える．
b, c．内視鏡は円筒内に位置しており体内から深部を見た画像となるのでモニター画面には内視鏡は映らない．

- 直径3mmあるいは4mmの硬性鏡を使用しており，魚眼レンズに似た映像である．
- 直径16mmの円筒型レトラクターに設置して使用するために，視点(内視鏡)は体内(円筒内)に位置する．
- hi-visionカメラと接続することで，より鮮明な術野画像をモニター画面で見られる．
- 円筒型レトラクターの全周に設置可能であり，深く設置するとzoom in(近接視)となり浅く設置するとzoom out(望遠視)となる．
- 先端は25°の斜視鏡であるため，可視範囲は円筒を超える(図2)．

5. 脊椎後方内視鏡手術

可視範囲は
円筒を超える
↓
曲がった器具が
必要となる

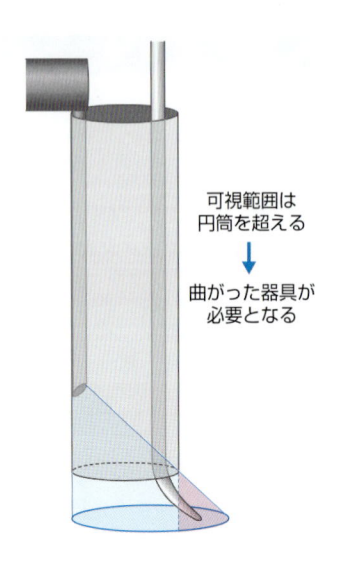

図2：可視範囲とワーキングエリア
円筒内は直の器具で対処できるが、円筒外の処置は曲の器具が必要となる。斜視鏡はレトラクターの全周に設置可能であるため、皮切は小さくても体内深部では可視範囲やワーキングエリアも円筒を超えて拡大している。

2. 脊椎内視鏡システム（METRx）（図3, 4）

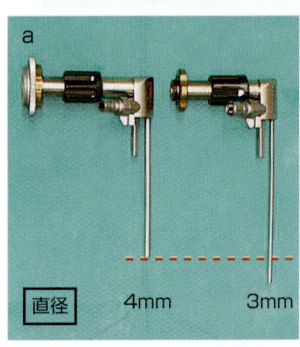

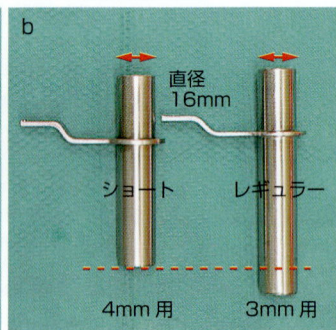

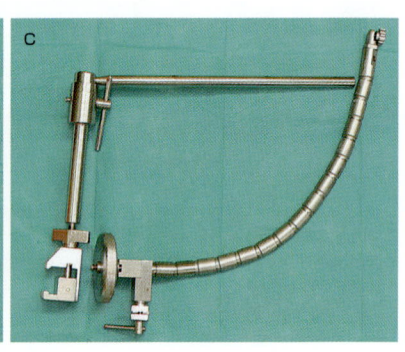

図3：内視鏡および設置器具
スコープの直径が大きいほど画像は鮮明となり、レトラクターが短いほど操作はしやすくなる。
a. METRxエンドスコープ，b. チュブラーレトラクター，c. フレキシブルアームアセンブリー

- ●ダイレーターを用いて筋間を鈍的に拡大し、円筒型レトラクターを体内に挿入する。
- ●円筒型レトラクターをフレキシブルアームと接続しアセンブリーで手術台と固定する。
- ●フレキシブルアームは、どのような角度でもレトラクターを留置することができる。
- ●円筒型レトラクターにより、体内深部にピンポイントに到達することができる。

ワンポイントアドバイス［硬膜神経損傷の予防］

ケリソンを用いて黄色靱帯を切除する際には、サクションで硬膜管や神経根を少しレトラクトして靱帯との隙間を確認してから切除することで硬膜損傷を予防できる。エアドリルによる神経の熱損傷を予防するためには、水による冷却やニューロシーツなどを使用して神経を保護しておく。

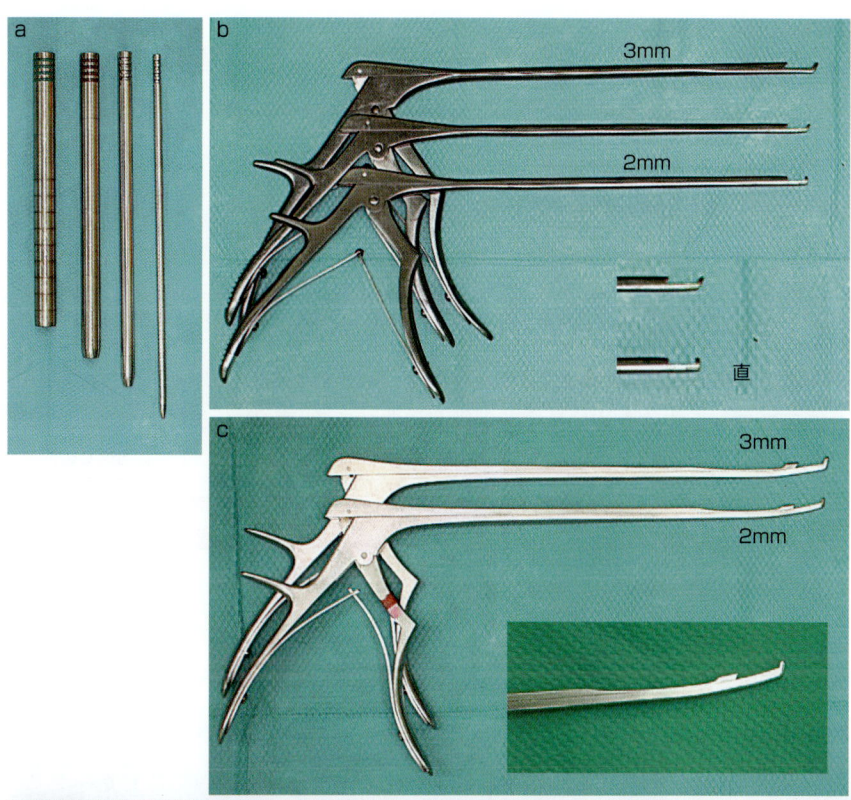

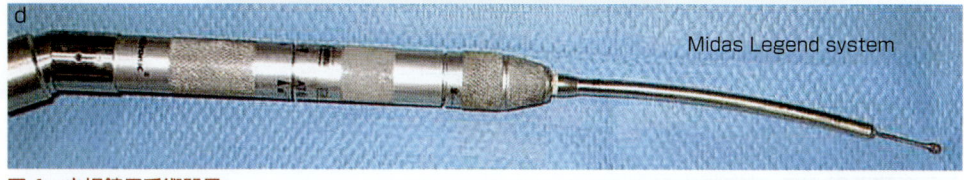

図4：内視鏡用手術器具
曲がり器具はとても有用であり，多種多様なものがある．エアドリルもバーガードの曲がったものを使用する．
a　ダイレーター，b　ケリソン骨鉗子，c　曲がりケリソン骨鉗子，d　エアドリル

3. 適応と術前準備

表1：適応疾患と難易度

病名	
椎間板高位ヘルニア	易
頭尾側転位ヘルニア	↓
中心性ヘルニア	
最外側ヘルニア	
再発ヘルニア	
椎体後方終板障害	難

表2：各種手術法の比較

	MED	LOVE法	顕微鏡
皮膚切開	1.6cm	5〜7cm	3cm程度
筋肉剥離	わずか	行う	行う
視野	非常に良い	良い	非常に良い
手術時間	40〜60分	45分	45〜60分
術後疼痛	ほとんどなし	鎮痛剤が必要	少ない
術後癒着	わずか	多い	少ない
入院期間	5日ほど	2週間ほど	1週間
職場復帰	早期	2ヵ月程度	早期

表3：各種画像検査での術前評価項目

単純X線	単純CT	MRI
椎弓間の広さ	脊柱管の形態	ヘルニアの高位
椎弓間と椎間板の高位差	椎弓の傾斜角や厚み	ヘルニアの種類
棘突起の形態や偏位	終板障害の有無	転位の位置
すべり症の程度	黄色靭帯骨化・石灰化の有無	後根神経節の位置

● 適応は従来の手術法と同様である（表1, 2）.
● ピンポイントにアプローチするためには術前評価が重要である（表3）.

4. ▶▶▶ 麻酔と体位

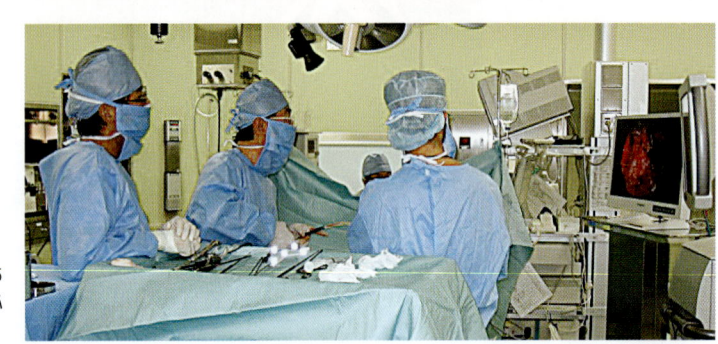

図5：手術風景
経皮侵入であるために当該椎間である確認にはイメージ下での確認が必須である.

● 全身麻酔を用いて，腹臥位で行う.
● 内視鏡手術では視野を十分に確保することが重要であり，腹圧を十分に除去して硬膜外出血を抑えるように体位をとる.
● 術野はモニターに映し出されるために，術者・助手および介助者がモニター画面を見られるように機械などを配置する（図5）.

> **Pitfalls** ▶▶▶ disorientation
>
> 内視鏡手術は術野が小さくdisorientationに陥りやすい．予防としては，レトラクター内でランドマークとなる骨椎弓下縁，下関節突起，椎弓根などを確認することが大切である．その確認のためにもイメージも2方向で見られるようにしておくほうがよい．

5. 基本手術手技

❶ 侵入点のマーキングと皮切—finger navigation

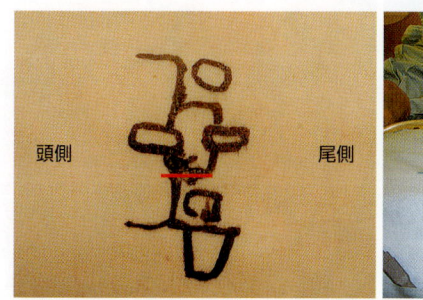

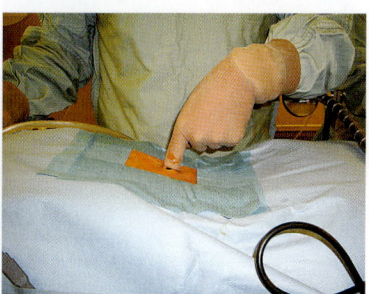

頭側　　　尾側

図6：皮切とfinger navigation
隣接2椎間なら皮切を共有できる．

- 術前にイメージ下に当該椎間を確認し，マーキングしておく（図6）．
- 正中より約1cm外側に17mm程度（示指が入る程度）の皮切を加える．
- 当該椎間の筋膜を皮切よりやや大きめに切開する．
- 示指を筋間に挿入し線維方向に剝離した後，指尖部にて椎弓や椎間関節などを探触する（finger navigation）．

❷ 筋間のdilation—内視鏡の設置

- 筋間をダイレーターを順次大きくして拡大し，円筒型レトラクターを挿入する（図7）．
- レトラクターをフレキシブルアーム（図3c）と固定し，当該椎間であることを再度イメージ下に確認する．
- 内視鏡をレトラクターに設置して（図3a, b），モニター画面とのオリエンテーションを行う（図1b）．

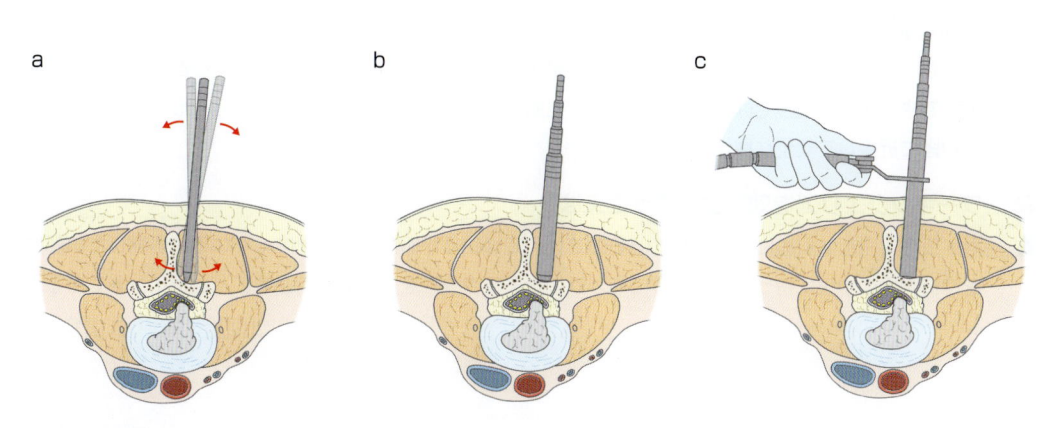

a　　　b　　　c

図7：筋間のdilation

❸ MED(左L5/Sアプローチ)の術野(図8)

① 硬膜管を確認後に神経根を露出 — 吸引管／圧迫されたS1根

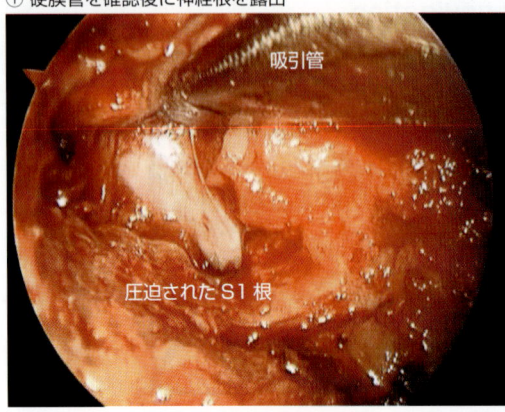

② 神経根をレトラクトしてヘルニア腫瘤を露出 — 吸引管／ヘルニア

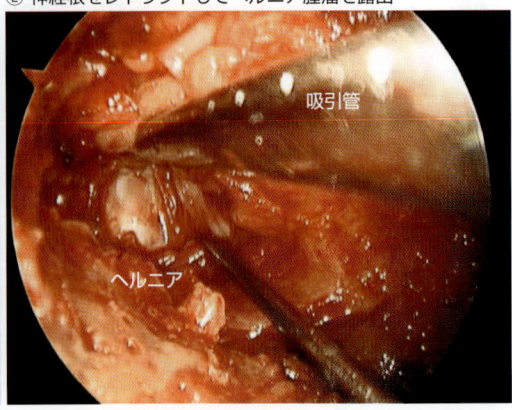

③ ボールプローベでかき出して髄核鉗子にてヘルニアを摘出 — 髄核鉗子／ヘルニア

④ 神経根の除圧を確認 — 吸引管／除圧されたS1根

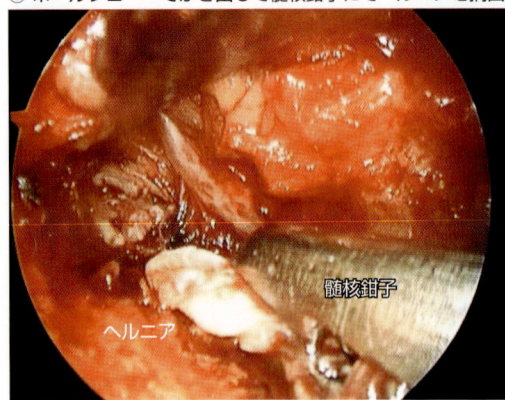

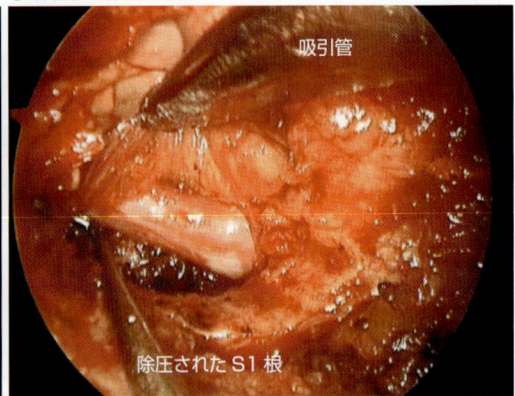

図8:MED(左L5/Sアプローチの術野)

整形外科 Q&A

Q …… 直視と斜視の違いは？

A …… 直視では見えない部分が斜視では見える．従来法では硬膜管を内側にレトラクトすると神経根分岐部が確認できるが，内視鏡ではレトラクトしなくても確認できる．神経を横から覗き込む形となるため，より神経に近接して安全な操作が可能となる．

Q …… ワーキングエリアを効率よく使う工夫は？

A …… カメラの対側部は斜めに投影されているので見えてはいるが処置具が届きにくくなる．処置したい部位を常に画面の中央に持ってくるように心がけ，レトラクターをこまめに動かすことがポイントである．

(河合将紀・吉田宗人)

アドバンス手術スキル

6. 腰椎後方椎体間固定術

1. 腰椎後方椎体間固定術とは

- 腰椎後方進入椎体間固定術 (posterior lumbar interbody fusion：PLIF)，腰椎経椎間孔進入椎体間固定術 (transforaminal lumbar interbody fusion：TLIF) は，後方単一アプローチからの後方脊柱管除圧，前方支柱再建 (椎体間固定) が同時に行える術式である．
- 神経除圧に加え，変形矯正が可能，椎間板高矯正により間接的椎間孔除圧が可能である．
- PLIFでは，椎間板内操作時の神経根や馬尾のレトラクトや損傷に留意する必要がある．
- TLIFでは，椎間板内操作を片側の椎間孔部とするために神経根や馬尾のレトラクトによる神経組織への侵襲が少ない．

2. 適応

- 腰椎の不安定性を有し，脊柱アライメントの矯正保持を要する症例 (変性すべり症，分離すべり症など)．
- 外傷，感染，変性などの要因により椎間板が破壊されたか，再手術などでの神経除圧の目的で椎間関節切除などにより脊柱支持性が喪失された症例．
- 腰椎後側方固定術 (PLF) の骨移植母床が不十分で骨癒合が期待しがたい症例 (椎間関節全切除，広範囲な椎弓切除，医原性分離など)．
- 変形矯正を要する症例 (変性すべり症，変性側弯症，変性後弯症など)．

3. 手術前準備

- 全身状態の把握，自己血・保存血の準備．
- 臨床病態の把握，除圧法・除圧範囲および固定範囲の検討．
- インストゥルメント設置に必要な器機の把握，確認．
- 椎弓根スクリュー，ケージの適切なサイズの検討．

4. 手術体位

- 腹臥位で行う．
- 腹圧を減少させるために4点支持固定手術台などを用いる (図1)．
- 股関節・膝関節を伸展にすることでより生理的な脊柱アライメントになるので，インストゥルメント設置時に心がける．
- 深部静脈血栓症 (DVT) の予防のために，DVT予防用ストッキング，フットポンプを使用する．

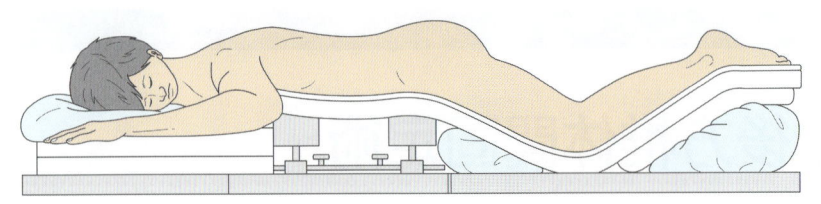

図1：体位

5. ▶▶▶ 手術手技

❶ 皮膚切開から皮下の展開

- 腰部後方正中縦切開で進入する．切開範囲は，インストゥルメント設置範囲の上下1椎体分長く切開する．
- 傍脊柱筋は棘突起側面より骨膜下に剥離・展開する．
- 椎弓，椎間関節から横突起まで骨膜下に展開する．

> **ワンポイントアドバイス** [傍脊柱筋の剥離の展開]
> 傍脊柱筋は棘突起側面の骨膜を電気メスで切離し，コブエレベーターを用いて棘突起側面より骨膜下にガーゼをパッキングしながら剥離・展開すると筋層内からの出血を防止できる．

❷ 神経除圧

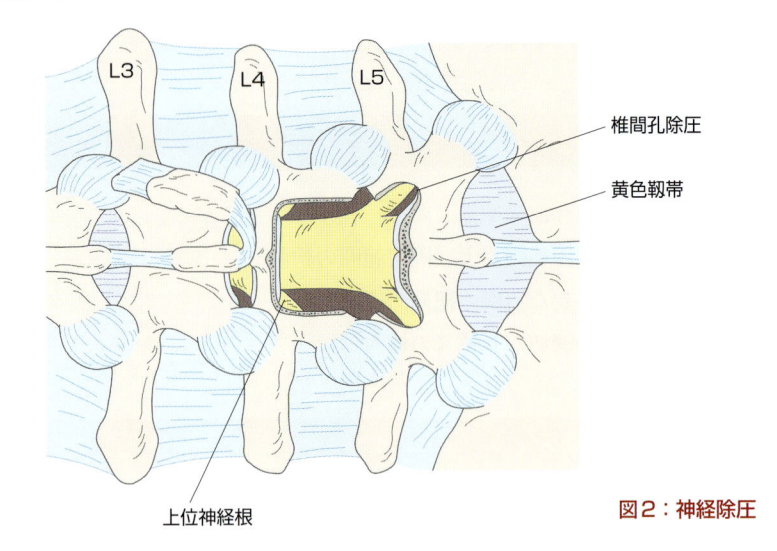

図2：神経除圧

- 変性すべり症，脊柱管狭窄症では，エアートーム，骨ノミ，ケリソンパンチ，リウエル骨鉗子などにて椎弓切除，椎間関節切除（PLIFでは椎間関節内側縁切除，TLIFでは片側の椎間関節の全切除）を行う（図2）．

> **Pitfalls** ▶▶▶ 上位神経根損傷に注意
>
> 上位神経根が当該神経根と近接して走行する場合，ケージや移植骨挿入時に損傷する危険性がある．

- 腰椎分離すべり症では，分離部での神経根，硬膜などの周囲との癒着剝離しながら分離椎弓を一塊に摘出する．分離部の線維軟骨様組織などはケリソンパンチで切除し，神経根に沿って外側まで十分に除圧を行う．
- すべり椎の整復時に椎体外側縁の骨棘，椎間板で圧迫され，術後上位神経根障害をきたすことがあるので，整復時には上位神経根を外側まで展開し，確認しておく．

❸ 椎弓根スクリューの設置

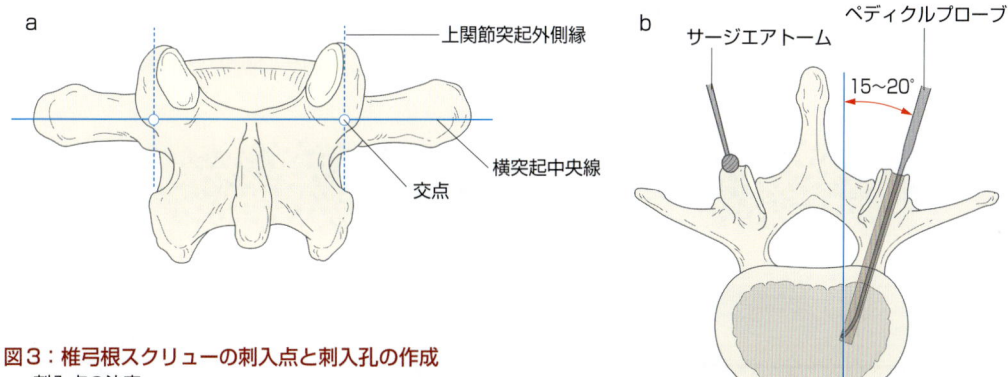

図3：椎弓根スクリューの刺入点と刺入孔の作成
a. 刺入点の決定
b. 刺入孔の作成

- 椎弓根スクリューの刺入点は，横突起中央線と上関節突起外縁の交点であり（図3a），エアートームで皮質骨を削除して小孔を開ける．
- 次いで，ペディクルプローブで15～20°内側に傾け，椎弓根部，椎体内へとゆっくりと刺入していく（図3b）．
- ペディクルサウンダーで椎弓根側壁をゆっくり触れ，穿破していないかを確認する．
- タップでスクリュー溝を作成し，スクリューを刺入し，X線透視で確認する．

> **ワンポイントアドバイス** ［椎弓根スクリューの刺入］
>
> 刺入方向は椎体上縁と平行であり，スクリューサイズ（太さ，長さ）は，術前にCT像で計測，確認しておく．

❹……椎間内操作(椎間板切除,移植母床の作成)

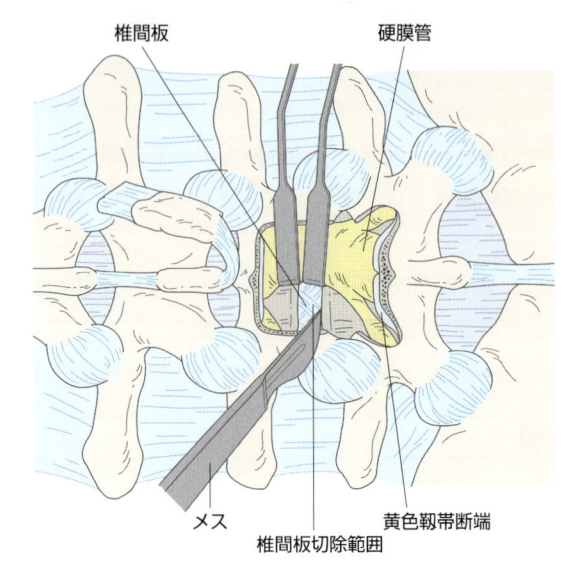

図4:椎間板の切除

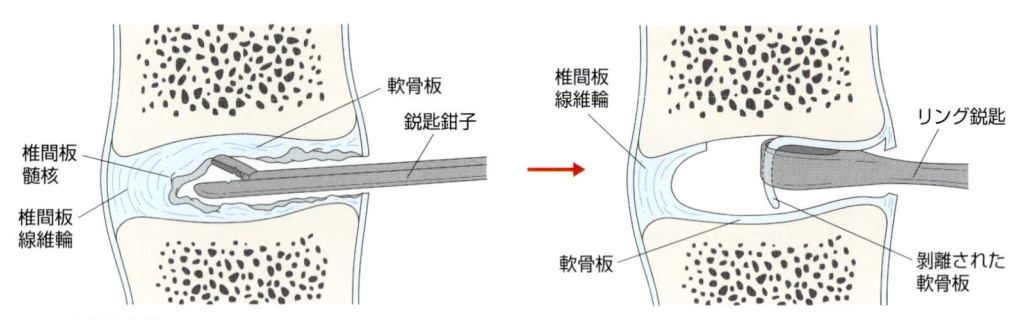

図5:椎間板切除

- PLIFの場合は,神経レトラクターで硬膜管,神経根をよけ,左右から椎間操作を行う(図4).TLIFの場合は,主に術者側の椎間孔部から椎間操作を行う.そのため,硬膜管をよけなくてもよい.
- 椎間板線維輪をメスで切離し,髄核鉗子などで可及的に椎間板の摘出を行う.
- 椎間スプレッダーで椎間を拡大する.椎間スプレッダーは小さいサイズから徐々に大きいものに変更しながら椎間を徐々に拡大する.椎間を拡大していくとすべりは整復されてくる.
- 椎間シェーバー,小さいコブエレベーター,鋭匙などで椎体軟骨終板を剥がすように切除し,軟骨下骨を露出する.前方,外側,硬膜直下までできるだけ広く移植母床を作成する(図5).
- 硬膜外の静脈叢を双極凝固器(バイポーラ)で止血をすることで,硬膜,神経根,椎間板,椎体がそれぞれ分離され,操作がしやすくなる(図6).
- 軟骨下骨皮質を壊してしまうと,ケージが椎体内海綿骨に嵌入してしまうので注意する.

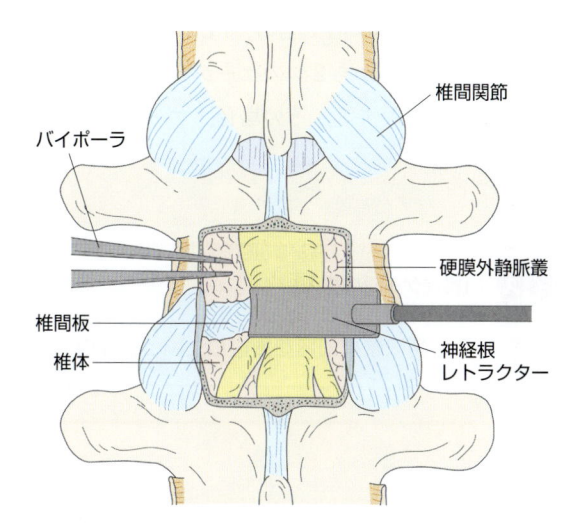

図6：硬膜外静脈叢の凝固止血

ラベル：バイポーラ、椎間関節、硬膜外静脈叢、椎間板、椎体、神経根レトラクター

❺……椎間板内操作（骨移植，椎間ケージの挿入）

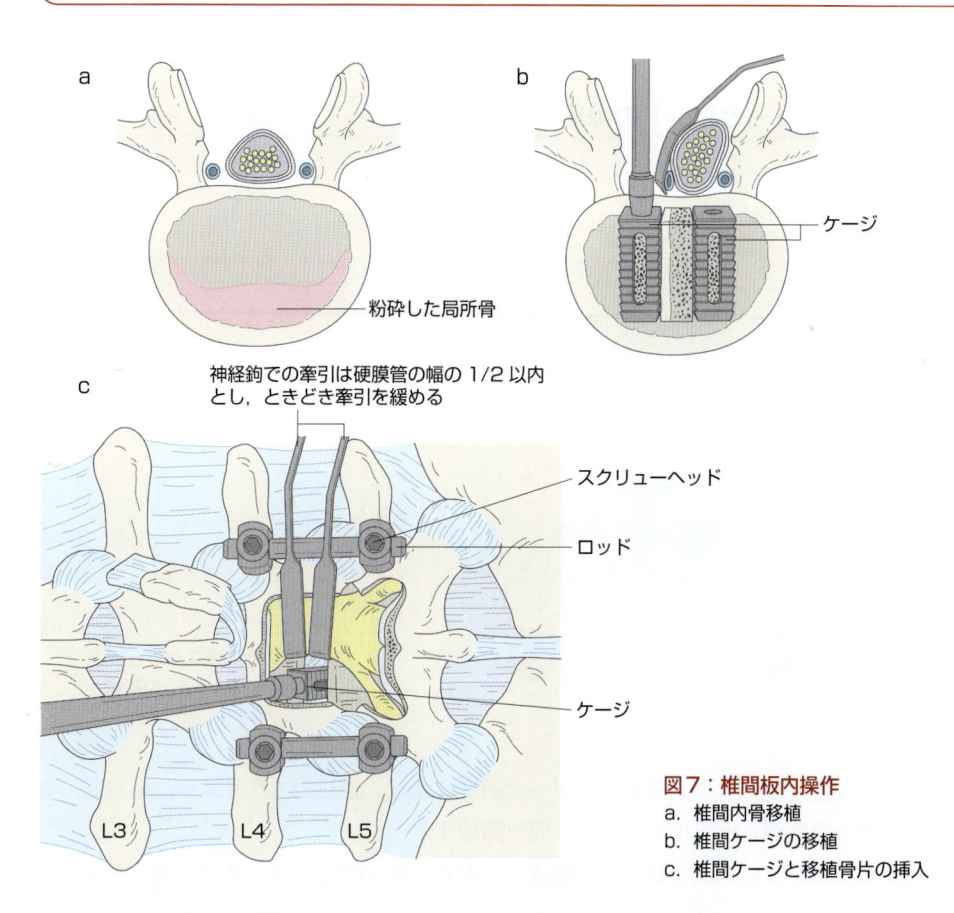

図7：椎間板内操作
a. 椎間内骨移植
b. 椎間ケージの移植
c. 椎間ケージと移植骨片の挿入

ラベル：粉砕した局所骨、ケージ、神経鉤での牽引は硬膜管の幅の1/2以内とし，ときどき牽引を緩める、スクリューヘッド、ロッド、ケージ、L3、L4、L5

- 除圧に際して得られた局所骨の海綿骨，皮質骨はミル状に粉砕する．その粉砕した局所骨を椎間ケージ，椎間内移植に用いるが，十分な量が得られない場合は後腸骨より採取する．
- 粉砕した局所骨もしくは採取した自家骨を椎間前方部および椎間全体に移植する（図7a）．

●粉砕した局所骨もしくは採取した自家骨を椎間ケージ内に詰め，PLIFの場合は左右から1つずつ椎間に挿入する(図7b, c)．TLIFの場合は，片側から2つのケージを挿入するが，椎間高が狭いなどの場合，片側から1つのケージを斜めに挿入する．その場合，ケージのサイズは長い目を選択する．

> **ワンポイントアドバイス** ［椎間ケージの挿入］
>
> 椎間ケージは椎体中央より前方寄りに設置する．特に腰椎前弯を獲得したいときはウェッジ型のケージを使用する．

> **Pitfalls** ▶▶▶ 上位神経根損傷に注意
>
> ケージや移植骨挿入時に上位神経根を損傷する危険性がある．

❻……椎弓根スクリューとロッドの締結

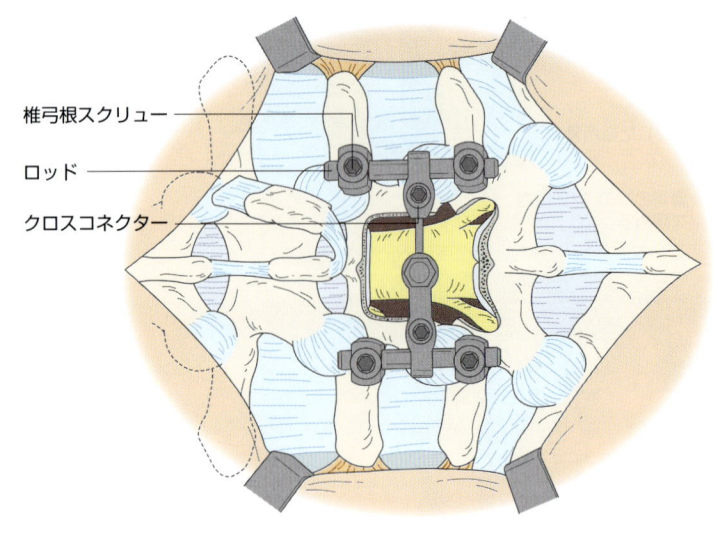

図8：椎弓根スクリューとロッド(プレート)の締結

●アライメントを考慮しながらロッドをベンダーで適度に曲げ，椎弓根スクリューに装着し，コンプレッションをかけながら椎弓根スクリュー間を締結する．
●最後に椎間孔部狭窄がないかをプローブで確認し，左右のロッドをトランスバースシステムで連結する(図8)．

> **ワンポイントアドバイス** ［ロッドの締結］
>
> 締結の際に締める方向にストレスがかかり，椎弓根部骨折が生じてしまうおそれがあるので，ロッド把持器で拮抗する力をかけながらナットを締める．

❼ 閉創

- 持続吸引式ドレーンを設置し，層々に皮下を縫合して閉創する．
- 術後早期合併症として硬膜外血腫，術後深部感染などがある．

6. 後療法

- 術後硬性コルセット装着し，座位(術翌日)，立位・歩行(術2，3日)を早期から許可している．
- 硬性コルセット装着は通常術後3ヵ月，その後軟性コルセット装着は2ヵ月である．
- デスクワークは術後2ヵ月くらい，肉体労働は術後6ヵ月くらいから許可している．

> **ワンポイントアドバイス** ［骨癒合評価］
>
> 定期的な単純CT，X線を撮影し，骨癒合が得られているのか確認する．

整形外科 Q&A

Q PLIFとTLIFの違いは？

A 椎間板内操作の際に，PLIFでは椎間関節が比較的温存されるが，TLIFでは片側の椎間孔部からの操作のために片側の椎間関節全切除がなされる．

（南出晃人・吉田宗人）

IV リスクマネジメントスキル

リスクマネジメントスキル

1. 深部静脈血栓症

1. ▶▶▶ 深部静脈血栓症とは

表1：静脈血栓塞栓症の危険因子

危険因子の強度	危険因子
弱い	肥満 エストロゲン治療 下肢静脈瘤
中等度	高齢 長期臥床 うっ血性心不全 呼吸不全 悪性疾患 中心静脈カテーテル留置 癌化学療法 重症感染症
強い	静脈血栓塞栓症の既往 血栓性素因 下肢麻痺 下肢ギプス包帯固定

血栓性素因：先天性素因としてアンチトロンビン欠損症，プロテインC欠損症，プロテインS欠損症など，後天性素因として抗リン脂質抗体症候群など．
(肺血栓塞栓症／深部静脈血栓症(静脈血栓塞栓症)予防ガイドライン作成委員会：肺血栓塞栓症／深部静脈血栓症(静脈血栓塞栓症)予防ガイドライン・ダイジェスト版．東京, Medical Front International Limited, 2004 より引用)

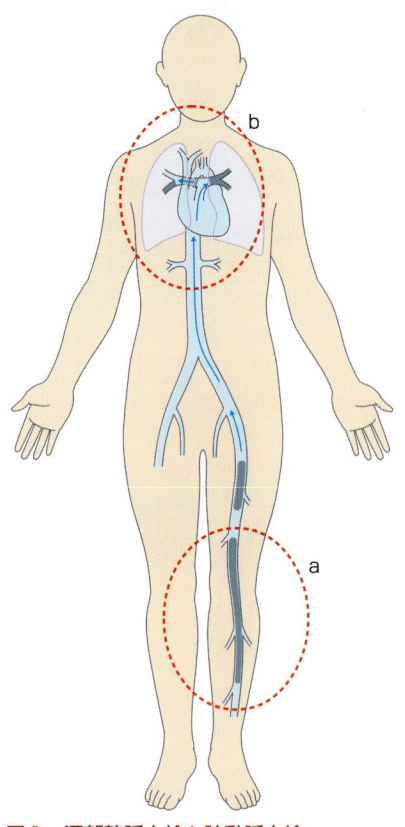

図1：深部静脈血栓と肺動脈血栓
下腿に生じた深部静脈血栓(a)が，中枢側へと成長して遊離した結果，肺動脈血栓(b)となる．

- 深部静脈血栓症(deep vein thrombosis：DVT)とは，何らかの原因で深部静脈内に血栓が生じた状態である．また肺動脈内に血栓が生じた状態を肺血栓塞栓症(pulmonary thromboembolism：PTE)といい，PTEの主原因がDVTであるため，両者を一連の病態と考えて，DVT, PTEを総称して静脈血栓塞栓症(venous thromboembolism：VTE)という(図1)．
- 静脈血栓の成因にはVirchowの3徴が有名であり，①血流の停滞，②血管内皮障害，③血液凝固能亢進が原因とされる．
- 手術による組織の損傷で凝固因子が活性化され，さらに手術に伴う静脈の圧迫や術中・術後の臥床も加わって，手術そのものがVTEの強い危険因子となる．
- VTEの危険因子として，VTEの既往や下肢ギプス包帯固定，長期臥床，悪性腫瘍，肥満，下肢静脈瘤などがある(表1)．

- また VTE を起こしやすい素因もあり，先天性凝固異常症として，プロテイン C 欠損症，プロテイン S 欠損症，アンチトロンビンⅢ欠損症，後天性素因として抗リン脂質抗体症候群，高ホモシステイン血症などがある（表1）．
- 術後 VTE は，骨盤や下肢の手術後に発症するものが多い．

2. 発生頻度

表2 THA, TKA, 股関節骨折手術後の DVT, PTE 発生率

手術	DVT, %		PTE, %	
	total	proximal	total	fatal
THA	42～57	18～36	0.9～28	0.1～2.0
TKA	41～85	5～22	1.5～10	0.1～1.7
股関節骨折手術	40～60	23～30	3～11	2.5～7.5

DVT 発生率は予防策を行わず，静脈造影で診断した1980年以降の論文より引用．PTE 発生率は，予防策を行っている論文も含めて引用した．
(Geerts WH, Pineo GF, Heit JA, et al : Prevention of venous thromboembolism. Chest, 126(Suppl) : 338S-400S, 2004 より改変引用)

- 重篤な外傷における DVT の発生率は50％を超え，多発外傷や骨盤骨折などで危険が高い．
- 股関節骨折手術後に予防を行わない場合には，DVT 発生率は約50％である．
- 人工関節置換術後に予防を行わない場合には，DVT 発生率は人工膝関節置換術（total knee arthroplasty：TKA）で41～85％，人工股関節置換術（total hip arthroplasty：THA）で42～57％である（表2）．

3. 診断

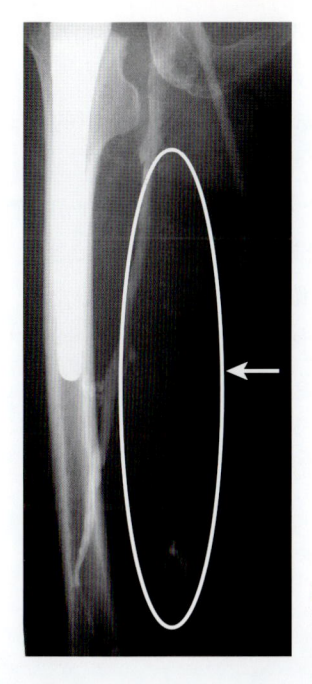

図2：下肢静脈造影
下肢静脈造影では，右大腿部に造影剤の欠損像（円内）を認め，巨大な血栓が確認できる．

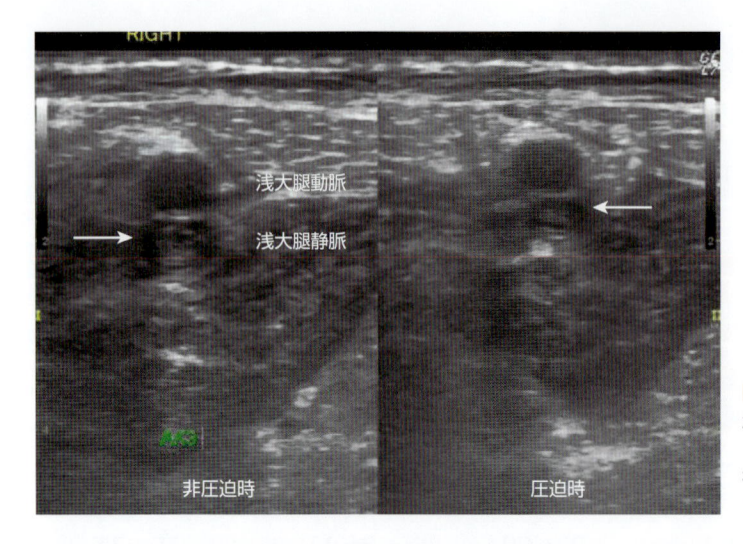

図3：下肢静脈エコー
浅大腿静脈内に低輝度の血栓を認める（矢印）．プローブによる圧迫にても血栓の存在のため，静脈は完全に虚脱しない（矢印）．

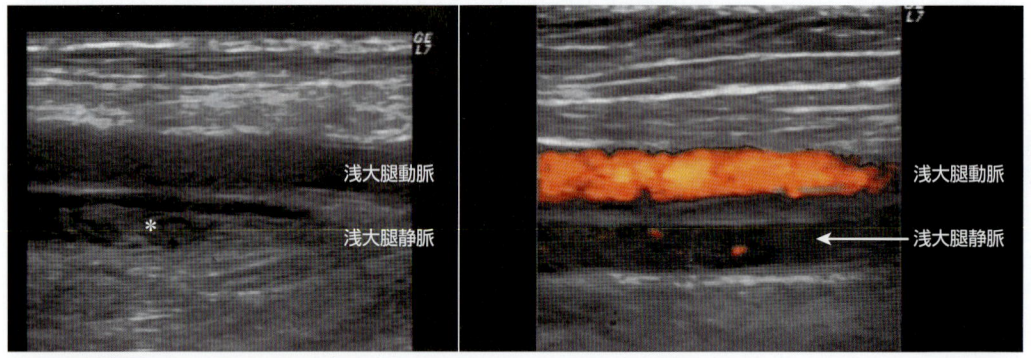

図4：下肢静脈エコー（カラードップラー）
浅大腿静脈内に低輝度の血栓を認める（＊）．カラードップラーにて浅大腿動脈の血流を認めるが，浅大腿静脈では血流をほとんど認めない（矢印）．

- DVTの臨床症状では，下肢の腫脹，疼痛や，足関節背屈にて腓腹部に疼痛が誘発されるHomans徴候が有名であるが，症状のない無症候性のものも多い．
- PTEの臨床症状は，呼吸困難，胸部痛，頻脈などであるが，いずれも特異的ではなく，DVTと同様に無症候性のものが多い．
- 血液検査では可溶性フィブリンやD-dimerが高値となる．しかしD-dimerが高値であるからといって血栓があるとは限らず，D-dimerが正常範囲であれば血栓症は否定できる．
- DVTの確定診断としては下肢静脈造影法（図2）が最も確実な方法とされていたが，下肢静脈エコー（図3，4）が非侵襲的で診断精度も向上しており，有用である．近年はマルチスライスの造影CTが診断精度も高く，DVT，PTEを同時に検査できるため有用である（図5）．
- PTEでは動脈ガス分析で，Pao_2，$Paco_2$ともに低下するのが特徴的であり，診断には以前はシンチグラム（図6）が行われたが，現在はマルチスライス造影CTが一般的である．

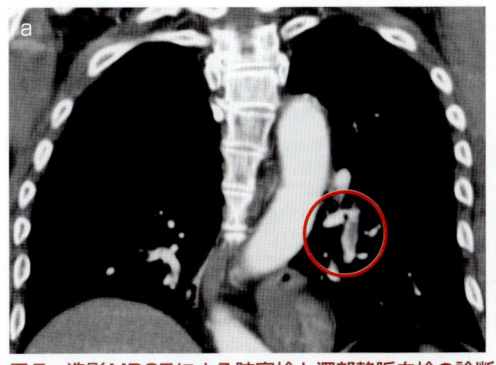

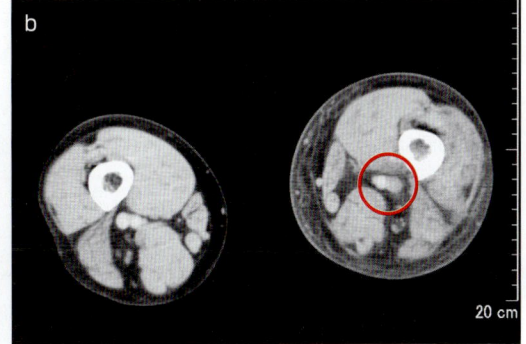

図5：造影MDCTによる肺塞栓と深部静脈血栓の診断
造影MDCTでは肺塞栓（a）と深部静脈血栓（b）が同時に診断できる．

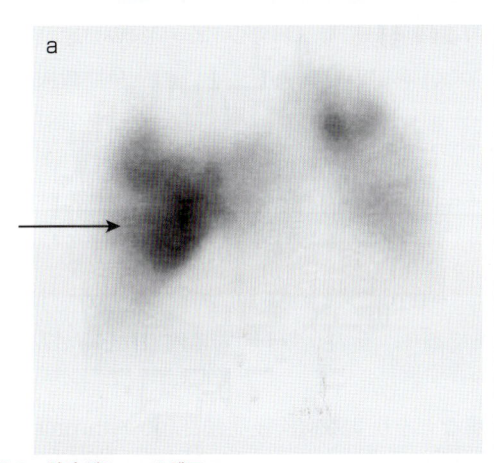

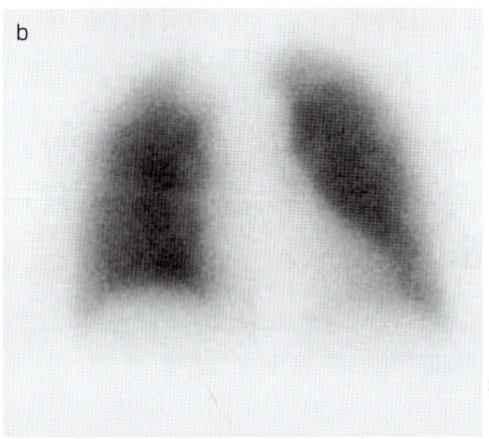

図6：肺血流シンチグラフィー
肺動脈血栓塞栓症の発症時（a）には，右中肺野（矢印）を除き，集積の低下を認める．治療後5日目（b）では，両肺野の集積は改善している．

4. ▶▶▶ 予防法

図7：弾性ストッキング

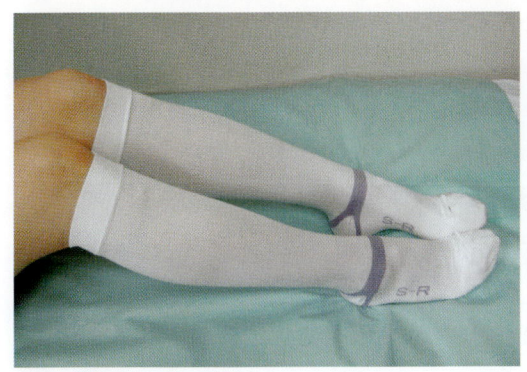

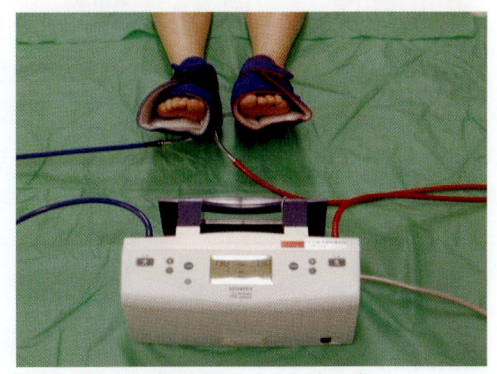

図8：間欠的空気圧迫法（フットポンプ）

- 予防が最も重要である．
- 周術期VTEの予防法には，理学的予防法と抗凝固療法がある．
- 理学的予防法では，足関節自動運動，弾性ストッキング（図7），間欠的空気圧迫法（図8）などが行われる．

> **ワンポイントアドバイス　[術後PTEの早期発見]**
>
> 術後PTEの早期発見のためには経皮的酸素飽和度（SpO_2）の測定が簡便で，有用である．胸部不快感や胸部痛などの症状を訴えた場合には，症状が軽度であっても，まずSpO_2を測定するのがよい．

- 抗凝固療法では，未分画ヘパリン，低分子量ヘパリン（エノキサパリン），Xa阻害薬（フォンダパリヌクス），ワルファリン，アスピリンなどが使用される．
- 術前に静脈血栓塞栓症が存在，または存在が疑われる患者や，骨盤・下肢手術（骨切りや人工関節置換術）を予定し，静脈血栓塞栓症の危険因子を有する患者では，間欠的空気圧迫法，弾性ストッキングなどの理学的予防法や，未分画ヘパリン，低分子量ヘパリン（エノキサパリン），用量調節ワルファリン，Xa阻害薬（フォンダパリヌクス）を用いた薬物療法を行い，早期離床・早期荷重に努める．
- 抗凝固療法の副作用として，出血に注意する．

5. 合併症，予後

- ショックを呈する肺血栓塞栓症の死亡率は57％であり，そのうち1時間以内の死亡は47％，24時間以内の死亡は86％である．
- 重症DVTの後遺症では，下肢の浮腫，疼痛，潰瘍などを呈する血栓後症候群（post-thrombotic syndrome：PTS）がある．
- 術後に静脈血栓塞栓症が発生した場合には，血栓の部位，大きさ，性状などを考慮して，治療法を選択する．

> **Pitffalls ▶▶▶ 抗凝固療法時の出血**
>
> 抗凝固療法を用いた予防を行っている際に，有害事象として出血が生じた場合には，抗凝固薬の投与を直ちに中止し，適切な処置（新鮮凍結血漿投与・外科的止血等）を行う．Xa阻害薬（フォンダパリヌクス）では中和薬はなく，低分子量ヘパリン（エノキサパリン）では中和薬であるプロタミン硫酸塩を高用量投与しても完全に中和されるわけではない（最大約60％）．

整形外科 Q&A

Q......術前にDVTがあった場合にはどうするか？

A......術前にDVTが発見された場合には，術中・術後VTE発生のリスクが高いため，十分な注意が必要である．DVTの部位や大きさにより対処法が異なり，下腿に限局した小さな血栓であれば未分画ヘパリンなどを用いた術前からの抗凝固療法が施行されるが，大腿などの近位部の大きな血栓であれば，術前に下大静脈フィルター（図9）の留置などを考慮する．

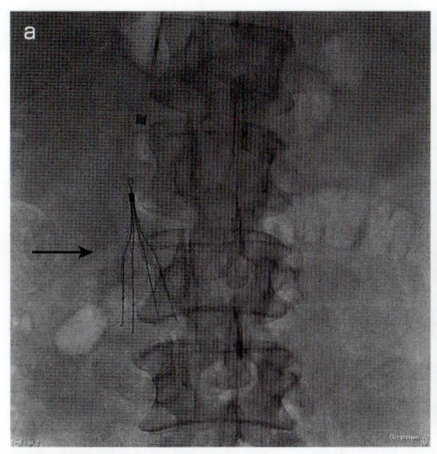

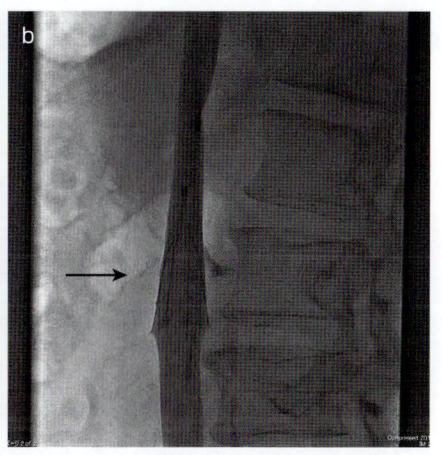

図9：下大静脈フィルター
a. 正面像
b. 側面像

Q ......術後にDVT，PTEが発見された場合にはどう対処するか？

A ......静脈血栓症が診断されれば，急性期は未分画ヘパリンをAPTT（activated partial thromboplastin time）が正常上限となるように開始し，ワルファリンをINR（international normalized ratio）が1.5～2.5となるように用量を調節しながら投与する．重症肺血栓塞栓症では，ウロキナーゼや組織プラスミノーゲン活性化因子などを用いた血栓溶解療法が適応となり，大腿や骨盤に発生した浮遊血栓が残存する場合には下大静脈フィルター（図9）の留置も考慮する．ショックを伴う重症肺血栓塞栓症では，肺血流が途絶しているため通常の蘇生法では効果なく，経皮的心肺補助装置の装着が必要であり，カテーテルによる血栓吸引破砕術や外科的血栓除去術などが必要となる場合がある．

（稲葉　裕・齋藤知行）

リスクマネジメントスキル

2. 術後感染予防

1. 術後感染防止の重要性

- 整形外科領域の手術では，骨折・脱臼などの外傷性疾患から，変形性股関節症，変形性膝関節症などの変性疾患まで幅広くインプラントを使用する手術が含まれている．
- そして術後合併症の1つとして非常に大きな問題は感染である．
- ひとたび術後感染を生じた場合，インプラントの抜去を要することが多く，長期かつ複数回の入院，手術を行うことにより患者にかかる経済的，社会的および心理的な負担も非常に大きくなる．
- 近年，手術適応となる患者年齢が高齢化しており，これに伴い複数の合併症を有するハイリスク手術の件数も増加している．
- 今後，よりいっそう術後感染を予防することの重要性が大きくなっていくと考えられる．

2. 抗菌薬の種類

- 整形外科領域における術後感染の起因菌としては，黄色ブドウ球菌や表皮ブドウ球菌が多い．
- したがって，予防的投与としてはこれらに感受性があり，安全性が高く，比較的安価である第一世代もしくは第二世代セフェム系薬とペニシリン系薬の使用が推奨される．
- 抗菌薬の単独投与と複数併用投与との有効性の違いを立証するエビデンスはなく，単独投与でよいとされている．
- 抗菌薬投与前の皮内反応テストについては，その有用性を証明するエビデンスがないこと，またテスト自体によるアナフィラキシーショックを生じる危険があり，安全性が確立されていないことから，現在ではあまり推奨されていない．

3. 抗菌薬の投与経路

- 経口投与は安価であり，侵襲も少ないが，血液や骨組織への移行性が低い．
- 経静脈投与は短時間で血中濃度を上げられ，骨組織への移行性が高い．
- 以上により，経静脈投与が推奨されている．

4. 抗菌薬の投与量

- 血中濃度を有効に保つことが大切であり，1回投与量は各抗菌薬の標準投与量でよいとされている．

5. 抗菌薬の投与タイミング

- 執刀開始時に有効血中濃度に達していることが大切である．
- 手術体位，手洗い，消毒などの準備時間を考慮すると，気管内挿管直後より静脈内投与を開始するとよい．

> **Pitfalls** ▶▶▶ ターニケットを使用する場合
>
> ターニケットを使用する場合は，抗菌薬投与後すぐに加圧すると手術領域における血中濃度が有効レベルに達しない可能性がある．抗菌薬投与後最低10分はあけてから使用する．

6. 抗菌薬の投与間隔

- 術中は初回投与3時間後に追加投与，その後も手術中は3時間おきに追加投与をすることが勧められている．
- 手術終了後では1回投与量は各抗菌薬の標準投与量でよいが，投与間隔については殺菌効果が菌と抗菌薬の接触時間と相関するため，1日2～3回投与が標準投与回数となっている抗菌薬であっても，1日4回に増やしたほうがよいとする意見もある．この点については，今後検討を要する．

7. 抗菌薬の投与期間

- 術後の投与期間についていまだ明確なコンセンサスは得られていないが，単剤1日投与でも多剤長期投与に比較して術後感染症発生率に差がないという報告もされている．
- 筆者らは術当日を含めて，2日間投与することにしている．

整形外科 Q&A

Q……術後感染の起因菌としてMRSAがよく検出されるが，予防的抗菌薬にVCM（バンコマイシン）を使用してもよいか？

A……高価であり，有効性の差に関するエビデンスは得られておらず，安易な使用によりさらなる薬剤耐性菌の増大につながる危険性から望ましくない．米国疾病対策センター（CDC）のガイドラインでもバンコマイシンを予防的抗菌薬として使用しないように勧告されている．

（山口祐一郎・齋藤知行）

リスクマネジメントスキル

3. 医療従事者の感染予防

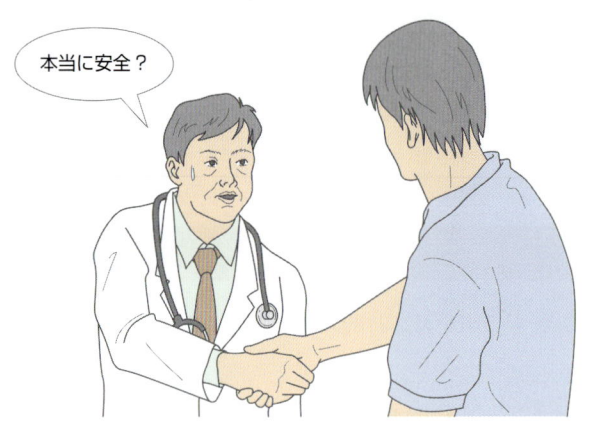

図1:「元気な人≠感染症を持っていない」

- 整形外科の患者は比較的元気な人が多い．しかし，その思い込みが危険の始まりである．
- 医療従事者は，すべての体液は汚染対象と考えなければならない．
- 医療行為に慣れてきた卒後3〜5年目は特に必要である．この時期，多くの医師は，「あっと思ったら刺していた．」「気づかないうちに手袋が切れていた．」という事態に直面することとなる．

表1：針刺し防止のためのポイント15＋α

A. 針刺し防止の心得
1. すべての血液・体液は感染源になる． 2. 針を持ったまま，他の動作を行わない（同時操作回避の原則）． 3. 使用後の針は手渡ししない． 4. 慌てないで冷静に取り組む（一呼吸の原則）．
B. 安全な作業環境の確保と準備
5. 作業に適した明るさを確保する． 6. ゆとりある作業スペースを確保する． 7. 採血や点滴業務が集中することを避ける． 8. 患者と共同作業者の協力を得る．
C. 安全器材の活用原則
9. 安全器材を使用する． 10. 安全装置を正しく作動させる．

表1:つづき

D. 安全な廃棄の原則
11. リキャップをしない.
12. 使用後の注射器は使用者がすぐにその場で廃棄する(使用者廃棄の原則).
13. 耐貫通性のある専用廃棄容器を携行する.
14. 専用廃棄容器は満杯になる前に交換する.

E. 報告(曝露後の対応)
15. 針刺し切創,血液・体液曝露事例は必ず安全管理対策者に報告する.

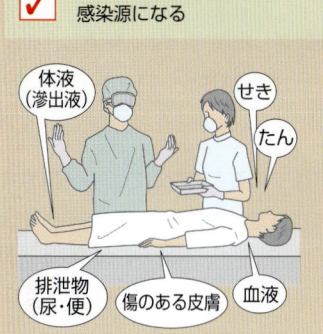

☑ すべての血液・体液は感染源になる

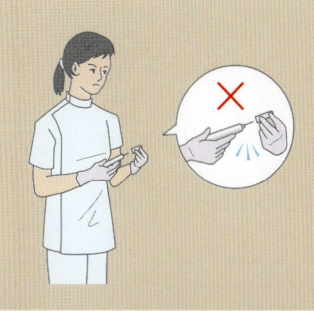

☑ 使用後の針は手渡ししない

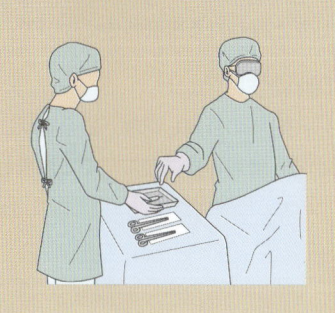

☑ 患者と共同作業者の協力を得る

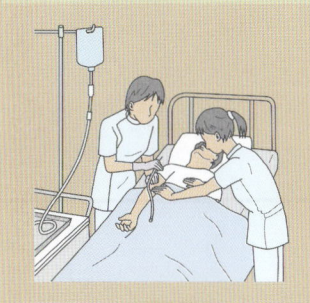

☑ 安全器材を使用する

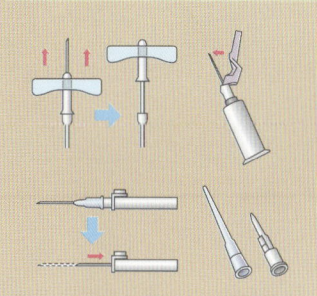

☑ リキャップをしない

☑ 使用後の注射器は使用者がすぐにその場で廃棄する(使用者廃棄の原則)

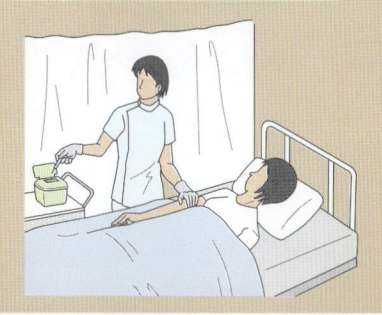

これに整形外科ならではの感染予防を追加する.
F. 観血的整復固定術中の骨片取り扱いには十分注意する(骨折骨片の辺縁は刃物同様の鋭利さを有する).
G. 外来ではマスクを使用(流行性感冒のほか,結核も忘れてはならない).

整形外科 Q&A

Q ……針刺しによる感染率は？

A ……HIV 0.3％，HCV 1.8％，HBV 1～62％とされる．

Q ……日本で針刺し損傷によって感染した医療従事者はいるか？

A ……
- HBVに関してはB型ワクチンの接種や免疫グロブリンなどによって最近急激に減少している．
- HCVに関しては統計の始まった平成5年度から毎年多くの医療従事者がHCV感染労災認定されており，公表されている平成11年までの7年間のデータでは，377名(医師39名，看護師307名，臨床検査技師9名，その他22名)が認定されている．
- HIVに関しては東京都内の大学病院で清掃作業中の男性が針刺し損傷でHIVに感染し，エイズを発症して死亡したと疑われる事例報告について，厚生労働省から公表された．

Q ……安全器材の有効性は？

A ……CDCは62～88％の針刺し切創が安全器材によって防止可能であると推定しており，厚労省科研費研究事業において，針刺し損傷が1/10に減少した事例も報告されている．

（中村直行・齋藤知行）

リスクマネジメントスキル

4. 院内感染予防

1. ▶▶▶ 感染管理の大原則

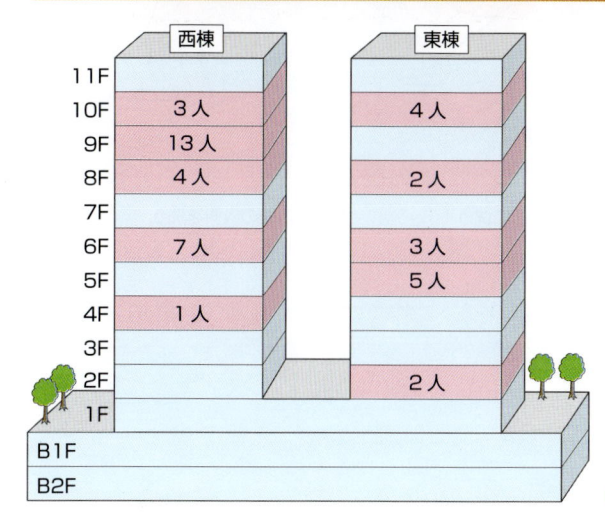

図1：ある病院の感染拡大図

- 図1はある病院での感染拡大図である．このような複数の病棟にまたがって患者ベッドサイドを移動する医療職の一つが医師である．よって，医師は常に感染源のキャリアとなりうることを肝に銘じなければならない．また，感染に対する適切な対応は，自身の防御ともなる．
- この項で強調したいことはただ1つ
  感染管理の大原則＝標準予防策（スタンダードプリコーション〔standard precautions〕）
  である．
- スタンダードプリコーションは医療従事者の基本である．決して看護師だけのルールではない．
- 院内感染対策を行ううえで，病院，歯科医院等，規模の大小にかかわらず適用される大原則であり，1996年米国CDC（疾病予防管理センター）から提唱され，最近では2007年に改訂された．わが国の厚生労働省監修ガイドラインでも勧告されている．

2. ▶▶▶ 標準予防策

- 患者の血液・体液や患者から分泌排泄される湿性物質（尿・痰・便・膿），患者の切創，粘膜に触れる場合は感染症のおそれがある．
- それらの汚染源に触れた場合→流水下で普通の石けんを用いて手洗いする．
- 汚染源に触れるおそれがある場合→手袋，エプロン，マスク，アイシールドなどを着用する．

3. ▶▶▶ 対応の基本

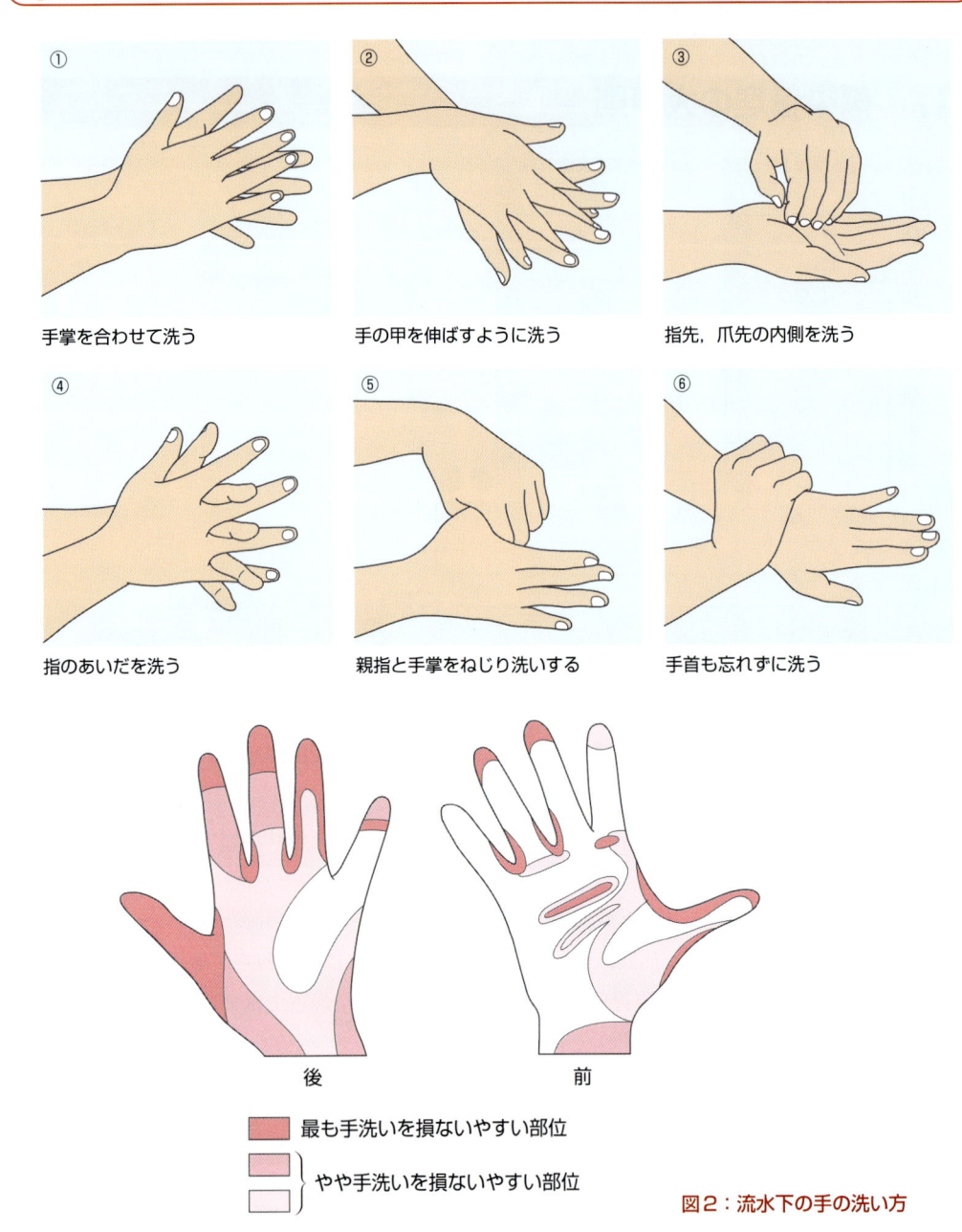

❶ 適切な手指衛生

① 手掌を合わせて洗う
② 手の甲を伸ばすように洗う
③ 指先，爪先の内側を洗う
④ 指のあいだを洗う
⑤ 親指と手掌をねじり洗いする
⑥ 手首も忘れずに洗う

後　　　前

■ 最も手洗いを損ないやすい部位
■ ｝やや手洗いを損ないやすい部位
□

図2：流水下の手の洗い方

- 図2の6ステップに沿って10〜15秒以上かけて洗う．
- 石けん成分を30秒以上洗い流す．

❷……個人防護具

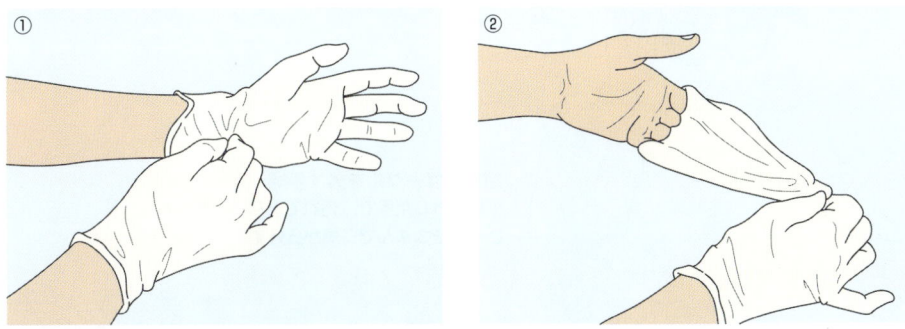

① 手首の部分をつまんで，引き上げる．このとき汚染手袋が手首に接触しないように気をつける

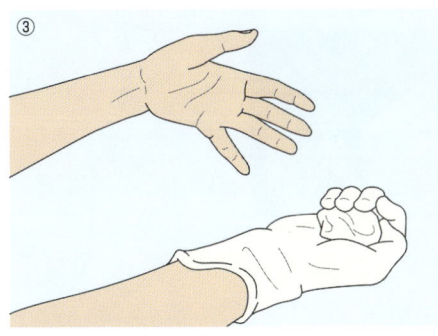

②

③ 中表に脱いだ手袋を片手に握る

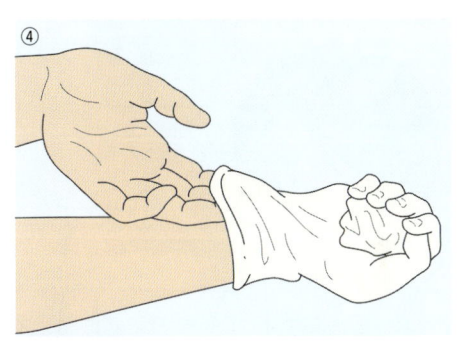

④ 手袋を脱いだ手の指先を，片方の手首と手袋の間に滑り込ませる

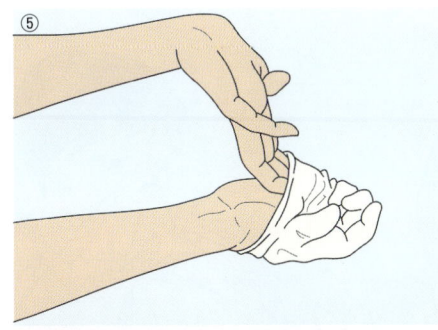

⑤ そのまま引きあげるようにして脱ぐ

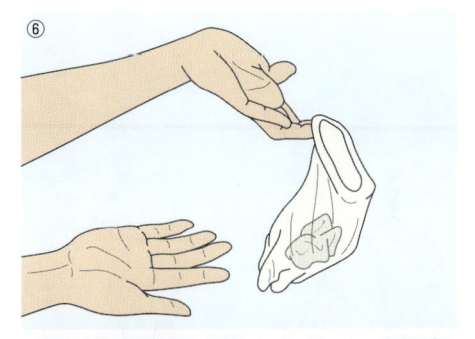

⑥ 2枚の手袋が汚染面を中表にして一塊となって脱げる．このまま廃棄する

図3：手袋の脱ぎ方

- これらは主に外すときが問題となるので，それを以下に図示する．
- 手袋（図3）
- ゴーグル（図4）
- サージカルマスク（図5）
- N95タイプの微粒子濾過マスク（図6，7）
- エプロンガウン（図8）

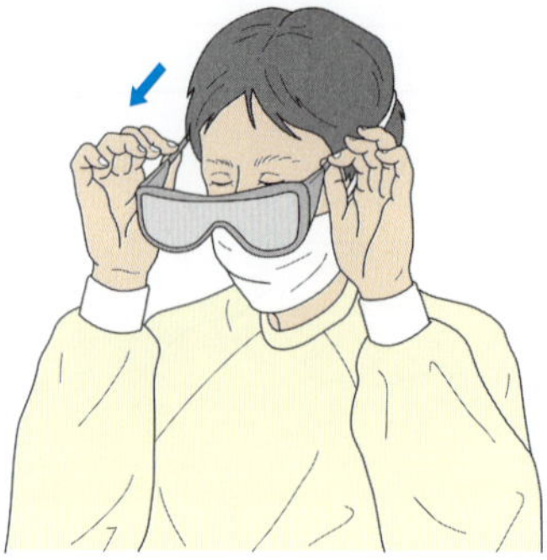

図4：ゴーグルを外す手順
手袋を外した手で，汚れていないイヤー/ヘッドピースをつまんで，顔から外す．

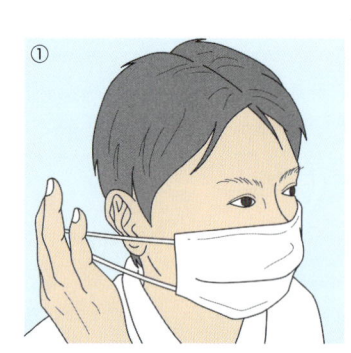

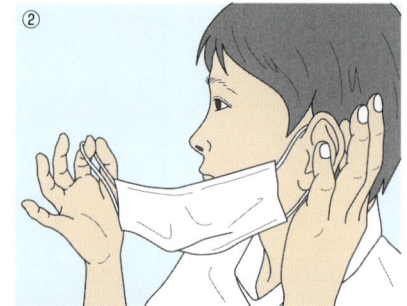

汚染面に触れないよう，紐の部分を持って，はずす 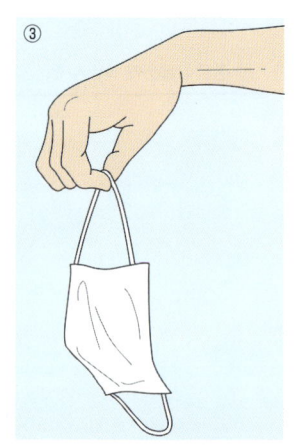　　　　　　　　　そのまま，感染性廃棄物容器へ

図5：マスクの外し方

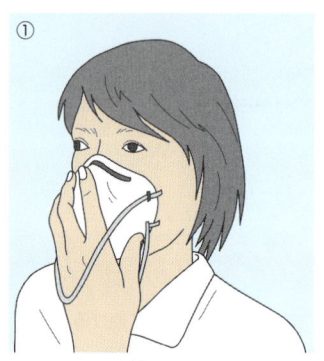

① N95マスクを顔にあてる　　② 上側ゴムを頭頂部に　　③ 下側ゴムを頸の後ろに，鼻当てを鼻の形に合わせて指先でおさえつける

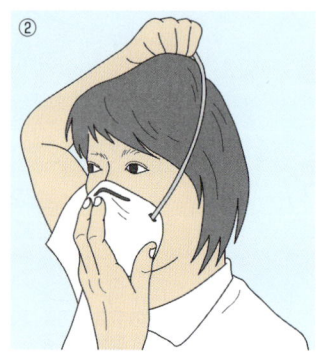

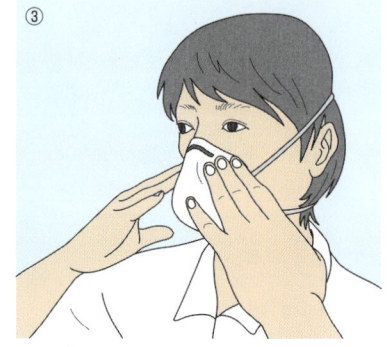

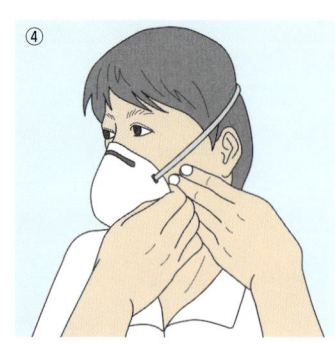

④ 頬を寄せて入れ込む　　⑤ 合わないときはゴムの長さを調整する　　図6：装着の仕方の手順

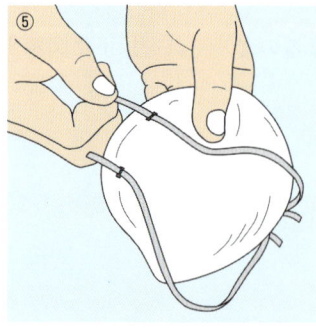

288　Ⅳ．リスクマネジメントスキル

> **ワンポイントアドバイス**　[個人防護具の装着と外し方]
>
> ・個人防護具の装着手順
>   エプロンガウン→マスク→ゴーグル→手袋
> ・個人防護具の外し方
>   手袋→ゴーグル→エプロンガウン→マスク

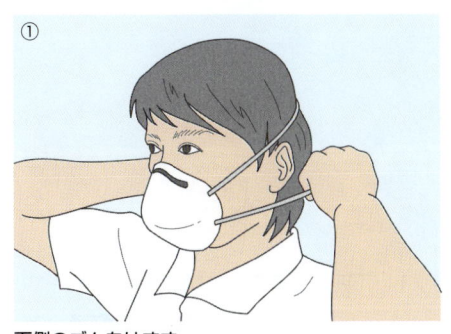

① 下側のゴムをはずす

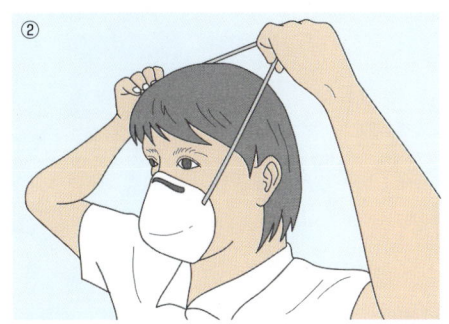

② 上側のゴムをはずし，そのままゴムをもってすてる

図7：外し方の手順

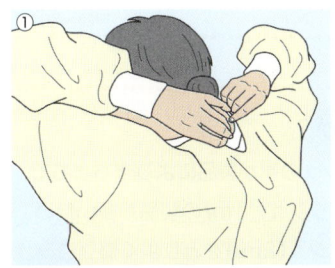

① 首の後ろのリボンを解く

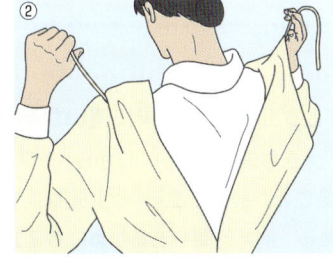

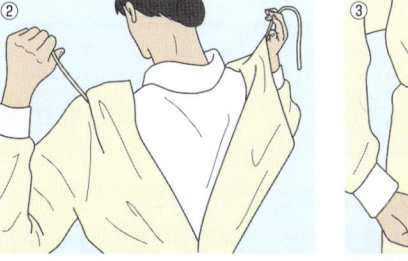

②

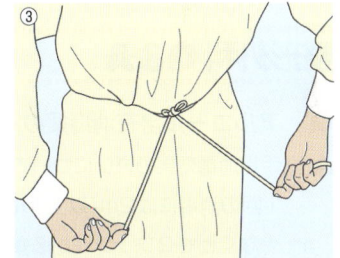

③ 腰の後ろのリボンを解く

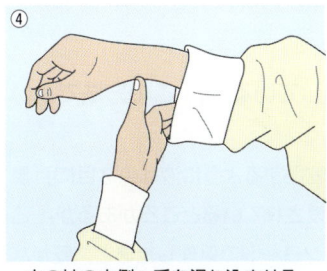

④ 一方の袖の内側へ手を滑り込ませる

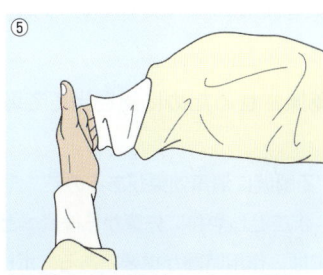

⑤ 滑り込ませた手を袖口にかけ，手を引き抜く

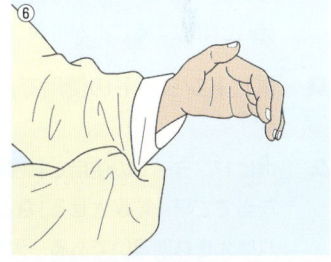

⑥ もう片方の袖口の部分を引っ張りながら，腕を引き抜く

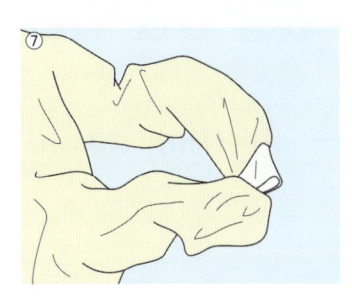

⑦

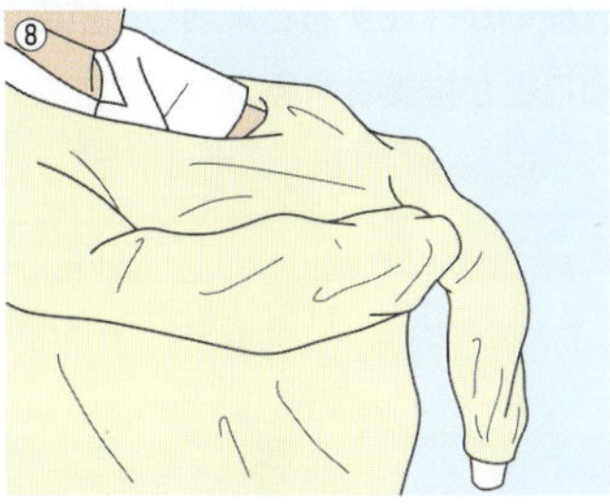

⑧

図8：ガウンの脱ぎ方

4. 院内感染予防

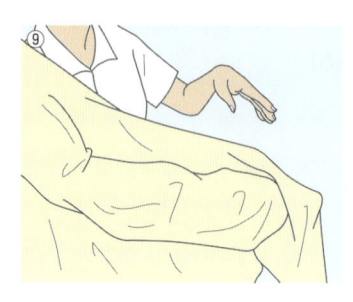

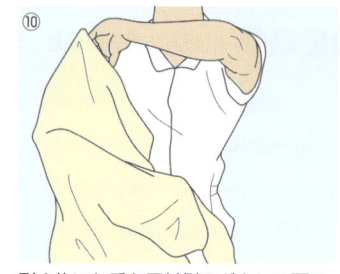

⑨　　⑩ 引き抜いた手を反対側のガウンの肩の内側へ入れる　　⑪ 内側へ入れた手を滑らせて腕を抜く

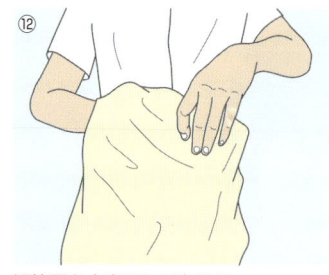

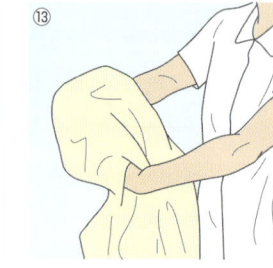

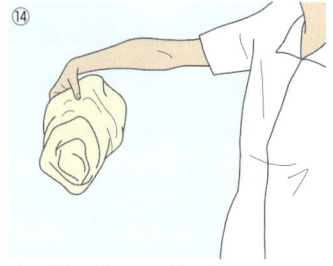

⑫ 汚染面を中表にして丸める　　⑬　　⑭ 感染性廃棄物として捨てる

図8：つづき

整形外科 Q&A

Q ......アルコール含有消毒薬の液体とゲル剤では効果に違いがあるか？

A ......手指消毒効果の違いについては，大きな違いはない．しかし，1プッシュの量が製品によりまちまちで，1回の消毒には2ml以上手にとることが必要である．ゲル剤は，1プッシュ，1ml製品が多いため，少なくとも2プッシュが必要である．消毒時間をとるためにも2プッシュ（2ml）をとりよく擦りこみ，約30秒以上で乾燥する．正しい消毒効果を発揮するためには，作用時間が必要である．アルコール含有手指消毒薬は，手が汚れていると消毒効果が落ちるため，手洗い（石けんと流水）したあと，ラビング（擦式消毒）することが推奨される．

Q ......ポピドンヨードの使用で，乾燥させるために風を当てて乾かしているが，この方法でよいか？

A ......ポピドンヨードの使用で「乾燥する瞬間に消毒効果があるので，早く乾燥するように液は少な目に」「風を当てて早く乾燥させる」など，まことしやかに先輩から後輩へと伝授されているところがあるが，これは大きな間違いである．消毒には，作用時間が重要である．ポピドンヨードで処理したあと，乾かない時点でハイポアルコールで処理し，皮膚に着色したポピドンヨードの色を消すという手技も間違いである．また，ポピドンヨードは有機物が存在すると失活し，抗菌活性がなくなる．そのため，十分な液で処理をし，乾くまで時間をとることが推奨される．

（中村直行・齋藤知行）

索引

あ

アーチサポート　126
アームスリング　124
アキレス腱断裂　49
悪性リンパ腫　72
アスピリン　278
圧迫プレート　168
圧迫包帯固定　102
編み上げ靴　128
アライメント　126, 270
安全器材　284

い

移植母床の作成　268
一次腱縫合　214
インチング法　88
インプラント周囲感染　165
インプラント抜去　256

う

烏口突起形成　247
運動神経伝導検査　86

え

エプロンガウン　287
遠位潜時　87
円回内筋症候群　20, 22

お

オーバーベンディング　170
オープナー　190

か

外仮骨形成　170
回収法　108
外傷初期診療ガイドライン　56
外傷性肩関節前方脱臼　13
外側解離術　198
外側広筋　194
介達牽引法　129
開張足　127

回内足　126
外反ストレステスト　43
外反肘　22
外反母趾　127
外反母趾角　49
開放骨折　161
解放創　162
外膜　235
架橋プレート　168, 169
核医学診断　67
下肢静脈エコー　276
下肢静脈造影法　276
荷重位撮影　63
下前腸骨棘　187
家族歴　3
片脚つま先立ち　47
下大静脈フィルター　278
肩関節可動域測定　14
肩関節鏡視下手術　245
肩関節後方脱臼　146
肩関節周囲炎　13
肩関節前後像　18
肩関節不安定性評価　16
肩腱板損傷　13
肩周囲徒手筋力テスト　14
下内側広筋アプローチ　196
化膿性関節炎　164
化膿性脊椎炎　165
カフ　126
可溶性フィブリン　276
カラー評価　237
ガリウムシンチ　67
感覚神経伝導検査　86
間欠的空気圧迫法　277
観血的整復術　148
寛骨臼　187
寛骨臼回転骨切り術　185
関節鏡下半月板縫合術　243
関節鏡検査　189
関節鏡視下前十字靱帯再建術　241
関節包解離術　246
感染人工膝関節　253

感染予防　282

き

起因菌　280
既往歴　3
器械結び　96, 97
希釈法　108
気道確保　57
機能軸　196
機能的装具　126
脚長　194, 195
臼蓋　194
臼蓋傾斜角　187
臼蓋形成不全症　185
臼蓋再建　257
急性化膿性関節炎　161
急性化膿性屈筋腱腱鞘炎　161
鏡視下腱板修復術　247, 248
鏡視下Bankart修復術　246
胸椎椎弓切除　203
棘下筋テスト　15
棘果長　36
棘上筋テスト　15
局所麻酔薬注射テスト　19
距骨第1中足骨角　49
緊張　234
緊張性気胸　57
筋電図検査　83
筋力低下　51, 53

く

楔状骨切り術　188
屈曲gap　197
屈筋腱縫合　214

け

脛骨骨軸　196
脛骨コンポーネント　198, 251
形状記憶合金　123
頚椎前方除圧固定術　206
頚椎椎弓形成　203

頚椎部脊髄症　51	個人防護具　287	上方関節唇損傷　13
経皮的心肺補助装置　279	骨移植　177, 269	静脈血栓塞栓症　274
ケーブルグラフト　232	骨化　71	上腕骨外顆炎　125
ケーブル神経移植　228, 229	骨切り術　185	上腕骨外側顆骨折　140
結核性骨関節炎　165	骨欠損　254	上腕骨顆上骨折　139
血管径　238	骨腫瘍　72	上腕二頭筋長頭腱炎　13
血管造影法　68	骨シンチグラフィー　67	職歴　4
血管付き神経移植　230	骨髄炎　164	ショック　58
血管付き有茎または遊離尺骨神経移植術　230	骨端線損傷　138	神経移植術　227
	骨頭　195	神経移植法　227
血管内径差　238	骨軟部腫瘍　90	神経筋単位　83
血管吻合法　233	骨破壊　72, 73	神経原性変化　85
月状骨周囲脱臼　146	骨盤骨折　58	神経除圧　266
結節型真皮縫合　100	骨膜性骨新生　72	神経上膜　232
結節縫合　98	骨膜反応　72	神経上膜・周膜縫合　225
血栓後症候群　278	コンパートメント症候群　161	神経上膜縫合　224
肩甲下筋テスト　15		神経束間移植術　228, 229, 232
肩甲骨軸斜像　18	コンプレッション　270	
腱反射　51		神経束縫合　225
腱板修復術　245	**さ**	神経伝導速度検査　85
腱板評価　14	サージカルマスク　287	人工関節置換術　192
現病歴　3	索路徴候　51	人工関節置換術後脱臼　148
肩峰下インピンジメント症候群　13	三点縫合　99	人工股関節　254
	3辺テーピング　57	人工股関節置換術　192
肩峰形成　247		人工骨移植　177
	し	人工骨頭置換術後脱臼　148
こ	自家矯正　139	人工骨ブロック　190
高位脛骨骨切り術　185, 188	自家骨移植　177	人工膝関節　249
後外側支持機構損傷　153	色調　237	人工膝関節再置換術　249
抗菌薬　280	軸斜像　18	人工膝関節置換術　195
後傾角　197	自己血輸血　108	伸縮テスト　35
後骨間神経　227	支持プレート　168, 169	靱帯性整復　174
後骨間神経麻痺　20	持針器　97, 234	心タンポナーデ　59
後十字靱帯　197	膝関節鏡視下手術　239	伸展gap　197
後十字靱帯損傷　151	手関節制動型　125	真皮縫合　100, 102
高振幅電位　84	手根管症候群　27, 87	深部静脈血栓症　274
硬性コルセット　271	手指衛生　286	
後側方固定術　209	手術用双眼顕微鏡　233	**す**
高度汚染創　161	術後感染　280	髄節徴候　51
抗破傷風ヒト免疫グロブリン　137	循環障害　161	垂直マットレス縫合　99
	除圧術　200	水平マットレス縫合　99
後方固定術　209	上肢下方牽引症状誘発テスト　17	スタンダードプリコーション　285
後方進入腰椎椎体間固定術　209	上肢保持症状改善テスト　17	ステム　193
	上前腸骨棘　186	ストラップ　126
後方脱臼不安感テスト　16	小殿筋　194	ストレス撮影　63
硬膜神経損傷　260	上方関節唇修復術　246, 247	スプリングバランサー　124
ゴーグル　287		

スポーツ歴　4

せ

生活歴　4
静的装具　123
脊髄ショック　155
脊髄造影検査　78
脊髄損傷　154
脊椎圧迫骨折　142
脊椎内視鏡　259
石灰化　71
切開生検　91
石灰性腱炎　13
鑷子　234
絶対的安定性　168
接着テープ　101
セメント　258
セラミックス　192
線維性自発電位　83
仙骨硬膜外ブロック　111
穿刺　104
前十字靱帯損傷　151
先天性凝固異常症　275
前方脱臼不安感テスト　16
前方引き出しテスト　42
前腕骨骨幹部骨折　167
前腕内側皮神経　228

そ

造影剤　71
挿管　57
早期運動療法　215
装具　122
相対的安定性　170
足関節外側靱帯損傷　153
足挿板　127
足底板　127
ソケット　192, 194
素材　122
組織移植術　233

た

ダイアルテスト　43
第1第2中足骨間角　49
大坐骨切痕　186, 187
大腿筋膜張筋　186
大腿脛骨角　44

大腿骨近位部骨折　142
大腿骨骨軸　195, 196
大腿骨コンポーネント
　198, 251
大腿骨再建　258
大腿周径　36
大転子　194
大量血胸　58
多相性電位　84
脱気　57
脱臼　145
脱臼不安感テスト　43
脱神経電位　84
多発肋骨骨折　58
タリウムシンチ　67
短下肢装具　128
短靴　128
単純X線撮影　62
単純CT　271
単純連続縫合　99
弾性ストッキング　277
端側吻合　236
端々吻合　235

ち

チェアーテスト　23, 24
遅延一次腱縫合　214
知覚障害　51, 53
遅発性尺骨神経麻痺　20
中指伸展テスト　24
中殿筋　194
肘頭滑液包炎　21
肘内障　20
中内側広筋アプローチ　196
注入　103
肘部管症候群　20, 22, 26, 88
中和（保護）プレート　168, 169
超音波検査　19, 58
超音波断層撮影　64
長管骨骨折　61
腸脛靱帯　195
腸骨稜　186
直達牽引法　129
貯血法　108
貯留　107

治療用装具　128
沈降破傷風トキソイド　137

つ

椎間ケージの挿入　269
椎間内操作　268
椎間板切除　268
椎間板内操作　269
椎弓根サイン　12
椎弓根スクリュー　267, 270
吊り下げギプス包帯　119

て

低振幅電位　84
低分子量ヘパリン　278
テニス肘　20, 26
デブリドマン　96, 102, 137
テンションバンドプレート
　168, 169

と

動員　85
頭蓋直達牽引　158
橈骨頭脱臼　146
同種骨移植　177
動態撮影　62
動的腱固定効果　159
動的装具　123
動脈造影　68
ドーム状骨切り術　188
特発性大腿骨内側顆骨壊死
　188
徒手筋力テスト　53
ドッグイヤー　101
トリガーポイントブロック
　111
ドレーン　96

な

内在筋優位肢位　116
内側側副靱帯損傷　152
内側傍膝蓋アプローチ　195, 196
内側傍膝蓋進入法　249
内転・内旋位拘縮　124
内反肘　22
内反変形膝　188

内膜　235
斜め骨切り　189
軟性コルセット　271
軟部腫瘍　69

に

二次腱縫合　214

ね

捻れ　238
熱可塑性プラスチック　123

は

排液　103
バイオプシー　90
肺血栓塞栓症　274
廃用性障害　128
抜糸　102
針刺し防止　282
針生検　90
パワードプラ法　26
バンコマイシン　281
反射　52
反射中枢　52
反復性肩関節前方脱臼　13

ひ

比強度　122
非骨傷性脊髄損傷　156
腓骨神経麻痺　131
微小血管吻合術　233
皮膚温　237
腓腹神経　227
皮膚切開　266
皮膚分節図　53
皮膚縫合　98
ピボットシフトテスト　42
標準予防策　285
病歴聴取　2

ふ

腹臥位　265
伏在神経　227
防ぎえる外傷死　56
プッシュロック式アンカー　248
プレート固定　167

ブロックの適応　110
ブロック療法　110
分離すべり症　265

へ

米国疾病対策センター　281
ペディクルサウンダー　267
ペディクルプローブ　267
変形性股関節症　185
変形性膝関節症　185
変性すべり症　265
胼胝　47
扁平足　126

ほ

縫合法　96
傍脊柱筋　266
補装具　128
ポリエチレン　192

ま

マイクロ手技　228
麻酔　240
麻痺足　128
マルチスライス造影CT　276

み

ミエログラフィー　78
未分画ヘパリン　278
脈管圧迫テスト　17

む

無菌操作　103
無動化　128

め

免荷装具　125

も

モバイルベアリング型人工膝関節　199
問診票　2

や

野球肘　20, 26

ゆ

有茎神経移植　230
指再接着術　233
弛み　254

よ

陽性鋭波　83
腰椎経椎間孔進入椎体間固定術　265
腰椎後方固定術　209
腰椎後方進入椎体間固定術　265
腰椎椎弓切除　204
腰部硬膜外ブロック　111
横骨切り　189
横止め髄内釘　170
横ぶれ　40

り

リウマトイド結節　21
離断性骨軟骨炎　25
リハビリテーション　122

れ

レジン創外固定器　176
連続かがり縫合　100
連続皮内縫合　100
連続縫合　99

ろ

ロッキングプレート　169
ロッキングヘッドスクリュー　169
ロッドの締結　270

わ

ワルファリン　278
腕神経叢損傷　230

A

ACL再建術　241
ACL損傷　151
Allenテスト　159
Allis徴候　34, 35
AMPLE　60
anterior cruciate ligament再建術　241
Anthonsen撮影　50
arterovenous malformation　78
AVM　78

B

Bado分類　140
balanced forearm orthosis　124
ball-bearing feeder orthosis　124
Bankart修復術　245
Barlowテスト　34
barrel vault osteotomy　188
baseball grove suture　241
BFO　124
blocking screw　173
Blumensaat's line　173
Brain & Waltonの分節図　53
buckling　228

C

cable graft　228, 229
calcaneal pitch　49
carrying angle　25
CDC　281
CE角　37
closed wedge osteotomy　188
Cloward法　206
Colles骨折　141
computed tomographic myelography　78
C7 root　230
CT　65
CTM　78
CT検査　19

D

DCP　168
D-dimer　276
deep vein thrombosis　274
delayed primary repair　222
disorientation　262
Drehmann徴候　36
Duchenne現象　35
Dupuytren拘縮　27
DVT　274

E

Evans分類　143

F

FAST　58
FDPテスト　159
FDSテスト　159
femorotibial angle　44
Finkelsteinテスト　29, 30
fish mouth状　238
flange　189
FNSテスト　8
Frankel分類　154
Frohseアーケード　20
Froment徴候　24
FTA　44

G

Galeazzi骨折　20
Garden分類　143
GCS　59
Glasgow Come Scale　59
golden hour　137
Gustiloの分類　136
Gustilo分類　174

H

hanging cast　119
Homans徴候　276
hybrid固定　195

I

Ilizarov型　174
independent cut　195
interfascicular nerve graft　228, 229
interlocking nail　170, 172
intrinsic plus position　116

J

Jacksonテスト　8
Japan Coma Scale　60
JCS　60
Jensen分類　143

K

Karackow's stitch　241
Kemp徴候　8
Kienböck病　27, 32
Kirchmayer法　220

L

Lachmanテスト　42
Lauenstein肢位　37
leg-heel alignment　126
Lenox Hill brace　126
LHA　126
ligamentotaxis　174

M

manual muscle testing　53
MCL損傷　152
MED　261
medial parapatellar approach　196
midvastus approach　196
minimally invasive plate osteosynthesis　169
minimally invasive plate osteosynthesis法　190
MIPO法　169, 190
MMT　53
mobile arm sapport　124
Monteggia骨折　20, 140
Morton病　49
MRI　66
MRI検査　18
MRSA　281
Mulder徴候　49

N

N95タイプの微粒子濾過マスク　287
no thumb technique　198

O

opening wedge法　188
Ortolaniクリック徴候　34

P

patency test　236
Patrickテスト　36
PCL損傷　151
Peek-A-Boo sign　47
PF　209
Phalenテスト　29, 30
PLF　209
PLIF　209, 265
PLS損傷　153
poller screw　173
post-thrombotic syndrome　278
posterior lumbar interbody fusion　265
posterior-stabilized prosthesis　195
Preston法　88
primary repair　222
PTBギプス包帯　120
PTD　56
PTE　274
PTS　278
pulmonary thromboembolism　274

Q

quadriceps snip　249
Q角　41

R

RICE療法　145, 150

S

Salter-Harrisの分類　138
Scarpa三角　35
secondary repair　222
Sharp角　37
single heel rise test　47
SLAP損傷疼痛誘発テスト　16
SLRテスト　8
Smith-Robinson法　206
Spurlingテスト　8
standard precaution　55
stay suture　236
Strange法　230
subvastus approach　196

T

tangential view　25
Thomasテスト　36
Thompson把握テスト　49
Thomsenテスト　23
thrust　40
Tinel様徴候　22
TKA　195
TLIF　265
TomoFixプレート　190
too-many-toes sign　47
total knee arthroplasty　195
transforaminal lumbar interbody fusion　265
Trendelenburg徴候　35

V

VCM　281
venous thromboembolism　274
Virchowの3徴　274
Volkmann拘縮　116
VTE　274

W

Watson-Jonesテスト　43

X

Xa阻害薬　278
X線　271

数字

4-strand suture　215
6-strand suture　215

検印省略

イラスト図解 整形外科基本手技

定価（本体 9,500円＋税）

2011年 6 月14日　第1版　第1刷発行
2017年 2 月19日　同　　第3刷発行

編集者　吉田　宗人・水田　博志・久保　俊一
発行者　浅井　麻紀
発行所　株式会社 文光堂
　　　　〒113-0033　東京都文京区本郷7-2-7
　　　　TEL　(03)3813-5478（営業）
　　　　　　（03)3813-5411（編集）

©吉田宗人・水田博志・久保俊一，2011　　印刷・製本：公和図書

乱丁，落丁の際はお取り替えいたします．

ISBN978-4-8306-2768-2　　　　　　　　　　　　　　Printed in Japan

・本書の複製権，翻訳権・翻案権，上映権，譲渡権，公衆送信権（送信可能化権を含む），二次的著作物の利用に関する原著作者の権利は，株式会社文光堂が保有します．
・本書を無断で複製する行為（コピー，スキャン，デジタルデータ化など）は，私的使用のための複製など著作権法上の限られた例外を除き禁じられています．大学，病院，企業などにおいて，業務上使用する目的で上記の行為を行うことは，使用範囲が内部に限られるものであっても私的使用には該当せず，違法です．また私的使用に該当する場合であっても，代行業者等の第三者に依頼して上記の行為を行うことは違法となります．
・JCOPY〈出版者著作権管理機構　委託出版物〉
本書を複製される場合は，そのつど事前に出版者著作権管理機構（電話 03-3513-6969，FAX 03-3513-6979，e-mail：info@jcopy.or.jp）の許諾を得てください．